W0017832

Mit freundlicher Empfehlung

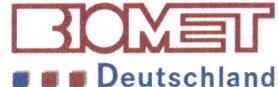

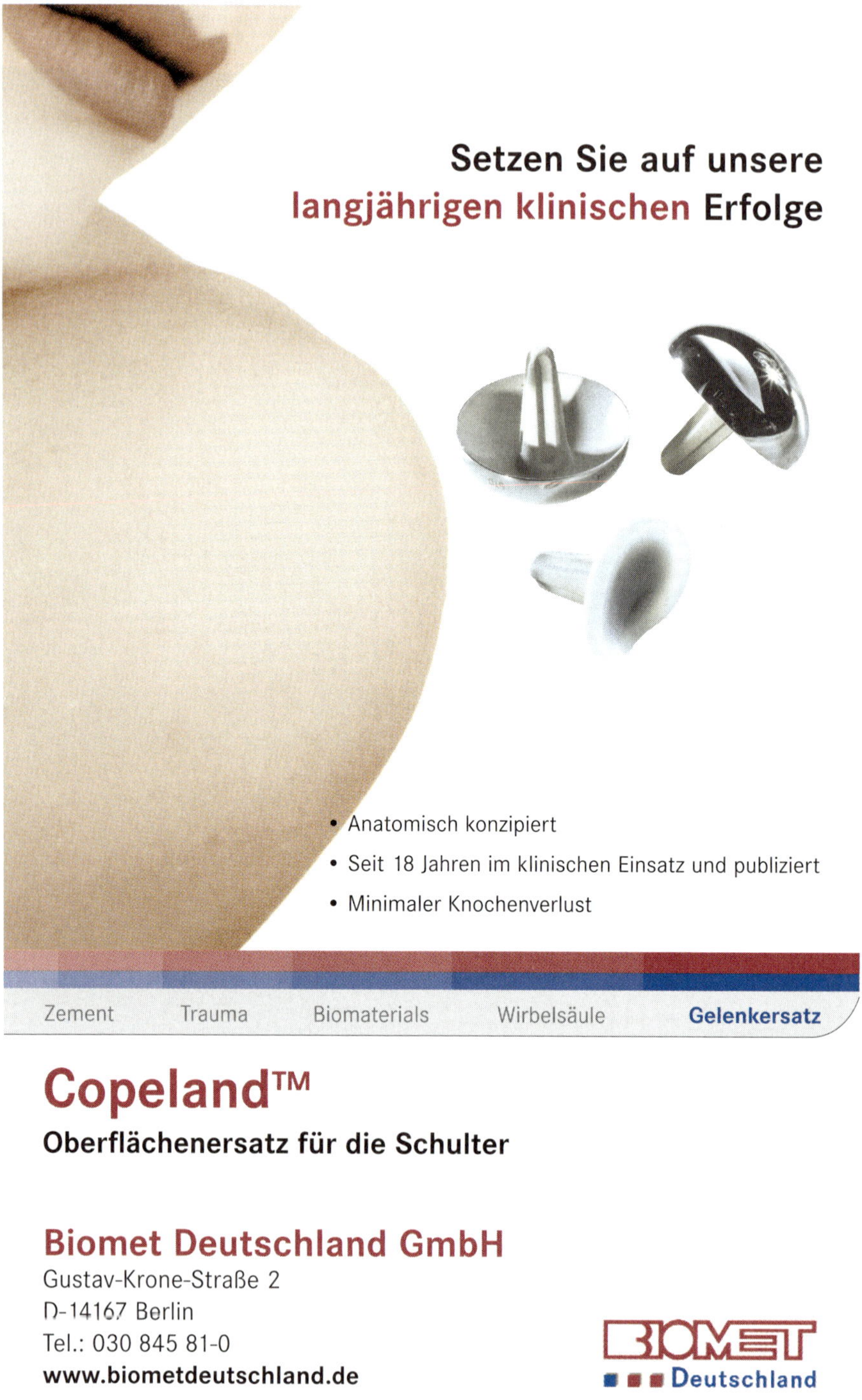
Setzen Sie auf unsere
langjährigen klinischen Erfolge
• Anatomisch konzipiert
• Seit 18 Jahren im klinischen Einsatz und publiziert
• Minimaler Knochenverlust
Zement
Trauma
Biomaterials
Wirbelsäule
Gelenkersatz
Copeland™
Oberflächenersatz für die Schulter
Biomet Deutschland GmbH
Gustav-Krone-Straße 2
D-14167 Berlin
Tel.: 030 845 81-0
www.biometdeutschland.de
BIOMET
Deutschland

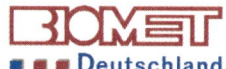

R. Schmidt-Wiethoff   T. Schneider   H.-J. Appell (Hrsg.)

Spezialgebiete aus der Schulter- und Ellenbogenchirurgie

Sportverletzungen, Knorpeldefekte, Endoprothetik und Prothesenwechsel

Ergebnisse des 11. Jahreskongresses
der Deutschen Vereinigung für Schulter- und
Ellenbogenchirurgie vom 5. bis 6. März 2004,
Deutsche Sporthochschule Köln

Redaktion: Jens Dargel

Mit 107 Abbildungen in 193 Einzeldarstellungen
und 18 Tabellen

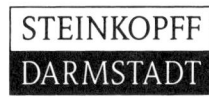 

Priv.-Doz. Dr. med. RÜDIGER SCHMIDT-WIETHOFF
Prof. Dr. med. THOMAS SCHNEIDER
Dr. med. JENS DARGEL

Klinik für Orthopädie und Sporttraumatologie
Dreifaltigkeits-Krankenhaus
Aachener Straße 445–449, 50933 Köln

Deutsche Sporthochschule Köln
Institut für Biomechanik und Orthopädie
Carl-Diem-Weg 6, 50933 Köln

Prof. Dr. HANS-JOACHIM APPELL
Deutsche Sporthochschule Köln
Institut für Physiologie und Anatomie
Abteilung Funktionelle Anatomie
Carl-Diem-Weg 6, 50933 Köln

ISBN 3-7985-1483-6 Steinkopff Verlag Darmstadt

Bibliografische Information Der Deutschen Bibliothek
Die Deutsche Bbiliothek verzeichnet diese Publikation in der Deutschen Nationalbibliografie;
detaillierte bibliografische Daten sind im Internet über <http://dnb.ddb.de> abrufbar.

Dieses Werk ist urheberrechtlich geschützt. Die dadurch begründeten Rechte, insbesondere die der
Übersetzung, des Nachdrucks, des Vortrags, der Entnahme von Abbildungen und Tabellen, der
Funksendung, der Mikroverfilmung oder der Vervielfältigung auf anderen Wegen und der Speiche-
rung in Datenverarbeitungsanlagen, bleiben, auch bei nur auszugsweiser Verwertung, vorbehalten.
Eine Vervielfältigung dieses Werkes oder von Teilen dieses Werkes ist auch im Einzelfall nur in
den Grenzen der gesetzlichen Bestimmungen des Urheberrechtsgesetzes der Bundesrepublik
Deutschland vom 9. September 1965 in der jeweils geltenden Fassung zulässig. Sie ist grundsätzlich
vergütungspflichtig. Zuwiderhandlungen unterliegen den Strafbestimmungen des Urheberrechtsgesetzes.

Steinkopff Verlag Darmstadt
ein Unternehmen von Springer Science+Business Media

www.steinkopff.springer.de

© Steinkopff Verlag Darmstadt 2004
Printed in Germany

Die Wiedergabe von Gebrauchsnamen, Handelsnamen, Warenbezeichnungen usw. in diesem Werk
berechtigt auch ohne besondere Kennzeichnung nicht zu der Annahme, daß solche Namen im
Sinne der Warenzeichen- und Markenschutz-Gesetzgebung als frei zu betrachten wären und daher
von jedermann benutzt werden dürften.

Produkthaftung: Für Angaben über Dosierungsanweisungen und Applikationsformen kann vom
Verlag keine Gewähr übernommen werden. Derartige Angaben müssen vom jeweiligen Anwender
im Einzelfall anhand anderer Literaturstellen auf ihre Richtigkeit überprüft werden.

Umschlaggestaltung: Erich Kirchner, Heidelberg
SPIN 11321033   105/7231-5 4 3 2 1 0 – Gedruckt auf säurefreiem Papier

Vorwort

Die zunehmende sportliche Betätigung auch im fortgeschrittenen Alter in Trendsportarten wie z.B. Tennis oder Golf geht mit einer gehäuften Inzidenz akuter Schulter- und Ellenbogenprobleme einher. Diese dokumentieren sich klinisch in Akutverletzungen, aber auch besonders in chronischen Überlastungsschäden. In diesem Buch, das aus ausgewählten Beiträgen des Jahreskongresses der Deutschen Vereinigung für Schulter- und Ellenbogenchirurgie 2004 entstanden ist, werden spezielle Problemkomplexe facettenreich aufgearbeitet.

Von Sportverletzungen an Schulter- und Ellenbogengelenk sind nicht nur Leistungssportler betroffen, sondern insbesondere auch Freizeitsportler. Dies verlangt eine komprimierte Darstellung ausgewählter sportbedingter Veränderungen und Verletzungen. Eine besondere Rolle spielt in diesem Zusammenhang die Behandlung von Knorpelschäden an Schulter und Ellenbogen. Etablierte Behandlungsverfahren an anderen Gelenken (z.B. Mosaikplastik, Knorpelzelltransplantation, Microfracture-Technik) sind im Bereich der Schulter bislang eher in Einzelfällen bekannt. Möglichkeiten und Perspektiven der Anwendung dieser Techniken am Schultergelenk werden von Spezialisten systematisch dargestellt und erörtert.

Die Schulter- und Ellenbogenchirurgie hat in der letzten Dekade eine enorme Weiterentwicklung, sowohl hinsichtlich der operativen als auch der konservativen Behandlung, erfahren. Ein zentraler Aspekt dieser Entwicklung war die Schultergelenkendoprothetik, die große Verbreitung in der Behandlung entzündlicher und chronisch degenerativer Erkrankungen gefunden hat. Heute sehen wir uns zunehmend mit dem Problem der Wechseloperationen konfrontiert; diese stellen eine große technische Herausforderung an den Operateur dar. Vor diesem Hintergrund konzentrieren sich eine Reihe von Beiträgen auf Probleme und Lösungsansätze bei fehlgeschlagenen Primärimplantationen und auf das Management von Spätkomplikationen wie Lockerung oder Materialversagen.

In einem besonderen Themenblock werden spezielle Konzepte der Schulterchirurgie erörtert, wofür Experten aus dem In- und Ausland wertvolle Beiträge geliefert haben. Es werden Therapieschemata und Vorgehensweisen zur Behandlung von Schultersteifen, Bizepssehnenpathologien, Rotatorenmanschettenläsionen und Schulterinstabilitäten besprochen. Ferner äußern sich Spezialisten zu den derzeit neuesten Richtlinien für die Versorgung von Humeruskopffrakturen und dezidiert zur Differentialtherapie der Schulterendoprothetik.

Köln, im Sommer 2004   R. Schmidt-Wiethoff

                                                       T. Schneider

                                                       H.-J. Appell

Gedruckt mit freundlicher Unterstützung von

Arthrex GmbH, 85757 Karlsfeld

Biomet Deutschland GmbH, 14167 Berlin

DePuy Mitek · Ethicon GmbH, 22844 Norderstedt

Tornier GmbH, 51399 Burscheid

Autorenverzeichnis

Prof. Dr. med. Gerhard Bauer
Sportklinik Stuttgart
Kriegsbergstraße 60
70174 Stuttgart

Prof. Dr. med. Ulrich-H. Brunner,
St. Agatha Ried Hausham
Taubenheimstraße 8
70272 Stuttgart

Steven Copeland, M.D.
Berkshire Independent Hospital
Wensley Road
Reading RG 16
Großbritannien

Dr. med. Klaus Dann
Praxisgemeinschaft paincare
Waldrosengasse 3a
1140 Wien
Österreich

Priv.-Doz. Dr. med. Martin Engelhardt
Städtische Kliniken Bielefeld
Teutoburger Straße 50
33604 Bielefeld

Dr. med. Matthias Flury
Schulthess Klinik
Lengghalde 2
8008 Zürich
Schweiz

Prof. Dr. Jürgen Freiwald
Berg. Universität Wuppertal
Fuhlrottstraße 10
42097 Wuppertal

Dr. med. Stefan Garmann
Krankenhaus für Sportverletzte Hellersen
Maikottenweg 136
48155 Münster

Dr. med. Michael Geyer
Krankenhaus St.Vinzenz
Kirchenweg 15
87459 Pfronten

Prof. Dr. med. Frank Gohlke
Orthopädische Universitäts-Kliniken Würzburg
Brettreichstraße 11
97074 Würzburg

Ass. Prof. Frederico Grassi
University of Insubria-Varese
Institute of Orthopaedics and Traumatology
Ospendale di Circolo
Viale Borri 57
21100 Varese
Italien

Carlos Guanche, M.D.
The Orthopaedic Center Eden Prairie
Golden Triangle Drive
Eden Prairie, MN 55344
USA

Priv.-Doz. Dr. med. Andreas Halder
Hellmuth-Ulrici-Kliniken
Klinik für Endoprothetik
Waldhausstraße
16766 Kremmen

Dr. med. Jörn Heidemann
St. Vinzenz Hospital
Merheimer Straße 221-223
50733 Köln

Christian Hetzel
Institut für Qualitätssicherung in Prävention und Rehabilitation
Deutsche Sporthochschule Köln
Carl-Diem Weg 6
50933 Köln

Dr. med. Robert Hierner
Catholic University Leuven
Heerestraat 49
3000 Leuven
Belgien

Dr. med. Frank Hoffmann
Klinikum für Orthopädie und Sporttraumatologie
Pettenkofer Straße 10
83022 Rosenheim

Prof. Dr. med. Andreas Imhoff
Abteilung und Poliklinik für Sportorthopädie
Klinikum rechts der Isar/TU München
Conollystraße 32
80809 München

Priv.-Doz. Dr. med. Ulrich Irlenbusch
Marienstift Arnstadt
Wachsenburgallee 12
99310 Arnstadt

Prof. Dr.med. Jörg Jerosch
St. Johanna Etienne Krankenhaus
Am Hasenberg 46
41462 Neuss

Dr. med. Axel Jubel
Klinik für Unfall-, Hand- und Wiederherstellungschirurgie
Universitätskliniken Köln
Joseph-Stelzmann-Straße 9
50924 Köln

Dr. med. Dirk Jung
Meoclinic Berlin
Friedrichstraße 71
10117 Berlin

Prof. Dr. med. Bernd Kabelka
Orthopädische Praxis
Kümmellstraße 9
20249 Hamburg

Dr. med. Philip Kasten
Orthopädische Universitätsklinik Heidelberg
Schlierbacher Landstraße 200a
69118 Heidelberg

Priv.-Doz. Dr. med. Alexander Katzer
ENDO-Klinik Hamburg
Holstenstraße 2
22767 Hamburg

Dr. med. Markus Kessler
Kantonspital St. Gallen
9007 St. Gallen
Schweiz

Dr. med. Thomas Christian Koslowsky
St. Vinzenz Hospital
Mehrheimer Straße 221-223
50733 Köln

Dr. med. Michael Lehmann
Zentrum für Sport- und Gelenkchirurgie Hofheim
Reiffenbergstraße 6
65719 Hofheim

Dennis Liem
Universitätsklinikum Münster
Albert-Schweitzer-Straße 33
48149 Münster

Dr. med. Konrad Mader
St. Vinzenz Hospital
Mehrheimer Straße 221-223
50733 Köln

Dr. med. Michael Matzer
Orthopädische Klinik und Poliklinik der Universität Erlangen
Rathsberger Straße 57
91054 Erlangen

Dr. med. Frieder Mauch
Olga Hospital Stuttgart
Bismarckstraße 8
70176 Stuttgart

Augustus D. Mazocca, M.D.
Department of Orthopaedic Surgery
University of Conneticut
10 Talcott Notch Road
Farmington, CT 06034
USA

Dr. med. Daniel Molé
Clinique de Traumatologie et d'Orthopedie
49, Rue Hermite
54000 Nancy
Frankreich

Dr. med. Alfred Molsberger
Orthopädische Praxis
Kasernenstraße 1b
40213 Düsseldorf

Prof. Dr. med. Konstantinos Natsis
Aristoteles University Thessaloniki
P.O. Box 1616
54124 Thessaloniki
Griechenland

Dr. med. Stefan Nijs
U.Z. Gasthuisberg, Department of Traumatology
Herestraat 49
7000 Leuven
Belgien

Prof. Dr. med. Lars Peterson
Gothenburg Medical Center
Gruvgatan 6
42130 Västra Frölunda
Schweden

Dr. med. Hans Gerd Pieper
Roland Klinik am Werdersee
Niedersachsendamm 72-74
28201 Bremen

Dr. med. Stefan Preis
Klinik am Ring
Hohenstaufenring 28
50674 Köln

Dr. med. Axel Prokop
Universität zu Köln
Unfall-, Hand- und Wiederherstellungschirurgie
Joseph-Stelzmann Straße 9
50924 Köln

Dr. med. Markus Rickert
Orthopädische Universitätsklinik Heidelberg
Schlierbacher Landstraße 200a
69118 Heidelberg

Dr. med. Mathias Ritsch
Orthopädische Praxis
Salinstraße 11
83022 Rosenheim

Dr. med. Oliver Schaal
Alfried-Krupp-Krankenhaus
Alfried-Krupp Straße 21
45117 Essen

Dr. med. Markus Scheibel
Abteilung und Poliklinik für Sportorthopädie
Klinikum rechts der Isar/TU München
Conollystraße 32
80809 München

Priv.-Doz. Dr. med. Rüdiger Schmidt-Wiethoff
Dreifaltigkeits-Krankenhaus
Aachener Straße 445-449
50933 Köln

Dr. med. Rainer Siebold
ATOS Praxisklinik
Bismarckstraße 9-15
69115 Heidelberg

Dr. med. Matthias Steinwachs
Universitätsklinik Freiburg
Hugstetter Straße 55
79106 Freiburg

Dr. med. Ralf Theermann
Orthopädie Mühlenkamp
Mühlenkamp 33a
22303 Hamburg

Priv.-Doz. Dr. med. Andreas Werner
Heinrich Heine Universität Düsseldorf
Orthopädische Klinik
Moorenstraße 5
40225 Düsseldorf

Dr. med. Claudius Zeiler
Ludwig- Maximilians-Universität München
Chirurgische Klinik und Poliklinik
Nussbaumstrasse 20
80336 München

1 Klinische und bildgebende Diagnostik

1.1 Tips in Diagnostik und Therapie von Sportverletzungen der Schulter

Lehmann M, Gokeler A, Schmidt-Wiethoff R

Diese Arbeit aktualisiert und diskutiert pathomorphologische Konzepte, welche ursächlich für Beschwerden des Überkopfsportlers gelten. Elementare Arbeiten beschäftigten sich in dynamischen EMG-Studien mit sport- und pathologie-spezifischem Muskelaktivitätsverhalten der dynamisch relevanten Muskel-gruppen [Pink, Perry]. Weitere biomechanische Daten wurden vornehmlich am Baseball-pitcher erhoben [Pappas]. Highspeed-Videoanalysen idealisierten Wurfbewegungsmuster [Fleisig]. Erst neuere Arbeiten beschäftigen sich mit adaptiven Antworten des Schultergürtels auf dynamische Überkopfbelastungen [Kibler].

Als übergeordnete Entität und Prädisposition für diverse pathomorphologische Veränderungen wird von uns die endogene oder sportartspezifisch entwickelte Dysbalance der Rotatorenmanschette in den Vordergrund gerückt. Die aus einer Dysbalance der Rotatorenmanschette generierte Pathologiekaskade (Abb. 1) führt im Primärstadium des dynamischen overload zu einer spezifischen Gewebereaktion (Abb. 1). In Abhängigkeit von Chronizität, Dysbalancegrad und exogenen Faktoren kommt es zu pathomorphologischen Antworten unterschiedlichen Schweregrades. Entscheidend ist die empirisch gesicherte Tatsache, dass das Stadium des dynamischen overload ein positives Response für konservative und physiotherapeutische Behandlungsmaßnahmen darstellt. Eine inadäquate Behandlung impliziert hingegen die Progression in das Stadium des statischen overload. Voraussetzung ist die unverändert kompensations-unfähige Dysbalance der Rotatorenmanschette zuungunsten der Außenrotatoren. Eine sukzessive mikrotraumatische Elongation des Kapselbandapparates benötigt prinzipiell eine noch stärkere Aktivität vornehmlich der Außen-rotatoren. Eine überdimensionierte Rekrutierung dieser bereits schmerzhaften (Tendinitis) und zunehmend erschöpften Muskelgruppe ist allerdings nicht möglich. Es resultiert eine mikrotraumatische Instabilität (MTI), welche konservativ frustran bleibt und stattdessen operationspflichtig (capsule plication) wird. Diese bislang nicht publizierte Pathologiekaskade beschreibt nicht nur den Weg von der Rotatorenmanschettendysbalance bis zur mikrotraumatischen Instabilität. Sie erklärt vielmehr, wann z.B. ein primär

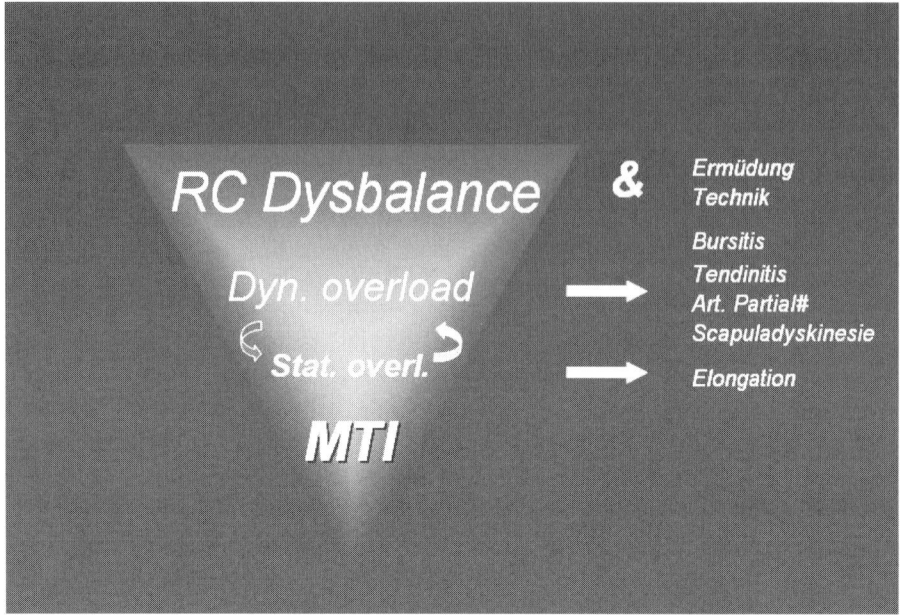

Abb. 1:
Pathologiekaskade bei Rotatorenmanschettendysbalance.

physiologisches postero-superiores Impingement schmerzhaft und wann operationspflichtig wird. Aus der Pathologiekaskade ergibt sich ein eindeutiger Therapiealgorythmus. Die entscheidende Frage in der Diagnostik und Behandlung von Überkopfsportlern lautet stets gleichartig: haben wir es zum Konsultationszeitpunkt mit einer physiologischen (seitengleichen) Laxität, einer pathologischen Translation bzw. mit einer mikrotraumatischen Instabilität zu tun. Anders ausgedrückt: befinden wir uns im Stadium des dynamischen overload (konservatives Response) oder bereits im Stadium des statischen overload (operatives Response). Eine vergrößerte a.p. Translation, eine mitunter vergrößerte Außenrotationsamplitude ohne korrespondierend verminderte Innenrotationsamplitude sowie ein konstant positiver Relocationtest sind die entscheidenden differentialdiagnostischen Parameter. Die endogene bzw. sportartspezifisch entwickelte Dysbalance der Rotatorenmanschette ist nicht nur unmittelbare Ursache für die Symptomentwicklung (MTI) der primär physiologischen Kinematik des postero-superioren Impingements, sie erklärt auch die Problematik des sog. Instabilitätsimpingement. Der Begriff des Instabilitätsimpingement basiert auf der Vorstellung, dass eine laxe Schulter im Rahmen ungedämpfter Translationen ein symptomatisches Impingement im Bereich des coraco-acromialen Bogens nach sich zieht. Auch diese Vorstellung impliziert das Stadium 1 (dynamisches overload) der Pathologiekaskade. Erst eine balancierte und kraftausdauernde Rotatorenmanschette verhindert übermäßige Exkursionen des Humeruskopfes nach vorne-oben. Beweisend für dieses Postulat ist die Tatsache, dass weder traumatische (TUBS) noch atraumatische (AMBRII) Instabilitäten zwangsläufig ein mechanisches oder funktionelles Impingement bedingen. Erst die dynamisch nicht ausreichend für kraftausdauerbelastete Überkopfbewegungsabläufe zentrierte Schulter wird symptomatisch. Umgekehrt kann eine eher selten auftretende mechanische Kompromittierung des Subacromialraumes über eine schmerzinhibitorische Hemmung der dynamisch stabilisierenden Faktoren zu einer MIT führen.

Resümierend fordern wir in der Behandlung des Stadium 1 (dynamisches overload) nach erzielter Schmerzfreiheit (4-6 Wochen nach Behandlungsbeginn) die Durchführung einer isokinetischen Diagnostik. Getestet werden Kraftausdauer (180 Grad/sec.) und Maximalkraft (60 Grad/sec.) für Außen- und Innenrotatoren in der adduzierten Position. Gefordert wird idealerweise ein Quotient von 0,60 – 0,65. Die isokinetische Diagnostik wird auch in der postoperativen Rehabilitation nach einem Zeitraum von 8-12 Wochen zur Therapiesteuerung eingesetzt. Erst nach Erreichen der geforderten Kriterien wird die Schulter für wettkampforientierte Belastungen freigegeben.

Ein weiteres wichtiges Konzept in der Diskussion von Beschwerden des Überkopfsportlers stellt die Scapuladyskinesie dar. Biomechanische Studien haben gezeigt, dass die Scapula eine wichtige Rolle in der Übertragung der kinetischen Energie von den unteren Extremitäten über den Rumpf auf den Arm erfüllt. Scapuladyskinesien werden von Kibler und McMullen differenziert klassifiziert. Drei Typen werden klassifiziert und spezifischen Pathologien zugeordnet. Eine Korrelation zwischen Dyskinesietyp und Pathologie lässt sich nach Analyse des Datenpools der Autoren nicht bestätigen. Unsere Erfahrung entspricht der primär von Kibler publizierten Einschätzung, dass die Entwicklung einer Scapuladyskinesie die spezifische Antwort auf eine unspezifische Schulterpathologie darstellt. Erst im Rahmen einer aktuellen Publikation erfolgt die Korrelation zu spezifischen Pathologiemustern. Die Vorstellung, dass eine scapulo-thorakale Dissoziation in erster Linie ein schmerzinhibitorisches Phänomen darstellt, lässt sich durch eine erfolgreiche Behandlung des Stadium 1 (dynamisches overload) der Pathologiekaskade verifizieren. Unter dem Konzept der SICK Scapula werden die von Kibler klassifizierten Scapulatypen 1 bis 3 sowie die Problematik der quantitativen Darstellung im Rahmen der klinischen Diagnostik besprochen.

Ein weiteres pathomorphologisches Konzept basiert auf der Annahme, dass eine Kontraktur der postero-inferioren Kapselbandstrukturen die eigentliche Ursache von Schulterbeschwerden des Pitchers sei. Eine Verlagerung des

Rotationszentrum nach post.-sup. führe konstant zu post.- sup. SLAP-Läsionen. Eine konsekutive Entspannung der vorderen Kapselbandstrukturen imitiere eine vordere Pseudolaxität bzw. eine Instabilität. Dieses aktuell publizierte Konzept basiert auf der Analyse von nordamerikanischen Pitchern. Es wird der europäischen Erfahrung mit Überkopfsportlern nicht gerecht. Auf die seltene Problematik eines klassischen mechanischen outlet Impingements wird hingewiesen. Eine hochgradige mechanische Kompromittierung des Subacromialraumes im Rahmen einer genetischen Normvariante, darf beim Überkopfsportler nicht verpasst werden.

Resümierendes Fazit: Funktionelle bzw. biomechanische Defizite führen zu subklinischen (asymptomatischen) Adaptationsprozessen. Ein chronisches overload der spezifischen Gewebestrukturen führt zu repitiven mikrotraumatischen bis hin zu makrotraumatischen Verletzungen von dynamischen und statischen Stabilisatoren. Symptome werden evident. Erst die Kenntnis der Pathologiekaskade ermöglicht es uns, beginnende statische Dekompensationen zu erkennen und zeitgerecht zu behandeln, bevor eine operationsrelevante mikrotraumatische Instabilität resultiert.

Literatur

Burkhart SS, Morgan CD, Kibler WB. The disabled throwing shoulder: Spectrum of pathology. Part I: Pathoanatomy and biomechanics. Arthroscopy. Vol 19, No. 4, 2003: 404-420

Gokeler A, Lehmann M, Knopf E, Freiwald J. Überlegungen zur Diagnostik und Rehabilitation des Schultergelenkes bei Überkopfsportlern. Sportverletz Sportschaden. 2003; 17:15-20

Kibler WB. In Current Concepts: The role of the scapula in athletic shoulder function. Am J Sports Med 1998; 26; 325-337

Kibler WB, McMullen J. Scapular dyskinesis and ist relation to shoulder pain. J Am Acad orthop Surg. 2003; 11:142-151

Lehmann M, Stolpmann H, Schmidt-Wiethoff R. Posterior-superior shoulder impingement. An arthroscopic approach. Presented at 13th Congress of the European Society for Surgery of the Shoulder and the Elbow 1999, The Hague, The Netherlands.

1.2 Bildgebende Diagnostik von Schulter- und Ellenbogenverletzungen: State of the Art?

Mauch F, Müller-Lung U

Allgemeiner Teil

Anhand von ausgewählten Krankheitsbildern aus der Orthopädie und Unfallchirurgie werden die einzelnen Aspekte der Bildgebung für das Schultergelenk und Ellenbogengelenk dargestellt.

Die Röntgenaufnahme in zwei Ebenen stellt auch im „Zeitalter" der Kernspintomographie die Grundlage der Diagnostik dar. Tangentialaufnahme und Westpointaufnahmen geben einen besseren Überblick über das Glenoid bzw. den unteren Pfannenrand (Abb.1). Die Outlet-Projektion zeigt die Architektur des subacromialen Raumes und gibt Auskunft über die Acromionform [Mäurer, 2002].

Die Sehnendiagnostik ist eine Domäne der Sonographie. Am Schultergelenk ist eine gute Darstellung der Rotatorenmanschette möglich [Hedtmann, 2002]. Wichtige Ebene ist der korakoakromiale Schnitt (Wagenradschnitt). Hier stellen sich je nach Rotation des Humerus verschiedene Anteile der Rotatorenmanschette dar (Abb. 2).

Darstellungen der Kollateralbänder auch unter Stress werden am Ellenbogengelenk zur Diagnostik eingesetzt. Die Sonographie des Labrums ist möglich, hat sich aber als Standardverfahren nicht durchgesetzt. Die sonographische Untersuchung erfolgt nach den Richtlinien der DGOOC mit den entsprechenden Standardebenen. Proximale, mediale und ulnare Strukturen werden links abgebildet [Sell, 2001].

Die Indikation für die Computertomographie findet sich vor allem im Trauma- und Tumorbereich. Hierdurch kann eine exakte Fragmentlokalisation bei Humerusmehrfragmentfrakturen sowie bei unklaren radiologischen Befunden im Ellenbogenbereich erzielt werden. Die überlagerungsfreie Darstellung des Knochens wird in der Tumordiagnostik ausgenutzt. Multislice- und Spiral-CT, bei immer besserer Rechnerleistung, machen eine schnelle 3-D-Rekonstruktion möglich.

Die Skelettszintigraphie wird in der Tumordiagnostik (Metastasensuche) eingesetzt. In der lokalen Gelenkdiagnostik hat sie seit dem Aufkommen der Kernspintomographie an Bedeutung verloren.

Die Kernspintomographie mit ihrem exzellenten Weichteilkontrast, guter Darstellbarkeit des Knorpels und des Knochenmarks ist die Methode der Wahl in der Gelenkdiagnostik in Kombination mit dem konventionellen Röntgenbild. Die Gabe von Kontrastmittel (intraartikulär / intravenös) erhöhen die Sensitivität und Spezifität [Stoller, 1997].

Krankheitsbilder

Die Ursache eines Knochenmarködem in der MRT ist ohne klinische Angabe schwer zu beantworten (Abb. 3). Gründe hiefür können Kontusionsödem, Entzündung, Tumor, okkulte Fraktur, Algodystrophie, Osteonekrose oder Rekonversionsmark sein. Die Humeruskopfnekrose zeigt wie die Nekrose des Hüftkopfes im Initialstadium keine Veränderungen im konventionellen Röntgenbild. Hier kann im MRT-Bild ein Knochenmarködem einen Hinweis auf eine beginnende Nekrose geben. Im weiteren Verlauf findet sich das für eine Nekrose typische Doppellinienzeichen mit signalreicher Linie, der Nekrose zugewandt und mit signalarmer Zone, der Nekrose abgewandten Seite (Abb. 4 a und Abb. 4 b).

Die Osteochondrosis dissecans der proximalen Humerusepiphyse (Abb. 5) und des Capitulums (Abb. 6) sind neben der Lokalisation am Talus und Femurkondyle die am häufigsten betroffenen konvexen Skelettabschnitte der langen Röhrenknochen. Die Einteilung basiert auf 4 Stadien. Das diagnostische Mittel der Wahl ist die MRT. Hier können Knochenmarködem (Stadium I), beginnende Sklerosierung (Stadium II), Knorpelunterbrechung (Stadium III) und komplette Lösung des Fragmentes (Stadium IV) beurteilt werden und eine stadiengerechte Therapie abgeleitet werden. Im Gegensatz dazu stellt die Osteonekrose des Capitulums (M. Panner) eine eigene Krankheitsendität dar und darf mit der OD nicht verwechselt werden (Abb. 7). Es handelt sich um eine meist harmlose Osteonekrose des Ossifikationszentrums des Capitulum humeri (ähnlich dem M. Perthes), die unter konservativer Therapie ausheilt. Der Knorpel ist im Gegensatz zur OD meist nicht betroffen, der Altersgipfel ist mit 7-12 Jahren früher [Shaughnesy, 2000].

Septische Arthritis und Osteomyelitis kommen vor allem im Säuglings- und Kindesalter vor. Die septische Arthritis kann neben der Klinik (Pseudoparalyse) und Labor in der Frühphase sonographisch diagnostiziert werden. Synovialitis mit Verdickung sind noch vor der Ergussbildung zu sehen [Parsch, 1997]. Im weiteren Verlauf sind Ergussbildung, Periostabhebung, Kapselverdickung, Gelenkerosionen und metaphysäre Beteiligung Zeichen einer bakteriellen Arthritis (Abb. 8). In der Diagnostik der Osteomyelitis ist die MRT das Mittel der Wahl. Erstes unspezifisches Zeichen ist das Knochenmarködem (Abb. 9). Der negative Voraussagewert ist sehr hoch (fast 100 Prozent). Weitere MRT-Zeichen im Verlauf sind Periostabhebung, Kortikalisdestruktion, Involucrum, Kloaka, Sequester und Abszeß [Mazur, 1995]. Das Röntgenbild ist meist die erste Woche normal. Radiologische Zeichen nach 7-14 Tagen können periostale Reaktion, Osteoporose und Knochendestruktion sein.

In der akuten Instabilitätsdiagnostik der Makroinstabilität am Schultergelenk muss die Bildgebung Auskunft über das Ausmaß der Verletzung geben (siehe allgemeiner Teil). Der Vorteil der MRT in der weiterführenden Diagnostik ist, dass alle Strukturen darstellbar sind. Die Fragestellung ist hier Ausmaß und Art der Labrumablösung wie Bankart- (Abb. 10), Perthes- (Abb. 11) und Alpsa-Läsion (Abb. 12), Verletzung am humeralen Ansatz (Hagl-Läsion, Abb. 13), Größe des Hill-Sachs-Defektes (einschließlich Größe des Knochenmarködem) bzw. Mitverletzung der Rotatorenmanschette (Abb. 14). In der chronischen Instabilitätsdiagnostik tritt die MRT-Bildgebung in den Hintergrund.

In der Pathogenese der Mikroinstabilität durch ein Ungleichgewicht zwischen Stabilität und Mobilität bzw. Störung im Zusammenspiel zwischen aktiven und passiven Stabilisatoren werden drei Modelle diskutiert. Posteriores superiores Impingement [Walch, 1992; Jobe, 1995], anteriores superiores Impingement [Habermeyer, 2004] und Impingementsituationen, die zu SLAP-Läsionen führen [Snyder, 1990]. Das Röntgenbild und die Sonographie sind hier meist unauffällig. Das MRT-Protkoll muss umfassend angelegt werden, evtl. einschließlich der Gabe von Kontrastmittel um Veränderungen des posterioren superioren Labrums (Abb. 15), der Supraspinatussehne, der Intervallregion mit der langen Bizepssehne (Abb. 16), Lig. coracohumerale, Lig. glenohumerale superior und paralabrale Zysten (Abb. 17) aufzuzeigen und in Verbindung mit dem klinischen Befund zu interpretieren. Die Differentialdiagnose der SLAP-Läsionen ist der normal vorkommende sublabrale Recessus. Veränderungen im anterioren Anteil des Glenoids sind hinweisend auf einen normalen sublabralen Recessus. Signalanhebungen dorsal des Bizepssehnenankers sprechen für eine SLAP-Läsion [Barthel, 1998] (Abb. 18).

Veränderungen der Subscapularissehne (Traumatisch / im Rahmen des ASI) sind selten. Hinweise auf Degeneration und Einrisse finden sich vor allem auf den axialen Schnittebenen in der MRT. Eine Verdickung der Subscapularissehne im kranialen Abschnitt, sowie Signalveränderungen der Sehne (Abb. 19) in diesem Bereich geben Hinweise auf eine Schädigung [Weishaupt, 1999].

Die Pathogenese des Valgus-Extension-Overload-Syndrom bei Wurfsportarten ist in Zugbelastungen ulnarseitig und Druckbelastungen auf der radialen Seite begründet. Hieraus können Veränderungen im Sinne von Tendinosen / Verknöcherungen auf der Ulnarseite und Knorpelschäden am Radiusköpfchen / Capitulum bzw. posteriore Osteophyten resultieren. Die Diagnose ist durch Ultraschall des ulnaren Bandapparates möglich. Die Röntgenaufnahmen können Verknöcherungen ulnarseitig zeigen oder eine vermehrte Aufklappbarkeit in der Stressaufnahme. Bei Stressaufnahmen wird ein Vergleich mit der Gegenseite empfohlen [Sasaki, 2002]. Radialseitig können die Knorpelveränderungen kernspintomographisch als Chondromalazie des Radiusköpfchens dargestellt werden. Eine weitere Möglichkeit ist die Ausbildung einer Osteochondrosis dissecans (siehe oben).

Literatur

Barthel T et al.: Anatomie des anteriorsuperioren Labrum-Kapsel-Komplexes. Z Orthop (1998): 141

Habermeyer P et al.: Anterosuperior impingement of the shoulder as a result of pulley lesions: A prospective arthroscopic study. J Shoulder Surg 13 (2004): 5-12

Hedtmann A, Fett H: Sonographie der Rotatorenmanschette. Orthopäde 31 (2002): 236-246

Jobe CM: Posterior superior glenoid impingement: expanded spectrum. Arthroscopy 11 (1995): 530-536

Mäurer J: Effiziente Schulterbildung. Thieme 2002. Stuttgart / New York

Mazur JM et al.: Usefulness of magnetic resonance imaging for the diagnosis of acute osteomyelitis in children. J Pediatr Orthop 15 (1995): 144-147

Parsch K, Savidis E: Die Koxitis beim Neugeborenen und Säugling. Der Orthopäde 26 (1997): 838-847

Sasaki J et al.: Ultrasonographic Assessment of the Ulnar Collateral Ligament and Medial Elbow Laxity in College Baseball Players. JBJS 84 (2002): 525-531

Shaughnesy WJ: Osteochondrosis dissecans. In: Morrey BF (Hrsg.): The elbow and its disorders, S. 255-60, WB Saunders 2000. Philadelphia / London / New York

Sell S: Ultraschall der Stütz- und Bewegungsorgane. Thieme 2001. Stuttgart / New York

Snyder SJ: SLAP-Lesions of the shoulder. Athroscopy 6 (1990): 274-279

Stoller DW: Magnetic Resonance Imaging in Orthopaedics and Sports Medicine. 1997

Walch G et al.: Impingement of the deep surface of the supraspinatus tendon on the posterosuperior glenoid rim: An arthroscopic study. J Shoulder Surg 1 (1992): 238-245

Weishaupt D et al.: Lesions of the Reflection Pulley of the Long Biceps Tendon. Investigative Radiology 34 (1999): 463-469

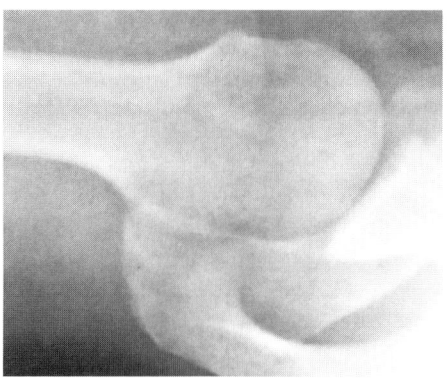

Abb. 1:
Röntgenaufnahme zu besseren Darstellung des unteren Pfannenrandes (Westpoint).

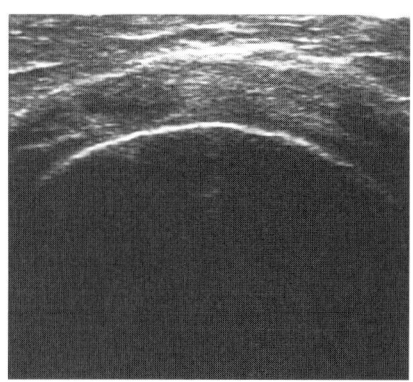

Abb. 2:
Korakoakromialer Schnitt zur Darstellung der Rotatorenmanschette. Hier v.a. Anteile der Supraspinatussehne.

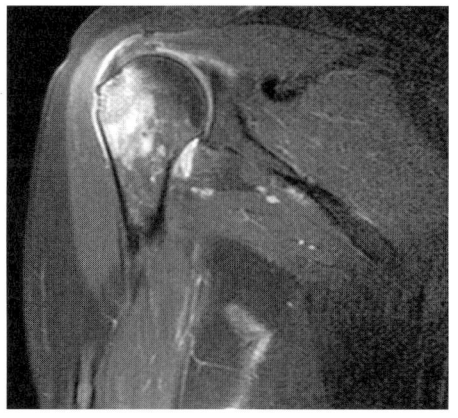

Abb. 3:
Parakoronare STIR-Aufnahme des Schultergelenkes mit Knochenmarködem (in diesem Fall nach Sturz: Kontusionsödem).

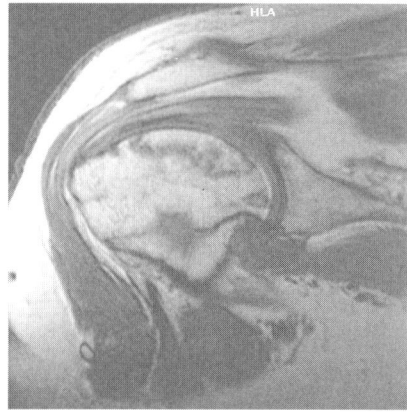

Abb. 4 a:
Humeruskopfnekrose: Parakoronare SE-T1-Aufnahme mit signalarmer Linie im Humeruskopfbereich.

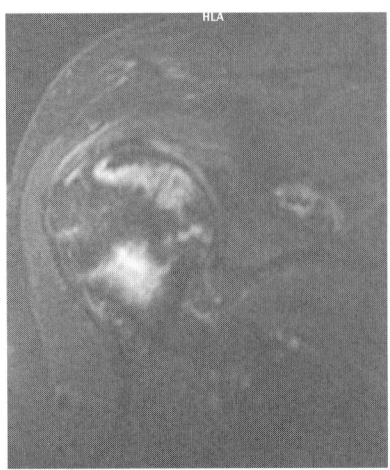

Abb. 4 b:
Humeruskopfnekrose: Parakoronare
TIRM-Aufnahme mit signalreichen
Anteilen in der Nekrose.

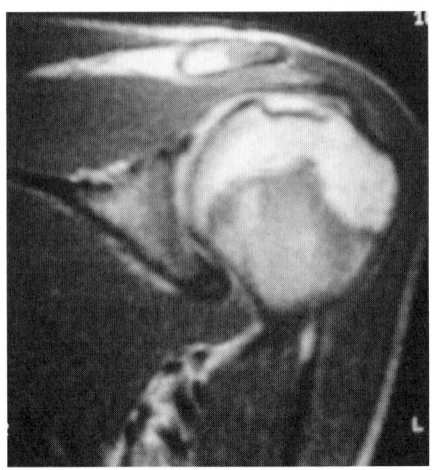

Abb. 5:
Parakoronare SE-T1-Aufnahme mit
signalarmer Linie im Humeruskopfbereich entsprechend einer OD Grad II.

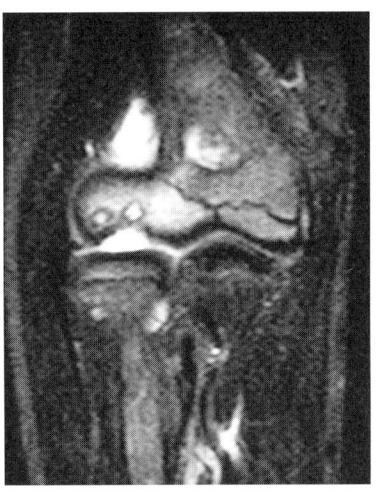

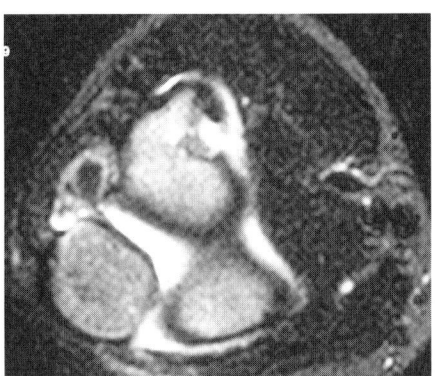

Abb. 6 b:
OD Grad IV: Axiale TIRM- Aufnahme
mit dorsal liegender Gelenkmaus
(signalarm).

Abb. 6 a:
Koronare TIRM-Aufnahme mit
signalreichem flüssigkeitsgefülltem
Raum im Capitulum entsprechend
einer OD Grad IV.

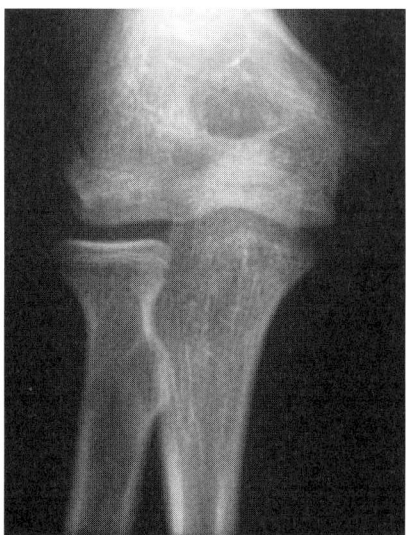

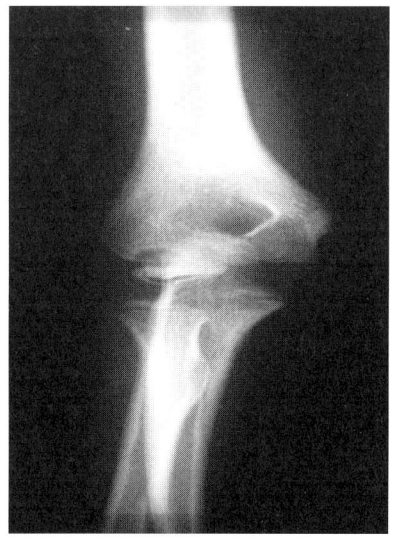

Abb. 6 c:
a.p. Röntgenaufnahme (OD Grad IV):
Hier ist die OD bzw. die Gelenkmaus
nicht sichtbar.

Abb. 7:
a.p. Röntgenaufnahme mit
Auflockerung im Bereich des
Capitulum (M. Panner).

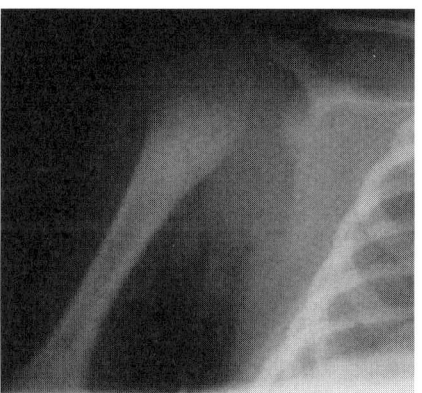

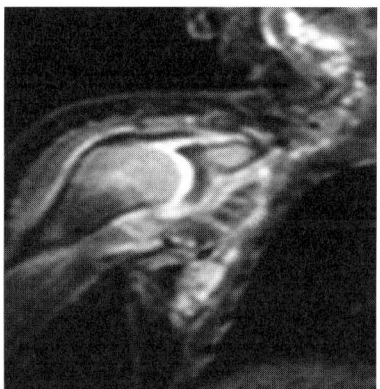

Abb. 8 a:
Röntgenaufnahme des rechten
Humerus bei einem 8 Tage alten
Säugling mit septischer Arthritis. Es
findet sich noch keine knöcherne
Beteiligung.

Abb. 8 b:
Koronare TIRM-Aufnahme des
rechten Schultergelenkes mit
deutlicher Signalanhebung und
schön Knochenmarködem in der
Metaphyse des proximalen
Humerus.

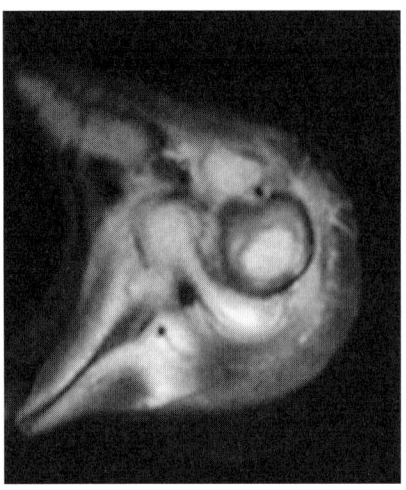

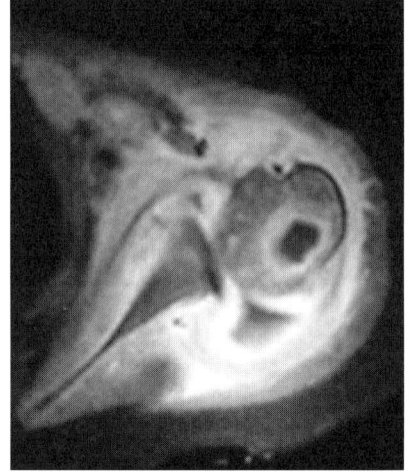

Abb. 9 a:
Axiale TIRM-Aufnahme des linken
proximalen Humerus mit bei einem 8
Monate alten Säugling mit
Signalanhebung.

Abb. 9 b:
Axiale fettsuprimierte Aufnahme
nach i.v. Kontrastmittelgabe zeigt die
typische ringförmige Kontrastmittel-
anreicherung.

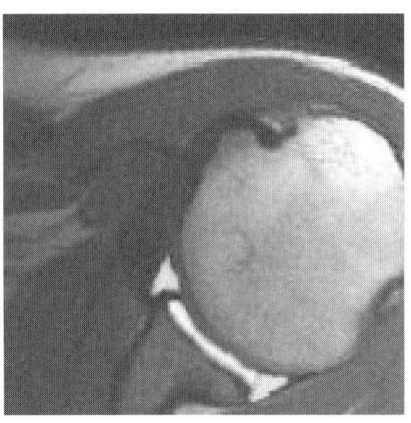

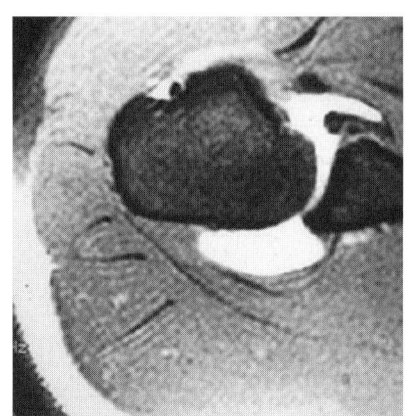

Abb. 10 a:
Schemabild der Bankart-Läsion mit
Ablösung des Labrums.

Abb. 10 b:
Axiale fettsuprimierte T1-Aufnahme
mit i.a. Kontrastmittelgabe zeigt die
Ablösung des ventralen Labrums.

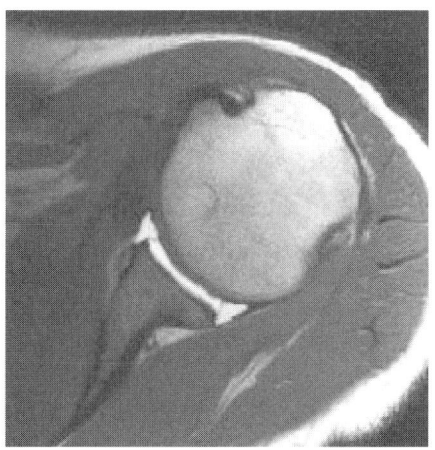

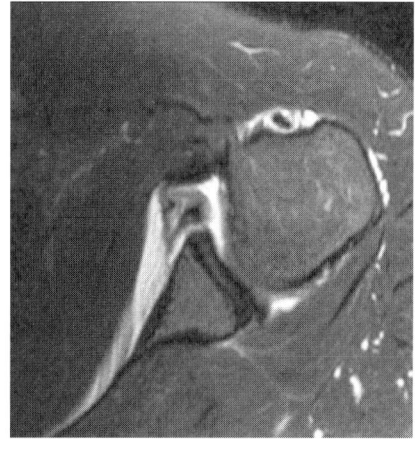

Abb. 11 a:
Schemabild der Perthes-Läsion mit Ablösung des Periostes.

Abb. 11 b:
Perthes-Läsion: Axiale TIRM–Aufnahme mit Ablösung des Periostes ventralseitig.

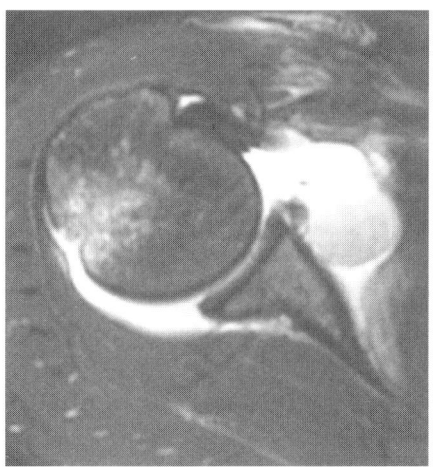

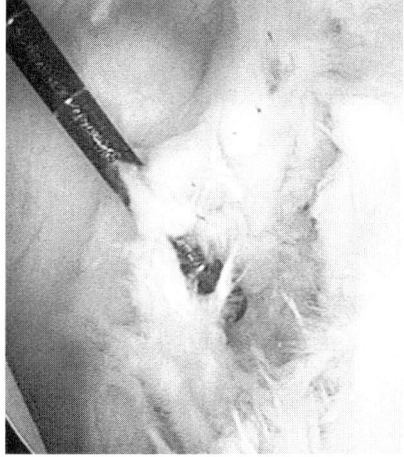

Abb. 12 a:
Axiale TIRM-Aufnahme mit ALPSA-Läsion (Anterior labro-ligamentous sleeve avulsion): „Medialisierte Bankart-Läsion": Rotation des Labrums vor das Glenoid.

Abb. 12 b:
Arthroskopisches Bild einer ALPSA-Läsion.

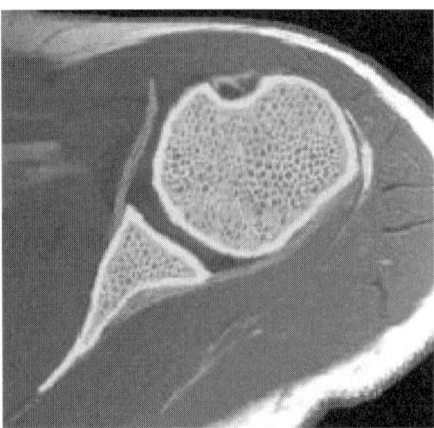

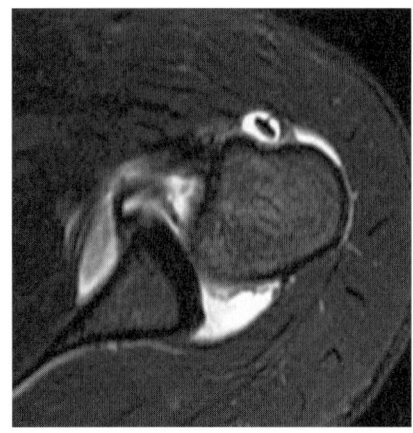

Abb. 13 a:
Schemabild einer HAGL-Läsion (humeral avulsion of the glenohumeral ligament).

Abb. 13 b:
Axiale fettsuprimierte T1-Aufnahme mit i.a. Kontrastmittelgabe zeigt die Avulsionsverletzung des glenohumeralen Komplexes.

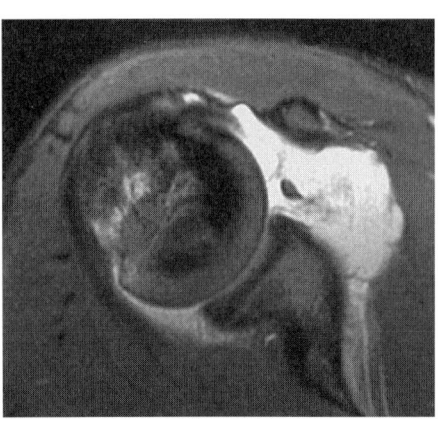

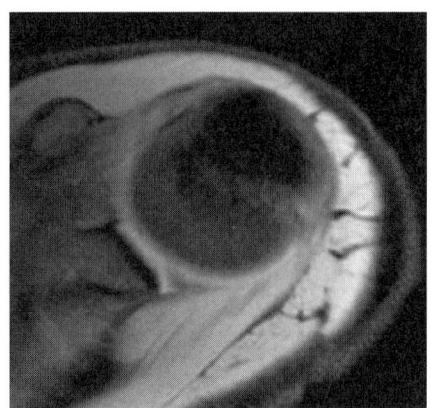

Abb. 14:
Axiale TIRM-Aufnahme nach Luxation mit Hill-Sachs-Läsion und großer ventraler Luxationstasche.

Abb. 15:
Axiale GE-T2-Aufnahme mit Signalanstieg am posterioren superioren Labrum.

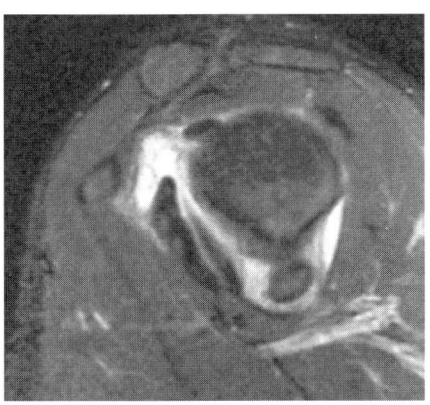

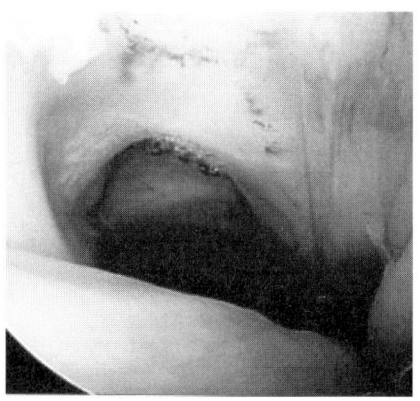

Abb. 16 a:
Parasagittale GE-T2-Aufnahme mit
Signalanhebung in der Intervallregion.

Abb. 16 b:
Arthroskopisches Bild einer Interval-
läsion.

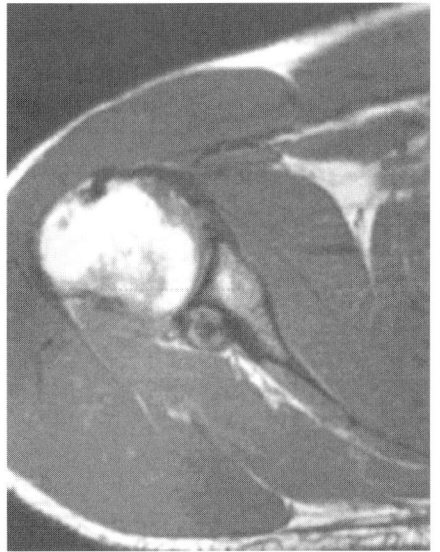

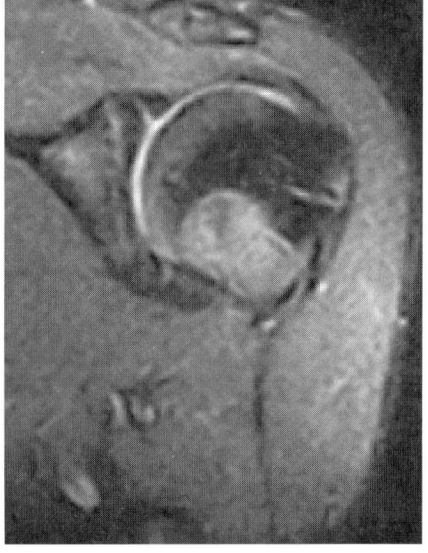

Abb. 17:
Axiale GE-T1-Aufnahme mit para-
labraler Zyste.

Abb. 18 a:
Parakoronare STIR-Aufnahme mit
normalem sublabralen Recessus.

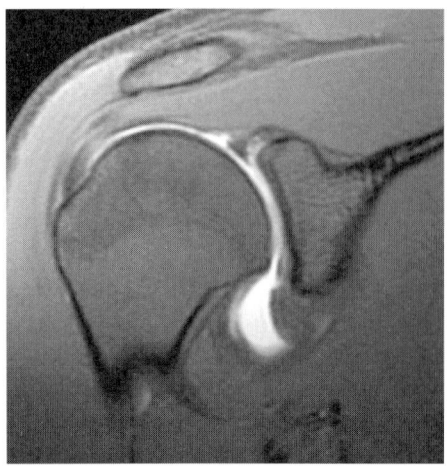 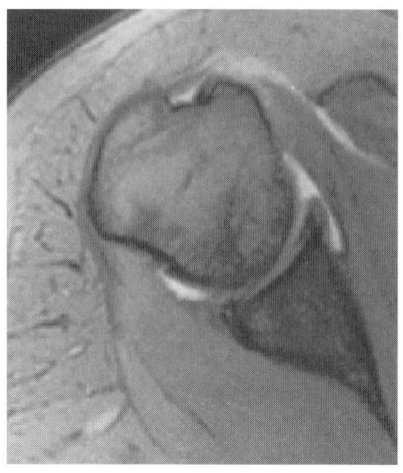

Abb. 18 b:
Parakoronare FS-GE-T2-Aufnahme mit
SLAP-II-Läsion.

Abb. 19:
Axiale FS-GE-T2-Aufnahme mit
Signalanstieg in der Subscapularis-
sehne.

2 Sportverletzungen an Schulter und Ellenbogen

2.1 Die instabile Sportlerschulter

Engelhardt M, Brüntrup J

Die Stabilität des Schultergelenkes wird maßgeblich durch den statischen labro-kapsulo-ligamentären Komplex, sowie durch den dynamischen Komplex der Rotatorenmanschette und der langen Bizepssehne bestimmt. Zur Sicherung eines großen Bewegungsumfangs besteht ein Mißverhältnis zwischen Humeruskopfumfang und dem kleinen Glenoid. Die Instabilität des Schultergelenkes entsteht durch eine Störung zwischen den kapsuloligamentären Strukturen und den Muskeln. Von der traumatisch hervorgerufenen Instabilität ist die atraumatische, angeborene Schulterlaxität zu unterscheiden.

Im Sport sollte berücksichtigt werden, dass die kapsuloligamentäre Laxität eine Leistungsvoraussetzung für den Überkopf-Leistungssportler darstellt. Die maximalen Bewegungsexkursionen und chronischen Überlastungs-anforderungen in den Überkopfsportarten (Schwimmen, Tennis, Wurfsportarten) können jedoch zu einer Überdehnung der kapsuloligamentären Strukturen und in der Folge zu Subluxationsepisoden mit sekundären funktionellen Engesyndrom der Rotatorenmanschette oder zu einem postero-superioren Impingement (SLAP-Läsion bei Überlastung des hinteren + oberen Labrum) führen. Bei 1,7% der Bevölkerung tritt eine Schulterluxation auf. Bei 95% kommt es zu einer vorderen unteren Luxationsrichtung. Die akute traumatisch bedingte hintere Schulterluxation ist selten (2%). Als Folgen der traumatischen Schulterluxation können auftreten: Veränderungen am Pfannenrand (Perthes-Bankart-Läsion), Impressionsfraktur des dorsolateralen Humeruskopf (Hill-Sachs-Läsion), Ausdehnung der Gelenkkapsel. Das Ziel jeder Operation sollte die Wieder-herstellung der anatomischen Struktur sein. Daher ist eine Refixation des abgescherten Labrums, eine Raffung der abgerissenen oder ausgedehnten Kapsel oder eine Rekonstruktion der Glenoidfraktur anzustreben. Auch eine Intervallläsion oder ein Rotatorenmanschettendefekt sollte verschlossen werden, um den für die Schulterstabilisierung unverzichtbaren intraartikulären Unterdruck wieder herzustellen.

Vor der Therapie steht eine sorgfältige Anamnese sowie Diagnostik. Neben den Provokations-, Belastungs- und Shift-Tests erfolgen Röntgenaufnahmen, MRT (mit intraartikulärem Kontrastmittel) und ggfs. CT.

Es sollte eine Klassifikation der Schulterinstbilität vorgenommen werden:

- Akut – chronisch
- Subluxation – Dislokation
- Anterior – posterior – inferior – multidirektional
- Traumatisch – atraumatisch – Subluxation bei Überbeanspruchung

(nach J.F. Loehr, aus: Meyer, Gächter: Schulterchirurgie in der Praxis)

Bei Schulterschmerzen aufgrund einer kapsuloligamentären Laxität durch chronische Überlastungsanforderungen kann eine konservative Behandlung mit muskulärer Stabilisierung und Koordinationsverbesserung durch propriozeptive Schulung sowie Wettkampfkarenz für mindestens 3 Monate erfolgen.

Operationsindikation bei vorderer Schulterinstabilität
(modifiziert nach Resch, Habermeyer, Dann)

1. *Traumatische Erstluxation bei Überkopfsportlern*
   Arthroskopische Refixation mit Ankernaht (Dauerimplantat oder resorbierbares Implantat

2. *rezidivierende posttraumatische Luxation*
   a. bei intakter knöcherner Pfanne → siehe Punkt 1
   b. bei geschädigter knöcherner Pfanne, hohe Luxationszahl → offene Schulterstabilisation nach Bankart ggfs. kombiniert mit vorderem Kapselshift nach Neer (Ankernahttechnik)

3. *Hyperlaxe Schulter*
   → siehe Punkt 2 b

4. *zu kleine knöcherne Pfanne*
   → offene Schulterstabilisation mit J-Spanplastik oder Spanplastik nach Eden-Hybinette

5. *sehr große Hill-Sachs-Delle*
   → subkapitale Derotationsosteotomie nach Weber

Literatur

Dann K: Operative Versorgung von Schulterverletzungen im Sport, in: Engelhardt M et al: Die Rehabilitation des traumatisierten Sportlers, Novartis Verlag, Nürnberg (2000)

Habermeyer P, Wiedemann E: Die arthroskopische Dreipunkt-Limbusnaht, in: Resch H, Beck E: Arthroskopie der Schulter. Diagnostik und Therapie. Springer, Berlin (1991)

Lehmann M, Habermeyer P: Schulter, AC- und Sternoclaviculargelenk, in Engelhardt M et al: GOTS Manual Sporttraumatologie, Verlag Hans Huber, Bern (1997)

Resch H: Die vordere Instabilität des Schultergelenks. Hefte Unfallheilkunde 202 (1989) 115

2.2 Schulterluxation beim Sportler: Arthroskopsiche retrograde Fadenankertechnik

Dann K

Die Arthroskopie der Schulter hat in den letzten Jahren einen festen Stellenwert in der Diagnostik und Therapie von Schulterluxationen und ihren Folgen gewonnen. Durch Entwicklung verbesserter arthroskopischer Instrumente, Fadenankern mit hoher Ausreißkraft und entsprechender Knotentechnik, gelingt es nun immer mehr stabilisierende Eingriffe auch arthroskopisch effektiv durchzuführen. Erst durch das arthroskopische Verständnis der Instabilität und bei entsprechender Indikationsstellung gelang es die ideal geeigneten Instabilitätsformen für die arthroskopische Stabilisierung zu finden. Die Inzidenz für Schulterluxationen beträgt für Westeuropa mit hohem Anteil jugendlicher Sportler in der Gesamtbevölkerung 2%. Die jüngeren Sportarten wie Snowboarden, M-Biken etc. haben diesen Anteil sicher erhöht.

Klassifikation der Instabilität nach Gerber

Typ I	verhakte Luxation
Typ II	unidirektionale Instabilität ohne Hyperlaxizität
Typ III	unidirektionale Instabilität mit Hyperlaxizität
Typ IV	multidirektionale Instabilität ohne Hyperlaxizität
Typ V	multidirektionale Instabilität mit Hyperlaxizität
Typ VI	willkürliche Luxation

Stabilisierung der posttraumatischen vorderen Instabilität – Indikationen

Für eine arthroskopische Schulterstabilisierung ist eine exakte Patientenauswahl erforderlich. Geeignet für die arthroskopische Stabilisierung sind post-traumatische unidirektionale, Erst- oder wenige Rezidivluxationen, die unter dem Akronym TUBS (traumatic, unilateral, Bankart lesion, surgery) in der Klassifikation nach Matsen und Rockwood zusammengefasst sind. Die Gerber Klassifikation berücksichtigt zusätzlich die Mischformen mit Hyperlaxizitäten. Der Idealpatient ist der jugendliche Patient mit primär traumatischer Erstluxation mit vorderer Instabilität nach adäquatem Trauma mit athroskopisch definiertem stabilem Labrumabriss, fehlender oder nur geringer Band- bzw. Kapsellaxizität. Die rein konservative Behandlung dieser jungendlichen Überkopfsportaktiven führt laut aktueller Literatur in über 80 bis 95% zum Rezidiv. Somit ist eine Primärversorgung dieser Instabilität indiziert. Ursache für eine traumatische Instabilität ohne Hyperlaxizität (Typ II nach Gerber) ist ein adäquates Trauma mit extremer Außenrotation und Abduktion um die stabilisierenden anatomischen Strukturen, wie das IGHL, MGHL (inferiore-mediale glenohumerale Ligament und Labrum) zu verletzen. Voraussetzung für die arthroskopische Stabilisierungsmöglichkeit ist jedoch immer die gute Beschaffenheit und Konsistenz des Kapsellabrumkomplexes, damit eine Rekonstruktion des IGHL und des MGHL mit dem Labrum auf das Glenoid im Sinne einer Hängemattenrekonstruktion durchgeführt werden kann.

Die traumatische Instabilität bei bestehender Hyperlaxizität (Typ III nach Gerber) wird meist durch ein Außenrotationsabduktionstrauma geringeren Ausmaßes verursacht. Werden diese Patienten im Seitenvergleich untersucht, so zeigen sich häufig positive Laxizitätstests und das Sulcuszeichen, ohne dass jedoch die klassischen Stabilitätstests wie Aprehension und Relocationstest positiv sind. Das heißt, die betroffene Schulter war bis zum Unfall gut kompensiert und stabil. Durch die nun entstandene Verletzung kommt es jedoch sehr häufig zu Reluxationen. Diese chronischen symptomatischen Subluxationen sind für den Patienten sehr belastend und reduzieren seine Leistungsfähigkeit speziell bei Überkopfsportarten.

Zusammengefasst kann man nun folgende Indikationen für die arthroskopische Stabilisierung bei traumatischer Instabilität stellen:

1) traumatische Erstluxation bei Patienten unter 30 Jahren bei hohem Sportanspruch, bei Nachweis einer Hill-Sachs-Delle, Nachweis einer Bankart-Perthes-Läsion im Kontrast-MRT
   Ausschluss einer Hyperlaxizität
2) chronisch rezidivierende traumatische Luxation mit und ohne Hyperlaxizität (ca. 5 Rezidiven) bei guter Konsistenz des Kapsel-Labrumkomplexes (IGHL und MGHL)
   keine osteochondrale Limbusschädigung oder Pfannenrandfraktur
   korrekter Pfannengeometrie mit Retroversion der Pfanne
3) symptomatische Subluxation

Kontraindikationen zur arthroskopischen Stabilisierung sind der große knöcherne Bankartdefekt, Hypolasie bzw. fehlendes Labrum, Destruktion des IGHL bzw. MGHL, HAGL-Läsion (humerale Avulsionsverletzung der glenohumeralen Bänder), willkürliche Instabilität (Typ IV n. Gerber).

An Operationstechniken stehen folgende Verfahren zur Verfügung:
1) die Fadenankertechniken
2) die Dübeltechniken und
3) die transglenoidalen Nahttechniken

Bei den Fadenankern unterscheidet man Schraub- und Keilanker aus biodegradierbarem Material PLLA von Titanimplantaten. Auf Grund der rapiden Entwicklung ausreißfester biodegradierbarer Fadenanker hat sich die Fadenankertechnik in letzten beiden Jahren ganz deutlich als die Methode der Wahl etabliert. Der Vorteil der ventralen Instrumentierung, wie auch die hohe Ausreißfestigkeit der Implantate mit der Möglichkeit den Kapsel-Labrum-Komplex in die Stabilisierung mit einzubeziehen, spricht für diese Methode. Der Transfer des Fadens durch das zu refixierende Gewebe kann mittels gebogener Hohlnadeln (Suturehook), Fadenführschlingen (Shuttle-Relay) oder in der sogenannten Retrogradertechnik mit Fadenfasszangen bzw. Fadenfasshaken erfolgen. Für die Knotentechnik muss unterschieden werden zwischen intraartikulär und extraartikulär gelegten Knoten, wobei der extrakorporale Gleitknoten ein freies Gleiten durch Gewebe und Anker als Voraussetzung hat, während die intraartikulären Knoten bei blockiertem Faden mit dem sogenannten 6th-Finger-Knotenschieber bzw. anderer Hilfsinstrumente durchgeführt werden können.

Operative Tips

Die Mobilisierung des vernarbten und zum Teil fehlgeheilten Gewebes ist Voraussetzung für den Operationserfolg. Nur eine ausreichende Mobilisierung gestattet einen entsprechenden Kapselshift mit Verkleinerung des anterio-inferioren Kapselvolumens. Wichtig ist, dass der Scapulahals von Weichteilen debridiert wird. Die Präparation bis zur 6-Uhr-Position hat sich bewährt. Die Bohrlochplatzierung bei der Rekonstruktion mit Fadenankern ist ganz wesentlich und der kaudale Anker muss soweit inferior wie nur möglich eingebracht werden. Zur Anwendung kommen PLLA-Anker wie z.B. der Panalok (Fa. Mitek) bestückt mit Panacryl 2 (langzeitbiodegradierbares Fadenmaterial) oder nicht resorbierbarem Fadenmaterial Ethibond 2, weiter der Biofastac (Fa. Arthrex) mit einer geflochtenen Fadenschlinge und entsprechendem nicht resorbierbaren Fadenmaterial Fibre wire 2.

Refixation des Labrumligamentkomplexes,
Fadenmanagement und Knotenhandling

Da geflochtene resorbierbare und nichtresorbierbare Fäden nicht wie PDS durch einen Nahthaken geschoben werden können, muss entweder ein Shuttle-Relay bzw. ein Fadenrückholinstrument eingesetzt werden. Mit diesen gewinkelten Instrumenten wird nun das abgelöste Labrum bzw. das IGHL perforiert. Erst im Gelenk wird dann der Fadenhaken des Instruments ausgefahren und ein Faden durch die zu refixierenden Strukturen aus dem Gelenk durch die Arbeitskanüle gezogen. Damit ist nun der Kapsellabrumkomplex angeschlungen und der Faden kann zur Refixation der Strukturen verwendet werden. Alternativ dazu kann zu dieser zirkulären Nahttechnik auch eine Matratzennahttechnik oder U-Naht-Technik angewandt werden, indem auch der zweite Faden durch die zu refixierenden Strukturen des Kapsellabrumkomplexes durch die Arbeitskanüle ausgeleitet wird (Abb 1).

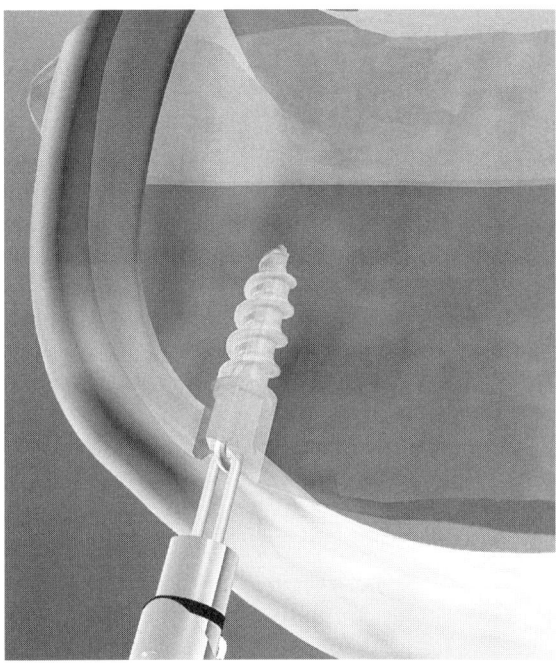

Abb 1:
Retrograder.

Nachdem nun die Strukturen perforiert mit einem oder beiden Fäden fixiert wurden, wird extraartikulär ein sogenannter Endoloop geknotet. Dieser extrakorporale Gleitknoten hat den Vorteil, dass er sehr gut rutscht und absolute Sicherheit für die zu refixierende Strukturen bietet.

Mit Knotenschieber und durch Zug an einem Fadenschenkel gelingt es durch die Arbeitskanüle den Knoten an die zu refixierenden Strukturen am Glenoid zu dirigieren. Durch die lokale Raffung und Kompression der zu refixierenden Strukturen an die Gelenkspfanne entsteht ein sogenanntes Neolabrum, welches die Gelenkspfanne wieder vergrößert. Es empfiehlt sich durch das IGHL immer 2 Nähte und durch das MGHL 1-2 Nähte zu legen.

Alternativ dazu können natürlich auch andere Gleitknotentechniken wie z.B. der Duncan-Loop oder auch intraartikulär gelegte Knoten mittels 6th-Finger-Knotenschieber appliziert werden.

Wir haben seit Ende 1998 – 2003 155 Patienten wegen traumatischer unidirektionaler Instabilität mit der retrograden Fadenankertechnik versorgt. Dir kurzfristigen Ergebnisse waren sowohl vom Bewegungsausmaß wie auch von der Stabilität sehr gut. Im Rowe Score konnten 2 Jahre postoperativ 94 Punkte und im Constant Score 96 Punkte erzielt werden. Die Außenrotations- bzw. Hochrotationseinschränkung betrug im Schnitt 5° bzw. 7°.

Mit zunehmender Sporttaktivität und Risikobereitschaft der sehr jungen Patienten stieg auch wieder die Gefahr der Reluxation ab 2 Jahren postoperativ. So mussten wir 2 traumatische Reluxationen der ersten Patientenserie von 20 nach 2 bzw. 3 Jahre postoperativ zur Kenntnis nehmen. Die Reluxationsrate liegt somit bei 10%, wobei Langzeitergebnisse noch ausstehen. Verglichen mit der offenen Technik und aktuell berichteten Reluxationsraten von 17% nach zehn Jahren haben wir noch zu beweisen, dass unsere Technik ebenbürtig ist.

Schlussfolgerung

Zusammenfassend muss man den Worten Bankarts aus dem Jahre 1923 Rechnung tragen: *"the only rational treatment is to reattach the glenoid ligament or the capsule to the bone from which it has been torn."*. Dieses operative Vorgehen wurde nun mit großem Erfolg weltweit fast ein Jahrhundert lang in offener Technik angewandt und erst im letzten Jahrzehnt auch durch die arthroskopischen Techniken imitiert und übernommen.

Die arthroskopische Reparatur aus ortständigem Gewebe bei posttraumatischer Erst bzw. Rezidivluxationen stellt dank verbesserter ausreißfester Fadenanker und Instrumente mittlerweile ein geeignetes Verfahren dar eine Schulter zu stabilisieren. Wichtig bei der arthroskopischen Technik ist bei korrekter Patientenauswahl, die Imitation der offenen Bankart-Technik mit Anfrischen des Glenoids, Raffung des IGHL und die flächenhafte Kompression des Labrums als Vorraussetzung für die Einheilung. Speziell den Raffeffekt und Miteinbeziehung der Gelenkskapsel in den Stabilisierungsvorgang können wir mit der dargestellten Technik gut durchführen. Die Indikation für die arthroskopische Stabilisierung wird sich auch in Zukunft hauptsächlich auf die posttraumatischen Instabilitäten eingrenzen. Die offenen anatomischen Stabilisierungsverfahren haben jedoch ebenso nach wie vor bei entsprechender Indikation ihre Berechtigung.

2.3 2- bis 5 - Jahresergebnisse der thermischen Kapselschrumpfung bei der instabilen Sportlerschulter

Pieper HG, Tibussek R

Einleitung

Arthroskopische thermische Kapselschrumpfung durch Laser oder durch Radiofrequenzenergie kann als Alternative zur operativen Stabilisierung der Schulter angewandt werden unter der Voraussetzung, dass keine Desintegration der vorderen kapsulo-labralen Insertion (sog. Bankart-Läsion) bzw. kein lateraler Kapselabriß (HAGL-Läsion) vorliegt. Durch diese Technik können elongierte kapsulo-ligamentäre Strukturen sowohl bei multidirektionalen Instabilitäten als auch bei rezidivierenden Schulterluxationen gestrafft werden. Bisher liegen kaum mittel- oder langfristige Ergebnisse vor.

Material und Methode

Zwischen März 1999 und Februar 2002 wurde in der Klinik für Orthopädie und Orthopädische Chirurgie mit Sportmedizin des Alfried Krupp Krankenhauses in Essen bei 47 Patienten mit rezidivierender vorderer Schulterluxation, -subluxation oder sekundärem Subacromialsyndrom bei primärer vorderer unterer bzw. multidirektionaler Instabilität eine arthroskopische thermische Kapselschrumpfung ohne weitere operative Verfahren durchgeführt. Bei allen Patienten erschien zum Zeitpunkt der Operation der kapsulo-labrale Komplex intakt - in keinem Fall wurde bei der diagnostischen Arthroskopie eine Bankart- oder HAGL-Läsion nachgewiesen. Das Durchschnittsalter der Patienten betrug zum Zeitpunkt der Operation 28 Jahre (14 - 62).

Von den 47 in diesem Zeitraum operierten Patienten konnten bisher 42 (26 männlich, 16 weiblich) nach einer Zeit von mindestens zwei Jahren postoperativ nachuntersucht werden (im Mittel 36,6 Monate; 24 - 60 Monate). Betroffen war 27-mal die dominante Schulter und 15-mal die nicht dominante Seite. Hierbei handelt es sich um 6 Profisportler, 18 Patienten betreiben Wettkampf- bzw. Vereinssport, weitere 15 sind Freizeitsportler. 8 Patienten sind sportlich nicht aktiv.

Ergebnisse

Der alterskorrigierte Constant-Score lag bei diesem Kollektiv im Mittel bei 93,6
% (69 - 108 %), der Rowe-Score bei 91,3 (63 - 100). Die Profisportler zeigen
die besten Ergebnisse (durchschnittlicher alterskorrigierter Constant-Score 95,3;
durchschnittlicher Rowe-Score 96,4), gefolgt von den Wettkampf- bzw.
Vereinssportlern und den Freizeitsportlern. Auch die sportlich nicht aktiven
Patienten weisen im Mittel noch sehr gute Ergebnisse auf. Bei zwei Patienten
kam es während dieser Zeit nach anfänglicher Beschwerdefreiheit und
Stabilitätsgefühl durch adäquate Unfälle zu einer Rezidivluxation; zwei
Patienten entwickelten atraumatische Rezidivinstabilitäten; bei einer weiteren
Patientin trat bei bestehender Plexusparese zunehmend wieder eine caudale
Subluxation auf (Rezidivquote 10,6 %).

Schlussfolgerung

Die Ergebnisse dieses OP-Verfahrens sind sehr ermutigend. Bei entsprechender
Indikation und korrekter Nachbehandlung bietet diese Methode mittelfristig sehr
gute Ergebnisse. Langzeitergebnisse bleiben abzuwarten.

2.4 Die ACG Arthrose beim Überkopfsportler: Möglichkeiten der arthroskopischen Therapie

Kabelka B

Läsionen des Schultereckgelenkes stellen gerade bei Überkopfsportlern eine häufige Ursache für Beschwerden im Schultergürtelbereich dar. Oft sind es Schmerzen, die durch Überkopfbewegungen provoziert werden. Häufig tritt auch eine Kombination aus subacromialem Schmerzsyndrom und AC-Gelenksymptomatik auf. Die „Performance" des Überkopfsportlers wird dadurch deutlich beeinträchtigt, seine Spielfähigkeit eingeschränkt bis hin zur vollständigen Unmöglichkeit, den geliebten Überkopfsport (vor allem Tennis, Volleyball und Schwimmen) auszuführen.

Die klinische Diagnostik beinhaltet die Durchführung der Impingementtests (insbesondere Jobe- und Neertest), die Schmerzprovokation im Bereich des oberen Painful-Arc und beim Horizontal-Adduktionstest sowie die Auslösung eines lokalisierten ACG-Druckschmerzes.

Die apparative Diagnostik mit Röntgenaufnahmen (insbesondere outlet view, profile view und Weichteil AC- Zielaufnahme nach Zanka) wird komplettiert durch die sonographische Untersuchung. Eine MR-Tomographie und Skelettszintigraphie gehört nicht zur Standarddiagnostik und ist nur bei weitergehenden differentialdiagnostischen Überlegungen notwendig. Der diagnostischen Infiltration des ACG kommt eine große Bedeutung bei.

Nach fehlgeschlagenen konservativen Therapiemaßnahmen (lokale Infiltrations-behandlung, medikamentöse Therapie, krankengymnastische Übungsbehand-lung, Muskelaufbautraining) von 3-6 Monaten sollte an eine operative Therapie gedacht werden, die eine Resektionsarthroplastik unter Entfernung des lateralen Claviculaendes beinhaltet.

Eine erste Beschreibung der offenen Operationstechnik wurde von Mumfort (1941) veröffentlicht. Die arthroskopische OP-Technik mit isolierter lateraler Clavicularesektion, häufig in Kombination mit einer subacromialen Dekom-pression, wurde von Ellman (1987) und Esch (1988) beschrieben. Von diesen Autoren wurde die bursaseitige Operationstechnik bei Vorliegen von ACG Arthrose und subacromialer Pathologie bevorzugt.

Arthroskopische OP-Technik

Lagerung des Patienten in „Beach-Chair- Position", Anzeichnen der Land-
marken, anschließend diagnostische Arthroskopie des Gleno-Humeralgelenkes
(52% der Patienten des Gesamtklientels der eigenen prospektiven Studie zeigten
auch Pathologien hier), evtl. intraartikuläre arthroskopische Operation, dann
diagnostische Arthroskopie subacromial und arthroskopische subacromiale
Dekompression (Einkerbung des Ligamentum coracoacromiale, Release
desselben, Bursektomie und Acromioplastik), Needling des ACG ventral und
dorsal, anschließend Einkerben des caudalen Lig. acromioclaviculare, evtl.
Exophytenabtragung des caudalen ACG, Synovektomie des caudalen ACG,
anschließend Schaffen eines ventralen Zugangs direkt vor dem ACG und
zunächst Abschieben des Ligamentum acromioclaviculare caudale nach medial
und lateral, so daß beim Vorgehen mit dem Acromionizer eine glatte
Resektionsfläche entstehen kann.

Die Resektion der lateralen Clavikula sollte möglichst sparsam durchgeführt
werden, die Beach-Chair- Positionierung erlaubt es, den Arm in Elevation /
Abduktion und Horizontal-Adduktion zu bewegen und dabei die Resektionsbreite von ventral zu kontrollieren, um sie möglichst gering zu halten.
Resektionsbreiten von 6-8 mm sind zumeist ausreichend.

Rehabilitation

Die postoperative Rehabilitation erlaubt die Freigabe der aktiven und passiven
Bewegung ab dem ersten postoperativen Tag, CPM mittels Motorschiene zeigt
positive Ergebnisse. Nach krankengymnastischer Übungsbehandlung,
Lymphdrainage und manueller Therapie schließt sich ein gezieltes Muskelauf-
bauprogramm der den Humeruskopf caudalisierenden Muskulatur (v.a.
Muskulus supraspinatus, M. trapezius, M. pectoralis major) an.

Material und Methoden

Im Rahmen einer noch laufenden prospektiven klinischen Untersuchung wurden
seit Januar 2000 bis Februar 2004 insgesamt 308 Patienten operativ mit einer
arthroskopischen subacromialen Dekompression („ASD") operiert. 58 weitere
Patienten erhielten zusätzlich eine arthroskopische Resektion der lateralen
Clavicula („ARAC"). Bei 54 Patienten wurde die dominante Seite operiert, das
Durchschnittsalter betrug 52 Jahre, 45 männliche und 13 weibliche Patienten
bildeten dieses Klientel. 45 der 58 Patienten betrieben Überkopfsport, 35
spielten Tennis, 5 Volleyball und 5 waren aktive Kraulschwimmer. Das Follow-
up nach 3, 6, 12, 18 und durchschnittlich 20 Monaten postoperativ umfasste

neben einer klinischen Untersuchung, inklusive Stabilitätstests des ACG und Glenohumeralgelenkes eine radiologische Untersuchung mit Ausmessung der Resektionsbreite des ACG (8,5 mm/6-14 mm). Das Scoring erfolgte nach dem Constant-, UCLA- und Zawodsky- Score (2000), die Schmerzmessung mit einer Visuellen Analogskala (VAS), inklusive lokalisiertem Druckschmerz des ACG.

Ergebnisse

Bei der durchschnittlichen Nachuntersuchungszeit von 20 Monaten zeigten die Patienten mit alleinig durchgeführter ASD in 92% ein gutes und sehr gutes Ergebnis nach dem Constant Score, die mit ASD und ARAC Operierten nach durchschnittlich 18 Monaten in 90% der Fälle gute und sehr gute Ergebnisse.

Die Schmerzreduktion erfolgte bei den ASD + ARAC Patienten etwas schneller als bei der reinen ASD Gruppe. Überkopfsport war bei 40 von 45 Patienten nach 3-6 Monaten, bei 3 von 45 Patienten nach 6-8 Monaten wieder möglich. Das Coplaning des ACG allein zusätzlich zur ASD wird beim Überkopfsportler abgelehnt und als nicht ausreichend eingestuft, da sich die ACG Instabilität insbesondere nach antero-posterior möglicherweise steigern kann, wie es bereits Untersuchungen von Roberts und Tasto (1999) und Edwards (2003) zeigten. Das „All or nothing" Prinzip, von Gross 1998 beschrieben, wird bei arthrotischer Läsion des ACG und entsprechender klinischer Symptomatik favorisiert.

Zusammenfassung

Die ACG Arthrose des Überkopfsportlers stellt eine in vielen Fällen schwerwiegende und die spielerische Performance erheblich einschränkende Erkrankung dar. Sie lässt sich minimalinvasiv durch schmale (unter 1 cm Breite) Resektion des lateralen Claviculaendes unter Schonung der stabilisierenden Band- und Kapselstrukturen zumeist in Kombination mit einer arthroskopischen subacromialen Dekompression therapieren. Ergebnisse einer prospektiven, breit angelegten klinischen Untersuchung zeigen in 90% der Fälle gute und sehr gute Ergebnisse mit einer Rückkehr in den aktiven Überkopfsport nach etwa 3-4 Monaten im Durchschnitt.

Literatur

Edwards, SG. Acromiovlacicular Stability: A biomechanical Comparision of acromioplasty to acromioplasty with coplaning of the distal clavicle (2003) Arthroscopy 19: 1079-1084

Ellmann H. Arthroscopic subacromial decompression, analysis of one-to-three-year result (1987) Arthroscopy 3: 173-191

Esch JC, Ozerkis LR, Holgager JA, Kane N, Lilliott N.: Arthroscopic subacromial decompression: results according to the degree of rotator cuff tear. Arthroscopy 4: 241-249

Gross, MR, Mc Carthey JA, Fischer B.: Incidence of acromioclavicular joint complications following arthroscopic subacromial decompression (1998) Arthroscopy 14: 420

Mumford EB. Acromio-clavicular Dislocation: a new operative treatment (1941) JBJS (B): 23: 799-801

Roberts RM, Tasto JP. The effects of acromioclavicular joint stability after arthroscopic co-planing (1998) Arthroscopy 14: 419

Zawadsky M, Marra G, Wiater JM, Levine WN, Pollock RS, Flatow EL, Bigliani LU. Osteolysis of the distal clavicle: long term results of arthroscopic resection (2000): Arthroscopy 16: 600-605

2.5 Schulter- und Ellenbogenbeschwerden im Golfsport: Eine retrospektive Studie mit 703 Golfern

Liem D, Gosheger G, Marquardt B, Pötzl W, Steinbeck J

Fragestellung

Golf ist eine Sportart mit wachsender Popularität. Es besteht ein Mangel an epidemiologischen Daten über Häufigkeit und anatomische Verteilung von Verletzungen und Überlastungsschäden im Golfsport. Insbesondere über die Schwere der Golfverletzungen gibt es keine verlässlichen Daten.

Methodik

In einer retrospektiven Untersuchung wurden in den Jahren 2000 und 2001 insgesamt 703 Golfer (643 Amateure und 60 Profis) mit Hilfe eines 6-seitigen Fragebogens zu ihren Golfverletzungen befragt. Wert gelegt wurde besonders auf die Dauer der Beschwerden, sowie die resultierende Verletzungspause.

Ergebnisse

Von den insgesamt 637 angegebenen Golfverletzungen betrafen 112 (17,6%) das Schulter- und 142 (23,3%) das Ellenbogengelenk. Nach Rückenverletzungen waren Ellenbogen- und Schulterverletzungen somit am häufigsten. Überlastungsschäden waren an beiden Gelenken deutlich häufiger (Schulter 92%, Ellenbogen 99%) als traumatische Verletzungen. Für Amateurgolfer waren Überlastungsschäden des Ellenbogens insgesamt die häufigste Golfverletzung (24,9%), bei Profis spielten sie eine vergleichsweise geringere Rolle (10%). Auch Schulterverletzungen waren bei Profis weniger häufig (12,7%) als bei Amateuren (18,6%).

Bei Amateuren war die dominante Schulter (die rechte Schulter bei Rechtshändern) häufiger betroffen als die nicht dominante. Bei Profigolfern zeigte sich ein umgekehrtes Bild. Bei ihnen stellte sich ein Übergewicht an Beschwerden in der nicht dominanten Schulter dar. Bei Ellenbogenbeschwerden präsentierten Amateur- und Profigolfer ein einheitliches Bild. Dominanter und nicht dominanter Arm waren gleichhäufig betroffen. Eine signifikante Bevorzugung von medialer oder lateraler Epicondylitis konnte ebenfalls nicht gezeigt werden.

Die Beschwerdedauer war bei Schulterverletzungen in 69.6% der Fälle unter 1 Monat, in 17,0% zwischen 1 und 6 Monaten, in 2,7% zwischen 6 und 12 Monaten und in 9,8% über 1 Jahr. Bei Ellenbogenverletzungen waren langwierige Verläufe häufiger. Nur 32,4% der Betroffenen waren nach 1 Monat bereits beschwerdefrei, und immerhin 40,1% hatten zwischen 1 und 6 Monaten Beschwerden. 12,7% der Ellenbogenverletzungen waren 6 bis 12 Monate und immerhin 14,1% über 1 Jahr lang symptomatisch. Die Schwere der angegebenen Schulterverletzungen war in 50% der Fälle leicht (< 1 Woche Pause) in 33,9% der Fälle mittel (1 Woche – 1 Monat Pause) und in 16,1% der Fälle schwer (> 1 Monat Pause). Bei Ellenbogenverletzungen fanden sich 62,7% leichte, 16,9% mittlere und 20,4% schwere Verletzungen. Das regelmäßige Tragen der Golftasche führte zu einer signifikant erhöhten Anzahl von Schulterbeschwerden (23,5%) im Vergleich zu den Golfern, die ihre Tasche mit einem Trolley transportierten (15,7%).

Schlussfolgerung

Verletzungen von Schulter und Ellenbogen spielen im Golfsport eine große Rolle. Obwohl Golf als ungefährliche Sportart gilt, können Verletzungen und Überlastungsschäden besonders an Schulter und Ellenbogen resultieren, die durchaus schwer sein und zu langwierigen Beschwerden führen können.

2.6   Die Rotatorenmanschettenruptur beim Sportler

Jung D

Bedeutet eine Rotatorenmanschettenruptur das Ende der sportlichen Laufbahn?

Diese präsentierte Studie fokussiert auf eine Gruppe von 30 Sportlerinnen und Sportler mit einer Ruptur der Rotatorenmanschette. Das Alterspektrum reichte von 33 bis 74 Jahre (Durchschnitt 53,4 Jahre) bei 27 Männern und 3 Frauen. Einschlusskriterien waren eine transmurale Ruptur oder eine tiefe Partialruptur (Ellman II) der Rotatorenmanschette sowie eine ambitionierte sportliche Aktivität (mind. 3 Einheiten pro Woche). Die am häufigsten vertretenden Sportarten waren Tennis und Golf, gefolgt von Bodybuilding, Fitness und Reiten. Die Symptome bestanden bei allen Patienten in Ruhe- und Belastungsschmerz und positive Impingementzeichen, sowie Kraftverlust und eingeschränkte Funktion bei den großen Rupturen. Es fanden sich 13 Rupturen der Supraspinatussehne, 10 Rupturen der Supraspinatus- und Infraspinatusehne, 2 bursaseitige und 5 gelenkseitige Partialrupturen. 15 Patienten erlitten ein akutes Trauma, hingegen berichteten 15 Patienten über ein chronisches Beschwerdebild ohne erinnerliches Unfallereignis. Bei den 15 Trauma-Patienten lag in 5 Fällen ein konzentrischer und in 9 Fällen ein exzentrischer, fortgeleiteter Verletzungsmechanismus, in einem Fall ein direktes Trauma mit Sturz auf die Schulter vor. Die transmuralen Rupturen wurden offen refixiert (Mini Open Repair), bei den Partialrupturen erfolgte ein arthroskopisches Debridement. Das Follow-Up betrug 12 Monate. 28 Sportler (93%) konnten wieder aktiv in ihrer Disziplin partizipieren, alle auf ihrem ursprünglichen Leistungsniveau.

Die operative Versorgung einer Rotatorenmanschettenruptur beim älteren Sportlern ermöglicht die Rückkehr in den Sport auf das ursprüngliche Leistungsniveau.

2.7 Die intramedulläre Osteosynthese der Klavikula beim Sportler

Jubel A, Andermahr J, Bergmann H, Prokop A, Isenberg J, Rehm KE

Einleitung

Die Klavikulafraktur ist eine der häufigsten knöchernen Verletzung im Sport. Der typische Verletzungsmechanismus ist ein direktes Trauma in Form eines Sturzes auf die Schulter. Besonders betroffen sind deshalb Sportarten wie Radfahren, Reiten, alpine Skidisziplinen oder der Motorradsport. 70 bis 80% der Frakturen betreffen das mittlere Drittel. Diese Form der Fraktur hat eine besonders günstige Prognose bezüglich der Heilung und dem funktionellen Ergebnis. Die Standardbehandlung ist deshalb die nicht operative Therapie.

Eine besondere Bedeutung erlangt die Verletzung bei Leistungs- und Profisportlern, da diese erhebliche finanzielle Verluste riskieren, wenn sie in ihrer Disziplin bis zur Frakturheilung nicht antreten können. Wir stellen die Ergebnisse einer minimal-invasiven intramedullären Operationstechnik vor. Hiermit wird eine sofortige Belastungsstabilität der Klavikula erreicht, so dass eine rasche Wiederaufnahme der sportlichen Aktivität möglich ist.

Methode

Im Zeitraum von Dezember 1996 bis Dezember 2001 wurde bei 80 Patienten mit 84 Klavikulafrakturen eine intramedulläre Osteosynthese durchgeführt. Von diesen 80 Patienten waren 12 Leistungs- oder Profisportler. Es handelte sich um 2 Frauen und 10 Männer im Alter von 24,8 ± 10 Jahren. Die Unfälle traten während des Trainings oder Wettkampfes auf, die meisten bei Motocross-Fahrern. Der Eingriff erfolgt in Rückenlagerung auf einem röntgendurchlässigen Operationstisch. Der Zugang erfolgt an der sternalen Klavikula 1cm lateral des Gelenkes. Die Eröffnung der Kortikalis erfolgt mit einem 2,5mm Bohrer. Das Implantat (Stärke 2,5-4mm) wird in einem Handbohrfutter nach lateral vorgetrieben. Die Reposition erfolgt unter Bildwandlerkontrolle geschlossen, ggf. offen über eine kleine Inzision. Postoperativ ist die Osteosynthese bei einfachen Frakturen belastungsstabil. Zur Evaluation wurden die Patienten präoperativ sowie an den Tagen 3, 7, 21 und 42 klinisch untersucht. Eine weitere Untersuchung erfolgte nach 3 und 6 Monaten zur Metallentfernung und dann jährlich. Bei Patienten mit isolierten Frakturen der Klavikula wurden präoperativ und am 3. postoperativen Tag die subjektiv angegebenen Schmerzen auf einer Visual-Analog-Scala und die Funktion des Schultergelenkes bestimmt. Die Frakturheilung wurde radiologisch nach 1 Woche, 3 und 6 Wochen sowie nach 3 und 6 Monaten analysiert. Bei den Sportlern wurden die Wiederaufnahme des Trainings und die Teilnahme an Wettkämpfen dokumentiert. Mit Hilfe des Constant-Score wurden die Ergebnisse der Behandlung 12 Monate nach der Metallentfernung nochmals beurteilt. Die Längendifferenz zwischen verletzter und unverletzter Klavikula wurde durch Ausmessen der Distanz vom Zentrum des Jugulums bis zur Akromionspitze bestimmt.

Ergebnisse

Die Sportler wurden 4 ±3 Tage nach dem Unfallereignis operiert. Bei sieben der zwölf Frakturen gelang die geschlossene Reposition. In acht Fällen konnte ein 3mm dicker Nagel verwendet werden. Bei einem kräftigen Mann kam ein Nagel mit einem Durchmesser von 3,5mm zur Anwendung. Bei den beiden Frauen und einem kleinen Mann wurden Nägel mit einem Durchmesser von 2,5mm angewendet. Die mittlere Durchleuchtungszeit während des Eingriffs betrug 3,5Minuten. Durch die Operation wurde eine signifikante Schmerzlinderung und eine signifikante Verbesserung der Beweglichkeit im Schultergelenk erreicht (Abb. 1 und 2).

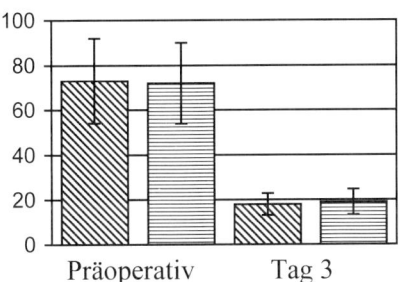

Abb. 1:
Schmerz – VAS (0% - 100%)

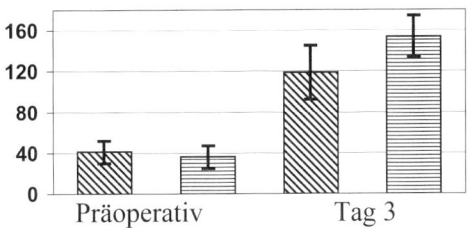

Abb. 2:
Beweglichkeit (Abduktion)

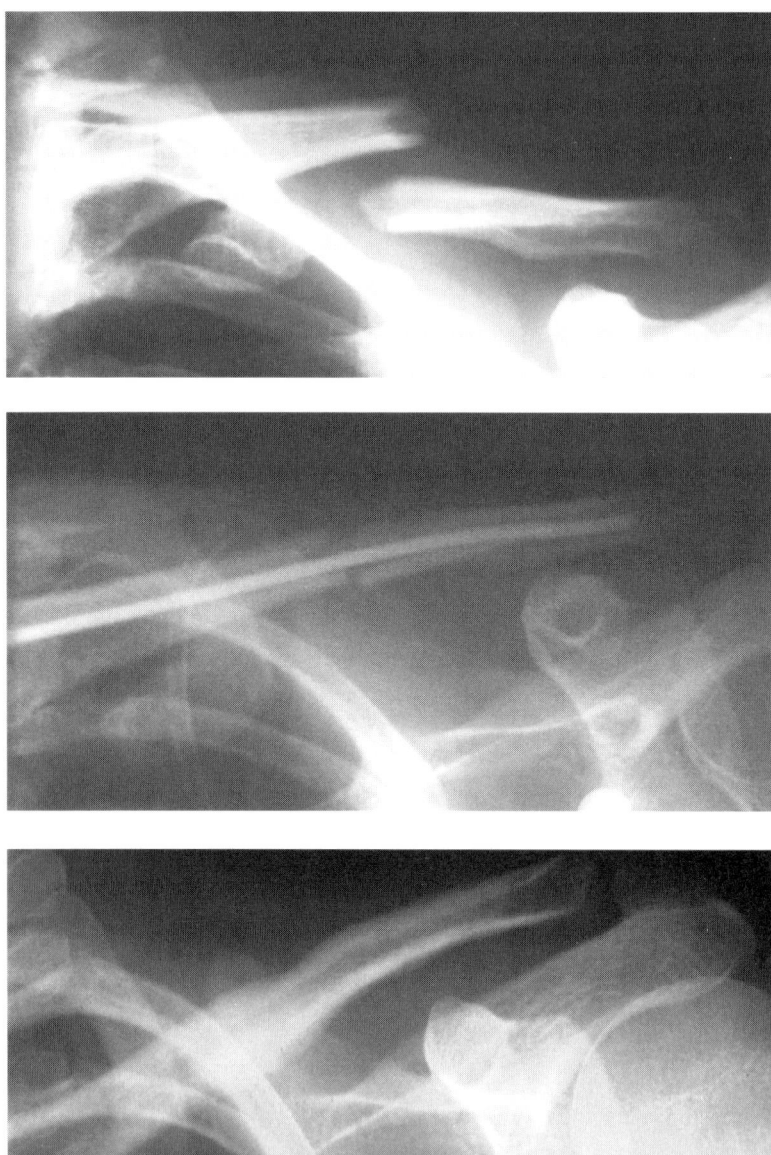

Abb. 3:
Typischer Verlauf (Unfall, postoperativ, 12 Monate).

Nach der Operation nahmen die Sportler im Mittel nach 5,9 ±1 Tage ihr Training wieder auf. An Wettkämpfen wurde im Mittel nach 16,8 ±5 Tagen wieder teilgenommen. Bei den Sportlern heilten alle Frakturen. Die Metallentfernung erfolgte nach 7,2 ±2 Monaten. Der mittlere Wert des Constant-Score 12 Monate nach der Metallentfernung betrug bei den Sportlern 98,3 ±2 Punkten. Die Längendifferenz zwischen der verletzten und unverletzten Klavikula betrugen zu diesem Zeitpunkt 0,2 ±0,26 cm. In zwei Fällen lag eine Verkürzung von 0,5 cm vor, in drei Fällen eine Verlängerung von 0,5 cm. (Abb.3)

Schlussfolgerung

Die elastisch stabile intramedulläre Osteosynthese der Klavikulafraktur bietet Sportlern die Chance einer raschen Wiederaufnahme von Training und Wettkampf. Der sportliche und nicht zuletzt der finanzielle Schaden für den Betroffenen und dessen Sponsoren können hierdurch gering gehalten werden.

2.8   Kinematic Analysis of Internal and External Rotation Range of Motion in Elite Tennis Players

Schmidt-Wiethoff R

Introduction

Chronic shoulder pain in overhead athletes is often caused by a failure of the kinematic chain. Various factors, such as imbalance of the scapulothoracic muscles, infraspinatus insufficiency and tightness of the posterior capsule (Fig. 1) can be responsible for kinematic chain failures.

Objective measurement of the glenohumeral joint motion is complex due to the multi-joint nature of the total shoulder movement and the intricate interplay with the scapulothoracic joint. Previous research has described deficits of shoulder internal rotation to occur as a function of duration of competitive overhead athletes. The reason is probably a posterior capsule tightness as a result of chronic microtrauma of the capsular-tendineous structures. It is unclear whether these are normal adaptations, or whether these are maladaptations that create potential kinetic chain failures.

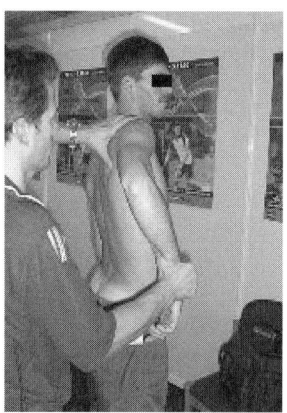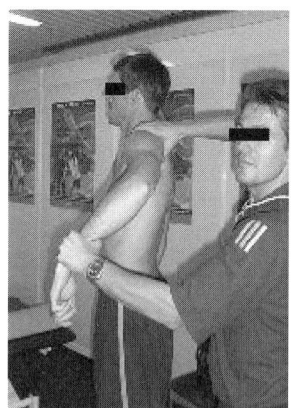

Fig. 1:
Left handed male professional tennis player: Loss of dominant arm IR deficiency can be observed, while the examiner minimizes scapulothoracic motion.

Methods

Subjects: Twenty seven male professional tennis players were bilaterally measured for IR and ER of dominant and nondominant shoulders with the humerus at 90° of abduction. The age range was 19 to 33 years (mean 26.5). The tennis players participated in tournament play between 10 and 22 years (mean of 16 years). Twenty-two players were right-handed, and five players were left-handed. The "normal" control group consisted of 20 male individuals. Inclusion in this group required that the subjects have no history of any shoulder problem, and no current or previous history in overhead sports activities. The mean age was 30.3 years (ranging 19 to 38).

Instrumentation: A system for three dimensional real time motion analysis (CMS 70P, Zebris Medizintechnik, Isny – Tübingen, Germany) was used for the measurements. Assessment of the glenohumeral joint mobility was performed using special miniature ultrasound transmitters. Subjects were tested in a standardized sitting position with 90 degrees of shoulder abduction. The elbow was flexed to 90 degrees. From the anatomical zero rotation position in 90° of shoulder abduction, the dominant and the nondominant arm were measured for all subjects in three consecutive passive rotational motions, while stabilizing the scapula in order to avoid scapulothoracic joint motions.

Results

Both populations, the tennis players and the control subjects had significantly greater degrees of external rotation than internal rotation ($p < 0.05$). Comparisons between the dominant and nondominant sides indicated significant differences (Fig 2). The internal rotation was found to be significantly less ($p < 0.01$) for the dominant arm in the tennis players (mean, 43.8°; range 18.8° to 66.9°). The nondominant arm showed a 60.8° internal rotation (range 46.6° to 75.4°). The tennis players demonstrated a significantly greater range of external rotation in the dominant compared to the nondominant shoulders ($p < 0.01$). No significant difference was found for the dominant and nondominant extremity in the control group.

Significantly less ($p < 0.01$) total rotational range of motion was found in the elite tennis players' dominant arm (mean, 132.9°), in comparison to 142.0° in the nondominant shoulder. The control subjects showed a mean of 146.9° respectively 143.3° (n.s.) for total shoulder rotational range of motion of dominant and nondominant arms. No correlations were found between dominant arm internal rotational deficiency and years of tournament play, and dominant arm total rotation and years of play.

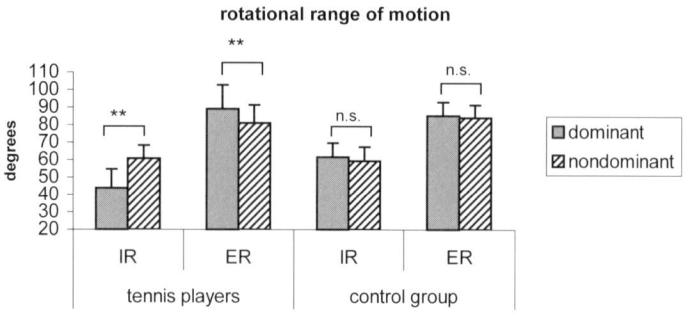

Fig. 2:
Glenohumeral internal (IR) and external range (ER) of motion of
the dominant and nondominant shoulders. Arithmetical means and
standard deviations (SD) were calculated. * = (p<0,01), n.s. = not
significant.

Conclusion

The key problem in measuring glenohumeral range of motion is to avoid false
data due to scapulo-thoracic motion. To collect valid data, an exact stabilization
of the scapula is required. The received rotational amplitude also depends on the
varying force applied in passive functional assessment. Therefore the
examination should be performed without excessive force, and the end-point of
motion can be judged when the scapula shows a tendency of co-movement.
Ultrasound based kinematic analysis of glenohumeral range of motion is a new
application for shoulder examination in orthopedic and sports physical therapy.
The presented methodology is a useful aid in prevention and rehabilitation to
perform continuing examinations regarding the range of rotation in the
glenohumeral joint.

References

Ellenbecker T.S., Roetert E.P., Piorkowski P.A., Schulz D.A.: Glenohumeral
        joint internal and external rotation range of motion in elite junior tennis
        players. J. Orthop. Sports Phys. Ther. 24(6) 1996, 336-41
Herrington L: Glenohumeral joint: internal and external rotation range of motion
        in javelin throwers. Br J Sports Med 1998; 32(3): 226-8
Kibler W.B., Chandler T.J., Livingston BP, Roetert E.P.: Shoulder range of
        motion in elite tennis players. Effect of age and years of tournament play.
        Am. J. Sports Med. 24, No. 3 (1996): 279-85

3 Knorpelschäden an Schulter und Ellenbogen

3.1 Cartilage defects – an overview

Peterson L

The first physician to recognize the problems associated with cartilage injuries is thought to be Hippocrates in 400 BC. Trauma or impacts, both occasional and repetitive, can cause damages to both the articular cartilage and the subchondral bone in a joint. The reparative response to articular cartilage injuries is very limited. The cartilage lacks blood vessels so an injury does not cause bleeding and forming of a fibrin clot that possibly could fill the cartilage defect. Instead the chondrocytes are able to migrate into the lesion, proliferate and increase the synthesis of matrix molecules, but not enough to fill a defect. Untreated acute lesions to the articular cartilage of the knee likely progress by degradation to early posttraumatic osteoarthritis. Osteoarthritis is an irreversible process and may lead to considerable disability for the patient.

If a lesion penetrates the subchondral bone a bleeding occurs and a fibrin clot may be formed. Experimental studies have shown that the bony part of a defect has a capacity to heal with new bone. However, the cartilage part of a defect does not heal well. The repair tissue rarely fills the defect, its mechanical properties are not similar to articular cartilage and it usually wears down leaving exposed subchondral bone.

Full-thickness symptomatic cartilage lesions can be treated with two-staged transplantation of isolated and cultured chondrocytes. An arthroscopic examination is necessary for deciding if a cartilage lesion is suitable for treatment with implantation of cultured chondrocytes. It is mandatory to examine the complete joint including the adjacent and opposite cartilage surfaces as well as the synovial lining and other joint features (according to the joint), such as ligaments, menisci, labrum, etc. Specimens of cartilage need to be harvested. Our choice of location is the proximal medial corner of the femoral trochlea. This may mean that a healthy joint is violated; however, this is at the moment the only alternative. No donor site morbidity has been noted in over 1400 cartilage harvests and the procedure is done arthroscopically, which means that the procedure is minimally invasive and with low risk of adverse events. The cartilage specimens are sent to the laboratory for isolation and culturing. Two weeks of cell culturing is needed before the implantation can take place.

The incision has to be adjusted to gain good access to the lesion. All damaged, fissured and undermined cartilage is debrided. The lesion is then covered with a periostal flap, preferably from upper medial tibia. The chondrocytes are injected under the periostal flap. This technique has been in clinical use since 1987. Over 1300 patients have been treated in Sweden and over 20000 worldwide. The most frequently treated joint is the knee, where good and durable clinical results are thoroughly documented. 50 of 61 patients treated for cartilage lesions on the patella or femoral condyles were clinically good or excellent at a two-year follow-up. A second follow-up showed that 51 patients were good or excellent after 5-11 years. The subjective evaluation has been backed up by objective evaluation of stiffness of repair tissue compared to normal hyaline cartilage, macroscopic and microscopic appearance, immunohistochemic analysis and MRI. Patients with cartilage lesions in other joints, like the ankle, the shoulder and the hip, have also been treated. The results for treating ankle lesions are promising. Only a few shoulder and hip patients have been treated.

Autologous chondrocyte transplantation for treating cartilage lesions in the knee gives good to excellent results in overall 84% of the patients. Autologous chondrocyte can be tried in other joints in younger patients.

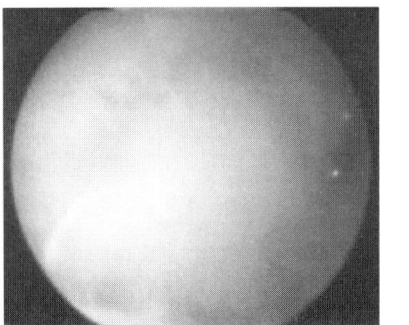 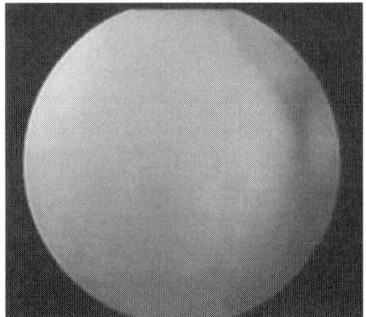

Fig. 1:
Arthroscopic examination of the shoulder pre and post ACT.

References

Peterson L, Minas T, Brittberg M, et al: Two-to 9-year outcome after autologous chondrocyte transplantation of the knee. Clinical Orthopaedics and Related Research 374:212-234, 2000

Peterson L, Brittberg M, Kiviranta I, et al: Autologous chondrocyte transplantation. Biomechanics and long-term durability. American Journal of Sports Medicine 30:2-12, 2002

Peterson L, Brittberg M, Lindahl A: Autologous chondrocyte transplantation of the ankle. Foot and Ankle Clinics 8:291-303, 2003

3.2   Knorpelschäden und deren Therapie

Steinwachs MR

Hunderttausende Sportverletzungen der Gelenke führen zu Begleitverletzungen des Gelenkknorpels. Sie sind bei mehr als 50 % aller Gelenkspiegelungen nachweisbar. Ihre Ursachen sind neben Sportverletzungen und Überlastungen an der Schulter häufig Folgen von Gelenkluxationen. Dabei ist der Gelenkknorpel grundsätzlich dafür ausgelegt lebenslang ein reibungsarmes Gleiten der Gelenkflächen zu ermöglichen. Dies wird durch einen einzigartigen molekularen Aufbau des Gewebes erreicht.

Klassifikation

Als allgemein gültige Beschreibung des Knorpelschadens finden die Klassifikationen nach Outerbridge und der International Cartilage Repair Society Anwendung. Als Grad O wird der intakte Knorpel beschrieben, Grad I ist der erweichte Knorpel, bei Grad II ist eine oberflächliche Auffaserung nachweisbar, der Grad III ist durch eine Riss und Spaltenbildung bis an den subchondralen Knochen ckarakterisiert und beim Grad IV ist der Knorpelüberzug vollständig zerstört und der Knochen liegt frei.

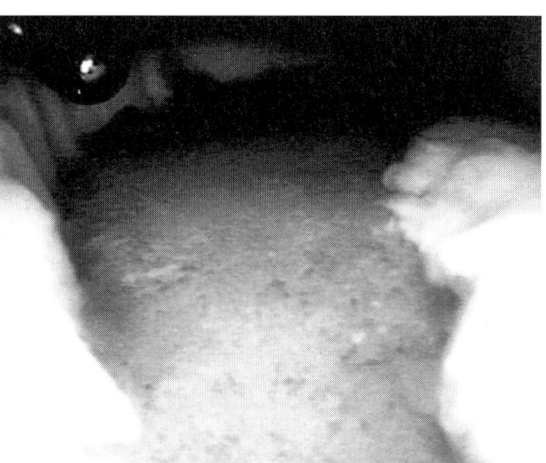

Abb. 1:
Knorpelschaden Grad IV an der Schulter.

Operativ therapiebedürftig sind nach diesen Klassifikationen Knorpelschäden Grad III und IV mit einem Durchmesser >0,5 mm. Unter Belastung verformt sich der Knorpel um bis zu 50%. Für das Gleichgewicht zwischen Synthese und Degradation dieses Systems sorgen die Knorpelzellen (Chondrozyten). Sie kommunizieren über Botenstoffe (Zytokine und Wachstumsfaktoren) mit ihrer unmittelbaren Umgebung. Über diesen Mechanismus ist Knorpel für eine sportliche Belastung durch Zunahme der Syntheseleistung trainierbar.

Regeneration

Die Antwort des Organismus auf eine Schädigung des Gelenkknorpels hängt von einer Vielzahl von Faktoren ab. Kinder zeigen bis zum Abschluss des Wachstums eine erstaunliche Regenerationskapazität, die wahrscheinlich wohl auf einen hohen Stammzellanteil zurückzuführen ist. Im Gegensatz dazu weisen Erwachsene und besonders der ältere Mensch fast keine Regenerationsfähigkeit mehr auf. Nur wenn durch eine traumatische Verletzung der „subchondrale" Knochen mit eröffnet wird (osteochondraler Defekt) kann sich aus dem austretenden Knochenmarkblut ein primitiver faseriger Ersatzknorpel bilden. Bei dem langsamen Stoffwechsel des Knorpelgewebes benötigt der Organismus viel Zeit um Schäden am Knorpelgerüst zu reparieren. Für die Neubildung einer Kollagenfaser sind z.B. ca. 600 Tage nötig. Die Fähigkeit durch Vermehrung (Mitosen) der Zellen eine größere Reparaturkapazität zu erreichen existiert bei Erwachsenen im Gegensatz zu Kindern nicht mehr. Gerade die Kombination eines langsamen Stoffwechsels und der eingeschränkten Fähigkeit zur Vermehrung der Zellen macht eine selbständige Reparatur von Gelenkknorpelschäden bei Erwachsenen fast unmöglich.

Operative Therapieverfahren

Die geringe Regenerationskapazität des erwachsenen Knorpels macht eine *Refixation* abgescherter Knorpel- und Knochenfragmente mit resorbierbaren Stiften, wenn immer möglich, erforderlich. Als weiteres Verfahren zur Behandlung von Knorpelschäden wird das *Debridement* angewendet. Hierbei werden im Rahmen einer Arthroskopie degenerativ veränderte Knorpelanteile geglättet und knorpelabbauende Enzyme und abgelöste Knorpelstücke aus dem Gelenk herausgespült. Eine Regeneration des geschädigten Knorpels tritt bei dieser Technik jedoch nicht ein, wodurch nur eine zeitlich begrenzte Linderung der Beschwerden beobachtet werden kann.

Bei der arthroskopischen Anbohrung *(Pridie-Bohrung)* handelt es sich um ein Knochenmark stimulierendes Verfahren („Marrow-Stimulation-Technique") (Abb.2). Bei diesem Verfahren werden in den Knorpeldefekt Bohrlöcher eingebracht. Nach einer 6 – 8wöchigen Entlastung differenzieren sich die Stammzellen zu einem Faserknorpel aus. Insbesondere die Hitzenekrosen im Umfeld der Bohrerspitze und die Destabilisierung der lasttragenden subchondralen Knochenschicht haben dieses Verfahren mittlerweile zurückgedrängt.

Die Pridie-Bohrung wurde in den letzten Jahren zunehmend durch die *Mikrofrakturierung* abgelöst. Bei diesem Verfahren erfolgt eine Eröffnung des subchondralen Knochens mit einem Spezialinstrument (Chondropick). Die Regeneration des Knorpels entsteht über eine Einblutung aus dem Knochenmark, so dass hier ebenfalls ein faseriger Ersatzknorpel resultiert. Die klinischen Ergebnisse zeigen eine Schmerzreduktion bei täglichen Aktivitäten zwischen 31%- 69% über 3-6 Jahre. Alle knorpelregenerativen Verfahren profitieren während der Rehabilitation von der Verwendung einer Motorschiene.

Die *Abrasionsarthroplastik* ist schon ein sehr altes Verfahren, welches international nur noch in Ausnahmefällen bei der Behandlung einer Arthrose Anwendung findet. Die wissenschaftlichen Ergebnisse zeigen, dass in 60% eine vorübergehende Besserung erkennbar ist und dass bis zu 99 % der so behandelten Patienten nach wie vor in ihren Alltagsaktivitäten eingeschränkt sind. Nur 12 % waren nach 62 Monaten beschwerdefrei.

Ein neueres Verfahren zur Behandlung von Knorpelschäden ist die *Transplantation osteochondraler Autografts*. Hierbei werden aus einer gering belasteten Zone des Gelenkes Knorpel-Knochenzylinder verschiedener Größe entnommen und in das Defektareal transplantiert. Der Vorteil dieser Technik liegt bei richtiger Positionierung der Zylinder in einer guten Oberflächenrekonstruktion der Knorpelschicht bei gleichzeitiger Wiederherstellung des geschädigten Knochens. Die klinischen Ergebnisse zeigen in 70 bis 90 % gute und sehr gute klinische Ergebnisse über ein bis sechs Jahre. Für Defektgrößen bis ca. 2,5 cm² ist dieses Verfahren indiziert. Bei einer größeren Anzahl von entnommenen Zylindern klagen die Patienten (5 - 20 %) über eine eigenständige Beschwerdesymptomatik durch die Entnahmedefekte. Bei den großen Scherkräften bezogen auf eine kleine Oberfläche (Schulter), die zusätzliche Eröffnung eines anderen Gelenkes zu Entnahme des Spenderzylinders und die schlechteren Langzeitergebnisse kann eine Verwendung zur Behandlung von Gelenkknorpelschäden an der Schulter nur in Ausnahmefällen empfohlen werden.

Mit der *Autologen Chondrozytentransplantation* ist ein neues biologisches Verfahren auf der Grundlage des Tissue Engineerings in die klinische Anwendung getreten. Nach Isolation und Expansion autologer Chondrozyten können die Zellen im Rahmen einer offenen Gelenkoperation unter einen wasserdicht in den Defekt eingenähten Periostlappen oder Membrane gespritzt werden. Unter den physiko-chemischen Einflüssen des Gelenkmileus bilden die Zellen begleitet durch eine genau adaptierte Rehabilitation einen hochwertigen Regeneratknorpel aus.

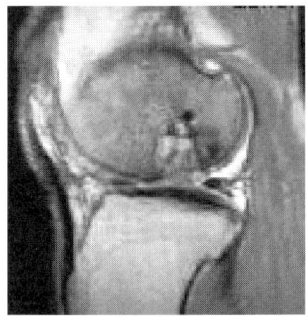

Abb. 2:
MRT nach Pridie-Bohrung medialer Femurkondylus.

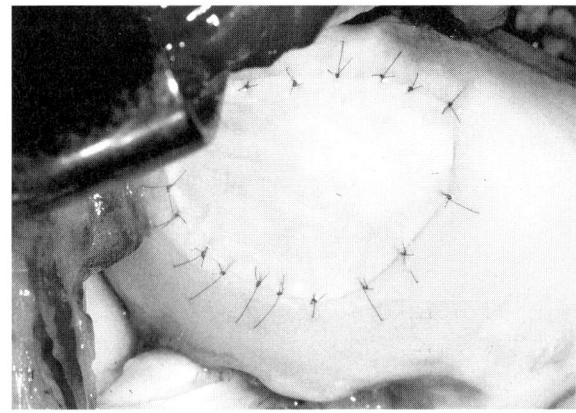

Abb. 3:
Eingenähte ChondroGide® Kollagenmembran bei der ACT.

Voraussetzung ist die Beseitigung der Ursprungspathologie. Die bisher vorliegenden klinischen Studien am Knie zeigen konstant gute und sehr gute Ergebnisse in einem Bereich von 70 und 90 % bis zu 11 Jahren nach der OP. Mittlerweile werden eine Vielzahl verschiedener ACT Modifikationen von biotechnologischen Firmen leider ohne belegte Wirksamkeit angeboten. Für die Anwendung an der Schulter liegen uns nur wenige Einzelfalldarstellungen vor. Der Bundesausschuss Krankenhaus hat aus diesem Grund das Verfahren für die Anwendung an der Schulter ebenso wie der Arbeitsgemeinschaft ACT und Tissue Engineering der DGU und DGOOC ausgeschlossen.

Zusammenfassung

Unter Berücksichtigung der jeweiligen Vor- und Nachteile der verschiedenen knorpelregenerativen Methoden ist eine operative Therapie einer Grad-I-Schädigung nach Outerbridge oder der ICRS-Klassifikation nicht erforderlich. Hier können konservative Therapiemaßnahmen wie die Einnahme von Glukosaminen und Chondroitinen helfen. Bei einer Grad-II-Schädigung erfolgt üblicherweise eine Knorpelglättung im Rahmen einer Gelenkspiegelung. Dringend behandlungsbedürftig sind Knorpelschäden Grad III und IV. Das

Verfahren der ersten Wahl erscheint zum gegenwärtigen Zeitpunkt die Microfracture zu sein. Bei tiefgreifenden knöchernen Läsionen kann die Transplantation osteochondraler Zylinder indiziert sein. Conditio sine qua non bleibt jedoch die Beseitigung der Grundpathologie. Die Anwendung der ACT ist Gegenstand der Forschung und gegenwärtig für die Regelversorgung an der Schulter noch nicht zu empfehlen.

3.3   Knorpeltherapie an der Schulter

Maier D, Imhoff AB

Fokale Knorpelschäden an der Schulter sind weitaus seltener als im Bereich der unteren Extremität. Sie sind jedoch häufig symptomatisch und haben durch ihre schlechte Heilungstendenz eine ungünstige Prognose. Bisher etablierte Therapieformen wie die arthroskopische Lavage, Débridement- und Abrasionstechniken haben einen nur kurzfristigen symptomatischen Effekt (1). Das therapeutische Ziel ist ein Knorpelersatz, der dem hyalinen Gelenkknorpel möglichst nahe kommt mit geringer Entnahme- und Operationsmorbidität erreichbar ist. Arthroskopisch durchführbare Techniken mit Faserknorpel-bildung sind klassischerweise die Mikrofrakturierung, die subchondrale Bohrung nach Pridie (2) und die Abrasionsarthroplastik. Ein hyalinähnlicher Knorpelersatz kann durch eine Periostlappenplastik, die autologe Chondrozyten-implantation (ACI) (3) und die Matrix-assoziierte autologe Chondrozyten-implantation (MACI) erreicht werden.

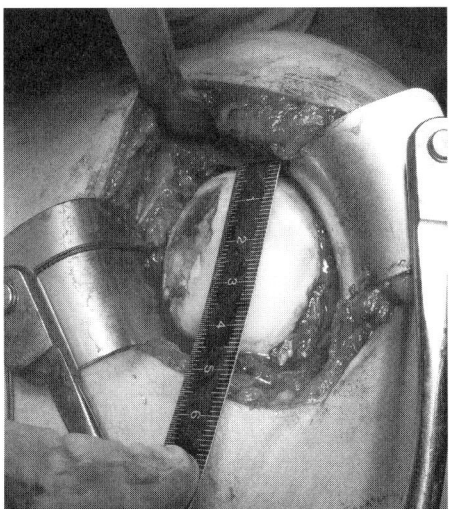 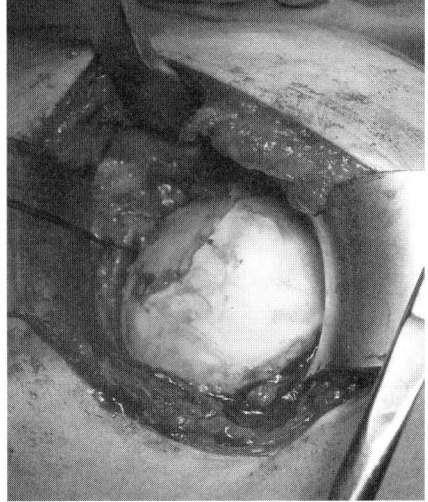

Abb. 1:
B.M., 33J., posttraumatischer, posterozentraler Knorpelschaden linker Humerus, therapiert mit Matrix-assoziierter Chondrozytenimplantation (MACI).

Der hyaline Knorpelersatz ist derzeit nur durch die autologe bzw. allogene Transplantation osteocondraler Zylinder oder Grafts möglich. Die autologe Transplantation (OATS) unter Verwendung osteochondraler Stanzzylinder aus dem Knie wurde von den Autoren zur Deckung chondraler und osteochondraler Defekte bereits an Knie, Talus, Ellenbogen, Humerus und erfolgreich durchgeführt. Inwieweit oben genannte Knorpelersatztechniken an der Schulter in der Lage sind, langfristig die Arthroseprogredienz positiv zu beeinflussen, ist Gegenstand aktueller Forschung.

Zukunftsverfahren sehen wir im Bereich des Knorpelersatzes mit autologen Chondrozyten oder pluripotenten mesenchymalen Stammzellen, die auf Trägersystemen angesiedelt sind (Tissue Engineering). Sinnvoll ergänzt werden könnte diese Technik durch gentherapeutische Ansätze wie z. Bsp. Transfektion mit Wachstumsfaktoren (TGF β1, IGF-1, BMP).

Literatur

Jackson RW et al. (1988) Arthroscopic treatment of degenerative arthritis of the knee. J Bone Joint Surg AM 70: 332.

Pridie AH (1959) The method of resurfacing osteoarthritic joints. J Bone Joint Surg Br 41: 618-623.

Burkart A, Imhoff AB (2000) Bildgebung nach autologer Chondrozyten-transplantation. Orthopäde 29: 135-144.

Imhoff AB et al. (1999) Autologous osteochondral transplantation on various joints. 28 (1): 33-44.

Martinek et al. (2002) Genetic Engineering of meniscal allografts. Tissue Eng 8: 107-117.

3.4   Autologous chondrocyte implantation on a collagen scaffold

Grassi FA, Ronga M, Protasoni M, Genovese EA, Cherubino P

Autologous chondrocyte implantation (ACI) is a well established procedure for the treatment of large full thickness chondral defects of different joints. The ACI technique requires a suspension culture of autologous chondrocytes, which is injected in the defect previously covered with a periosteal patch. Satisfactory clinical results at medium and long term have been achieved with this technique, as testified by several reports in literature.

Matrix-induced Autologous Chondrocyte Implantation (MACI®) (Verigen, Leverkusen, Germany) can be considered an evolution of the traditional ACI. It is a tissue engineering technique which requires the use of a collagene membrane, seeded with the cultured autologous chondrocytes.

Surgical technique

The first surgical step is the arthroscopic assessment of the joint and the harvesting of articular cartilage (5x10 mm) from a non-weight bearing area of the knee. In this series of patients all the biopsies were performed at the superior medial edge of the femoral trochlea. The biopsy material is immediately sent to the laboratory, where cell culture *in vitro* is carried out using autologous serum and growth factors. The cells are seeded on a type I-III collagen membrane and sent back to the hospital for the scheduled date of implantation (Figure 3).

The open implant procedure is performed in a tourniquet-controlled bloodless field. In the knee, the joint is approached through a small parapatellar skin incision and arthrotomy. For the ankle, osteotomy of the malleolus is usually performed in order to gain good exposure of the chondral defect. The softened borders of the defect are debrided without any bleeding of the subchondral bone plate (Figure 4a). By taking an impression, the outline of the defect is then transferred to the seeded membrane, which is cut out with scissors (Figure 4b). Using fibrin glue, the membrane is implanted in the defect and its stability is tested by some movements of the joint (Figure 4c). After wound closure, the joint is covered with a compressive elastic bandage. The MACI procedure was also performed arthroscopically in selected cases, where the site of the lesion could not be reached without sacrifying important structures of the joint. Particularly, we described the arthroscopic approach to treat 2 deep chondral defects located in the posterior zone of the lateral tibial plate.

Material and Methods

This series included 28 male and 15 female patients, with an average age of 35 years (range, 17 to 55 years), treated between 1999 and 2003. The sites of the defects were the following: 20 medial femoral condyle, 8 lateral femoral condyle, 1 femoral trochlea, 3 lateral tibial plate, 5 patella, 5 talar dome and 1 kissing lesion of the ankle. The average size of the defects was 3.9 cm^2 (range, 2 to 6 cm^2). Associated procedure all performed in the knee, included 5 ACL reconstruction, 1 collagen meniscus implant, 6 lateral releases, 2 high tibial osteotomies and 1 cortico-cancellous graft.

The clinical and functional evaluation was performed using the ICRS (International Cartilage Repair Society) evaluation form, the modified Cincinnati rating system, the Lysholm II function score and the Tegner activity scale for the knee, while the AOFAS (American Orthopaedic Foot and Ankle Society) score was used for the ankle. MRIs (FSE FAT SAT T_2, GE T_2, SE T_1) were taken before the operation as well as at 6, 12 and 24 months postoperatively.

Results

All the patients were evaluated at an average follow up of 21.7 months (range, 6 to 51 months) (Figs. 1 and 2)

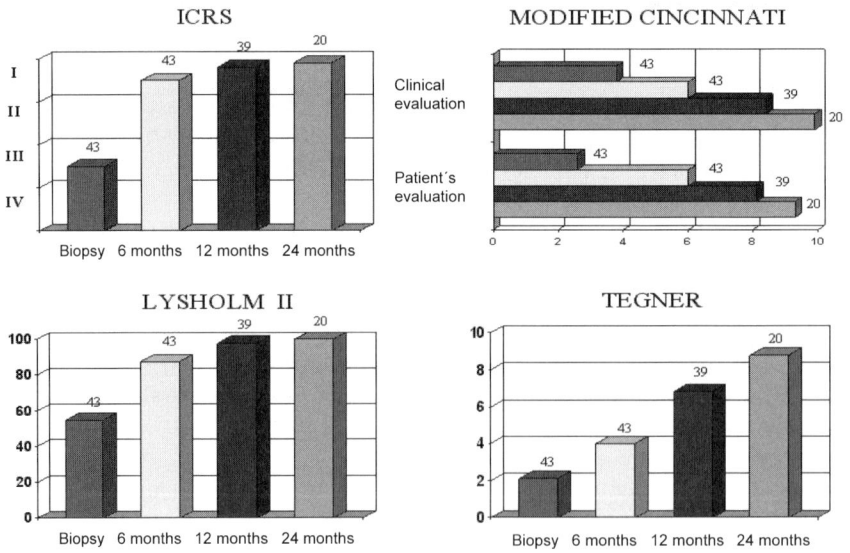

Fig. 1:
Clinical and functional results after MACI®.

AOFAS

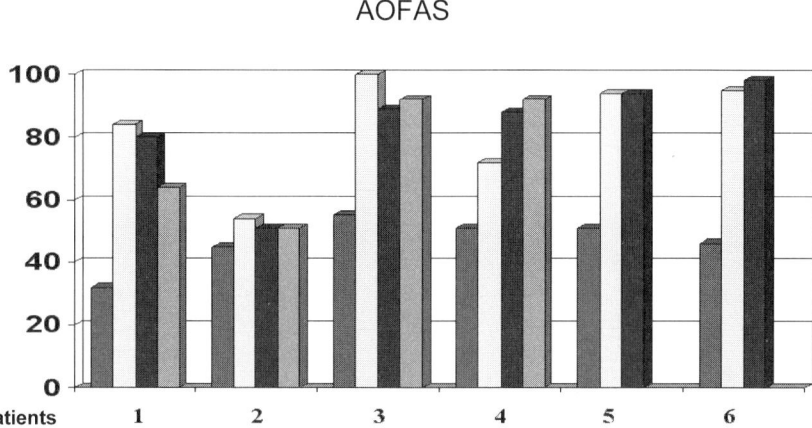

Fig. 2:
Clinical and functional evaluation after MACI® according to the American
Orthopaedic Foot and Ankle society.

All the patients but one (kissing lesion of the ankle) showed improvement of the
adopted scores after operation. MRIs after the MACI® procedure demonstrated
the presence of hyaline-like signal in the site of the defect, with restoration of
the articular surface (Figure 5).

Discussion

It is well known that surgical methods relying on bone marrow stimulation
(drilling, microfractures, etc.) lead to the formation of fibrocartilage, which fills
the defect but has poor mechanical properties, not capable of resisting cyclic
loading and shearing forces for a long time. Mosaicplasty is a reliable method
for restoring the height and shape of the articular surface in case of small focal
osteochondral defects. However, if the lesion is large (> 2 cm^2) and if the patient
has high functional demands, this technique shows some limits. For this reason,
cell therapy with autologous cultured chondrocytes seems to fulfil the
requirements for the solution of the problem. At medium and long term the ACI
technique has shown good clinical and functional results in knee lesions. An
adequate selection and preoperative assessment of the patient are fundamental
for the successful outcome of ACI. Compliance to rehabilitation protocols as
well as correction of etiologic factors of the chondral lesions (such as tibio-
femoral and patello-femoral misalignment, instability, etc.) should be verified
before ACI is carried out.

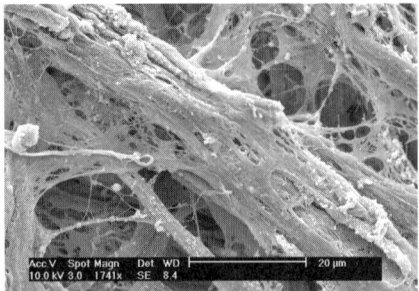

Fig. 3:
SEM image demonstrating
chondrocytes actively producing
collagen fibers.

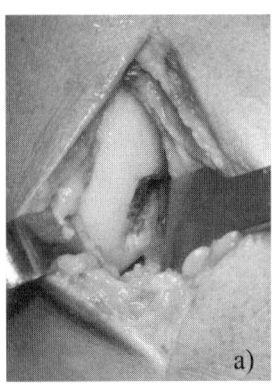 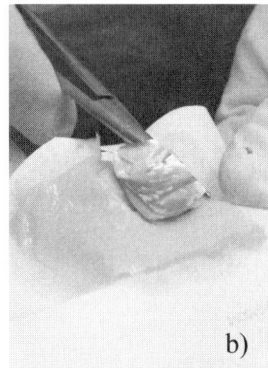 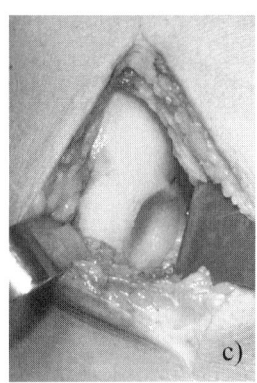

Fig. 4:
a) Chondral lesion of the medial femoral condyle after debridement.
b) Cutting of the membrane using an impression of the defect.
c) Final appearance of the implant.

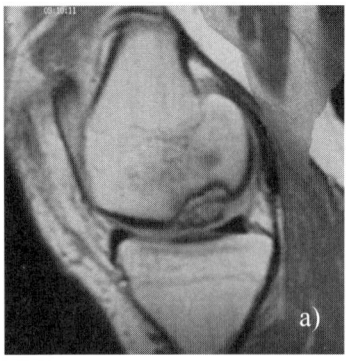 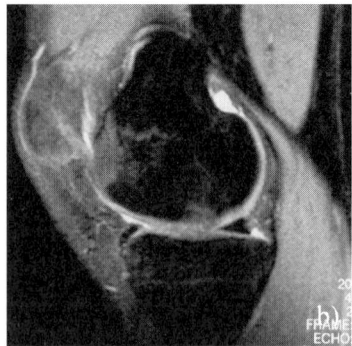

Fig 3:
a) MRI showing osteochondral lesion of the medial femoral condyle.
b) 2 y. p.o. restoration of the articular surface with hyaline-like tissue.

There are some technical limits related to the traditional ACI technique which should be highlighted. The cellular suspension implies a non-homogeneous distribution of chondrocytes in the recipient site and the risk of leaking out, in case of inadequate sealing, is not negligible. Moreover, complications related to the use of the periosteal patch and to the necessity of a wide exposure of the joint have been reported.

According to our clinical experience, the MACI® technique offers several advantages with respect to the traditional ACI procedure (technical simplicity, short operating times, minimal invasivity, arthroscopy feasibility, low complication rate,) and appears a reliable method for the repair of deep cartilage defects.

References

Brittberg M, Peterson L, Sjogren-Jansson E, Tallheden T, Lindahl A.: "Articular cartilage engineering with autologous chondrocyte transplantation. A review of recent developments." J Bone Joint Surg 85A Suppl. 3:109-15, 2003.

Ronga M, Grassi FA, Bulgheroni P, Cherubino P. Treatment of chondral defects of the ankle with Matrix-Induced Autologous Chondrocyte Implantation (MACI®). Medit J Surgery Med 10:7-12, 2002.

Cherubino P, Grassi F A, Bulgheroni P, Ronga M. Autologous chondrocyte implantation using a collagen membrane. Preliminary report. J Orthopaed Surg. 11:10-15, 2003.

Ronga M, Grassi F.A, Bulgheroni P. Arthroscopic autologous chondrocyte implantation for the treatment of a chondral defect in the tibial plateau of the knee. Arthroscopy 20:79-84, 2004.

3.5   Osteochondrale autologe Transplantation (OATS) an der Schulter

Scheibel M, Bartl C, Magosch P, Lichtenberg S, Habermeyer P

Einführung

Im Rahmen der operativen Behandlungsmöglichkeiten von Knorpelläsionen ist die Transplantation osteochondraler Zylinder bis heute die einzige Methode, um einen umschriebenen Knorpeldefekt mit hyalinem Knorpel zu decken. Die vorliegende Studie untersucht die klinischen und radiologischen Ergebnisse der offenen osteochondralen autologen Transplantation (OATS) an der Schulter.

Material und Methoden

Seit 1998 erfolgten in unserer Abteilung 8 osteochondrale autologe Transplantationen vom Kniegelenk zur Schulter (Abb. 1 und 2). Indikationen waren in allen Fällen Knorpeldefekte Grad IV nach Outerbridge. Alle Patienten (2 Frauen, 6 Männer, Durchschnittsalter 43,1 Jahre) wurden klinisch mittels Constant Score und Lysholm Score nachuntersucht. Die radiologische Beurteilung der transplantierten Zylinder erfolgte mittels Standard Röntgen-aufnahmen und MRT. In zwei Fällen erfolgte eine second-look Arthroskopie.

Ergebnisse

Nach einem mittleren follow-up von 32,6 Monaten (range 8-47 Monaten) stieg der mittlere Constant Score von präoperativ 73,9 Punkten (range 57,6-89,6 Punkte) auf postoperativ 88,6 Punkte (range 82,4-95,4 Punkte) (p<0.05). Postoperativ wurden in allen Fällen glenohumerale Osteoarthrosezeichen, insbesondere inferiore humerale Osteophytenbildung beobachtet. Kernspin-tomographisch zeigte sich bis auf einen Fall eine gute Osteointegration der transplantierten Zylinder (Abb. 3). Die in zwei Fällen durchgeführte second-look Arthroskopie zeigte makroskopisch einen regelrechten Knorpelüberzug.

Zusammenfassung

Die osteochondrale autologe Transplantation (OATS) an der Schulter liefert gute klinische Ergebnisse hinsichtlich Schmerzreduktion und Patienten-zufriedenheit. Die Progression der osteochondralen Läsion zu einer Omarthrose lässt sich vermutlich mit dieser Methode nicht verhindern.

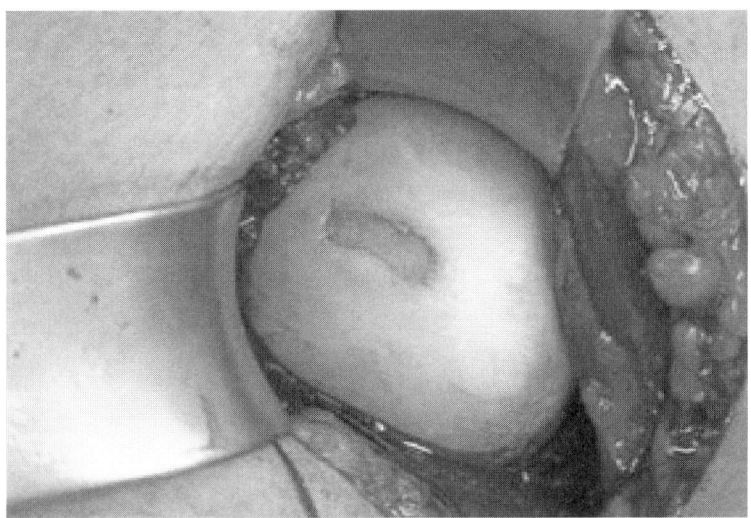

Abb. 1:
Zentral gelegener humeraler Knorpelschaden vor Transplantation.

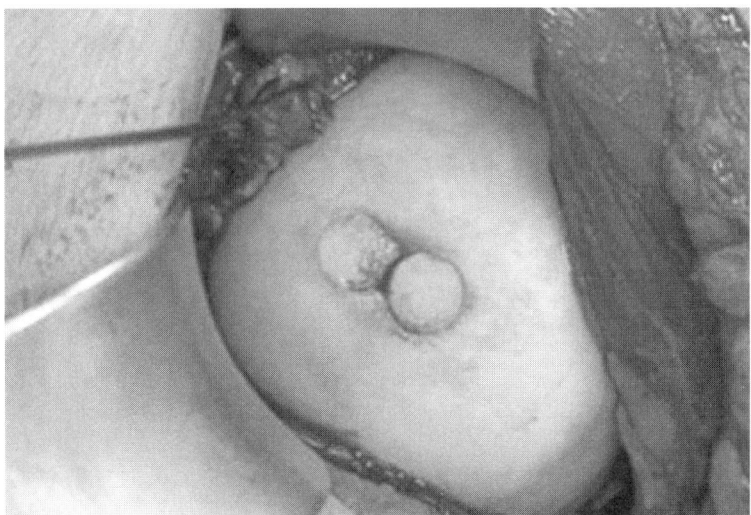

Abb. 2:
Zentral gelegener humeraler Knorpelschaden nach osteochondraler
autologer Transplantation.

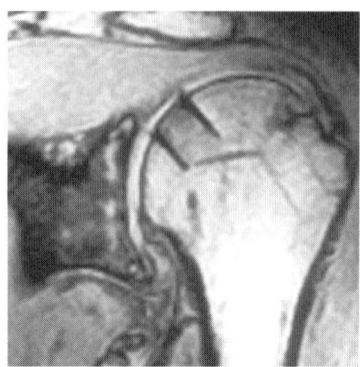

Abb. 3:
Postoperatives paracoronares
MRT 24 Monate nach osteochon-
draler autologer Transplantation
zeigt eine kongruente humerale
Gelenkfläche mit intaktem
Knochen-Knorpelzylinder.

3.6 Mikrofrakturierung zur Behandlung von Knorpelschäden an der Schulter

Siebold R, Lichtenberg S, Habermeyer P

Das Ziel der vorliegenden prospektiven Studie war es, unsere klinischen Ergebnisse nach Mikrofrakturierung an der Schulter zu untersuchen.

Material und Methode

Im Zeitraum zwischen 1997-2000 wurden 17 konsekutive Patienten mit 3.-gradigem glenohumeralem Knorpelschaden nach Noyes mit einer Mikrofrakturierung zur Knorpelregeneration behandelt. Alle Operationen wurden von ein und demselben Operateur ausgeführt. Die durchschnittliche glenoidale bzw. humerale Defektgröße (Abb. 1) lag bei 365mm² bzw. 475mm², das Durchschnittsalter der Patienten war 51 (18-68) Jahre und der Nachuntersuchungszeitraum betrug 2,7 (2 - 4,5 Jahre). Es wurde eine Anamnese, klinische Untersuchung, Constant-Murley Score (CS) und Standardröntgenaufnahmen durchgeführt. 88% der Patienten konnten nachuntersucht werden.

Ergebnisse

Der durchschnittliche CS stieg signifikant (p=0,004) von 64% auf 86% zum Zeitpunkt der NU an. 67% der Patienten beschrieben weitgehend oder vollständig schmerzfrei zu sein und gemäß dem CS konnte eine signifikante Reduktion der Schmerzen erzielt werden (p<0,0001). 87% der Patienten waren im täglichen Leben wenig oder nicht mehr durch die operierte Schulter eingeschränkt (p<0,0001) und 87% hatten einen freien Bewegungsumfang. Die radiologische Untersuchung zeigte ein Fortschreiten der Arthrose in 27%. 2 Patienten profitierten nicht von der Operation.

Fazit

Die vorliegende Studie beschreibt unsere Ergebnisse der Mikrofrakturierung nach Steadman für Knorpelschäden an der Schulter. Die Mehrzahl der Patienten ist mit dem Operationsergebnis zufrieden und die objektiven Kurzzeitergebnisse sind gut. Aus unserer Sicht sind Indikationen zur Mikrofrakturierung an der Schulter umschriebene traumatische und degenerative Knorpelläsionen.

Assoziierte Schultererkrankungen sollten   berücksichtigt und im Idealfall
zeitgleich behandelt werden.

Tab. 1:
Durchschnittlicher Constant Murley Score (CS) prä-op und zum follow-up (n=15 Patienten).

CS Präop	präop	präop	präop	**präop**	CS f/u	f/u	f/u	f/u	**f/u**
Pain	ADL	ROM	Kraft	**Total**	Pain	ADL	ROM	Kraft	**Total**
Ø 4,7	12,7	30,4	10	**63,8%**	12,0	18,3	34,7	16	**85,8%**

Tab. 2:
Radiological findings prä-op und zum Follow-up: Klassification der Osteoarthritis nach Samilson [29], gleno- and acromiohumeraler Abstand (n=15 Patienten).

Prä-OP Klass. n. Samilson	Prä-Op GH-Abstand [mm]	Prä-OP Acromio-hum. Abstand [mm]	F/u Klass. n. Samilson	F/u GH-Abstand [mm]	F/u Acromio-hum. Abstand [mm]
0° 6x 1° 6x 2° 1x 3° 2x	4,8 [3-9]	10,3 [3-14]	0° 4x 1° 7x 2° 2x 3° 2x	4,8 [3-9]	10,3 [3-14]

Literatur

Steadman JR, Rodkey WG, Singelton SB, Briggs KK (1997) Microfracture
    technique for full thickness chondral defects: technique and clinical
    results. Op Tech in Ortho 7:300-307
Steadman JR, Rodkey WG, Briggs KK (2002) Microfracture to treat full-
    thickness chondral defects: surgical technique, rehabilitation and
    outcomes. J Knee Surg 15(3):170-176
Siebold R, Lichenberg S, Habermeyer P (2003) A combination of microfracture
    and periostal flap for repair of full-thickness cartilage lesions of the
    shoulder. Knee Surg Sport Traumatol Arthrosc 11(3):183-9

3.7   Zur Bedeutung der Hill-Sachs-Läsion als präarthrotische Deformität

Irlenbusch U, Forke L, Gansen HK, Kindt A, Lorenz U, Rott O

Fragestellung

Für die Entstehung einer sekundären Omarthrose nach Schulterluxation wird in der Literatur [Green und Norris, 2001] seit einigen Jahren die Bedeutung einer zu straff ausgeführten Kapselplastik als pathogenetischer Faktor diskutiert und dafür der Begriff der capsulorrhaphy-arthropathy eingeführt [Bigliani et al. 1995, Hawkins 1990, Rockwood 1993]. Die Arbeitsgruppe um Walch [Matsoukis et al., 2003] stellt das Krankheitsbild dagegen in Frage, da sie unter 55 Patienten, die wegen einer „dislocation arthropathy" eine Schulterendoprothese erhielten, etwa in gleicher Häufigkeit operativ stabilisierte und voroperierte Patienten zu verzeichnen hatten. Weder prä- noch postoperativ hätten sich zwischen beiden Gruppen wesentliche Unterschiede feststellen lassen.

Arbeiten zur Häufigkeit der spontanen Arthroseentstehung bei rezidivierender Schulterluxation, d.h. bei nicht operierten Patienten, finden sich in der Literatur kaum. Auch deren Ursachen, d.h. die Rolle der intraartikulären Läsionen werden selten diskutiert.

Weiterhin ist zu bedenken, dass seit der Etablierung der anatomischen Rekonstruktionsverfahren zur Behandlung rezidivierender Schulterluxationen das Operationsziel darin besteht, postoperativ eine möglichst freie Beweglichkeit zu erreichen. Dadurch gerät die Hill-Sachs-Läsion (HSL) zwangsläufig in Kontakt mit dem Glenoid. Es ist deshalb naheliegend, die pathogenetische Bedeutung der HSL für die Entwicklung einer Omarthrose zu untersuchen.

Methodik

Bei 25 Patienten, die wegen einer habituell oder posttraumatisch rezidivierenden Schulterluxation arthroskopisch operiert wurden, wurde die Kontaktzone der HSL mit dem Glenoid bei Außenrotation bestimmt. Dazu wurde der zu operierende Arm in 0° und 90° Abduktion außenrotiert und der Wert festgehalten, bei dem der Vorderrand der HSL zuerst mit dem Glenoid in Kontakt gerät.

Ergebnisse

Die durchschnittliche Rotationsfähigkeit betrug intraoperativ AR/IR 80/0/75
=155° (vor Beginn der Kapselrekonstruktion).
Bei Außenrotation in 0° Abduktion hatte die HSL im Durchschnitt ab 51°
Außenrotation Kontakt mit dem Glenoid, das entspricht 19% des Bewegungs-
umfanges (Abb. 1). Bei Außenrotation in maximaler Abduktion dagegen trat der
Kontakt bereits bei 33° auf. Demzufolge betrug die Kontaktzone 30% der
Gesamtrotation.

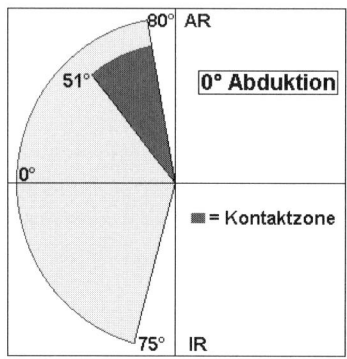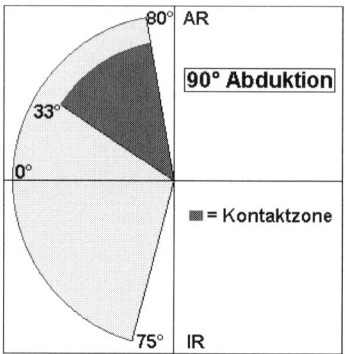

Abb. 1:
Ausdehnung der Kontaktzone zwischen der Hill-Sachs-Läsion und
dem Glenoid in 0° und 90° Abduktion.

Die Häufigkeit des Kontaktes zwischen HSL und Glenoid in diesen
Kontaktzonen wurde für typische Bewegungsabläufe analysiert. Dabei zeigte die
Auswertung arbeitsmedizinischer Filme, dass die Belastung extrem
unterschiedlich ist und sowohl vom ausgeübten Beruf (Computerarbeitsplatz
/Handwerker) als auch von der spezifischen Tätigkeit innerhalb eines Berufes
abhängt (ein Elektromonteur kann Reparaturarbeiten an einer Werkbank oder
Überkopf-Montage-Arbeiten ausführen).

Aus diesem Grunde bestimmten wir die Kontakthäufigkeit für Tätigkeiten, die
für alle Personen annähernd gleich sind. Zum einen wurde morgens vom
Erwachen bis zum Verlassen der Wohnung (Tab. 1, Phase 1 und 2) die Anzahl
der Kontakte registriert. Dazu zählten die Probanden die Häufigkeit, in denen
der Arm bei mittlerer Abduktion eine Außenrotation von ca. 40° (zwischen 33°
und 51°) und mehr erreichte.

Zusätzlich bestimmten wir die Häufigkeit des Kontaktes für eine
berufsspezifische Tätigkeit in der Orthopädie/Chirurgie, um eine gut

nachzuempfindende Größe zu erhalten. Aus diesem Grunde wurden die Anzahl der Kontakte vom Betreten der OP-Schleuse bis zum Hautschnitt erfasst, einschließlich des Umkleidens und Abdeckens (Tab. 1, Phase 3).

Tab. 1:
Häufigkeit des Kontaktes zwischen der Hill-Sachs-Läsion und dem Glenoid für ausgewählte Tätigkeiten.

Proband	Phase 1 Erwachen – verlass. Bad		Phase 2 Bad – verlass. Wohnung		Phase 3 OP-Schleuse – Schnitt	
	re	li	re	li	re	li
FL, 44 J., ♂	8	14	6	12	8	6
GH, 39, J., ♀	10	8	3	1	12	8
IU, 54 J., ♂	28	18	9	6	8	6
KA, 32 J., ♂	6	3	5	5	8	6
LU, 32 J., ♀	16	10	4	3	12	5
RO, 35 J., ♂	18	10	17	11	33	12
Gesamt/ Durchschnitt	*14*	*11*	*8*	*6*	*14*	*7*

Schlussfolgerung

Die HSL hat wesentlich häufiger und in einem größeren Umfang Kontakt mit dem Glenoid als bisher allgemein angenommen. Für die genannten Tätigkeiten wird der gefährdete Bereich im Durchschnitt 10mal erreicht, wobei zu beachten ist, dass der Gebrauchsarm deutlich häufiger beansprucht wird. Die Bedeutung der HSL als präarthrotische Deformität ist deshalb nach unserer Meinung unstrittig. In Analogie zur pathogenetischen Bedeutung von Gelenkfrakturen an anderen Gelenken werden deshalb verschiedene therapeutische Konsequenzen einschließlich der Korrekturosteotomie diskutiert, ohne dass derzeit eine verbindliche Empfehlung gegeben werden kann.

4   Prothesenwechseloperationen

4.1   Management von infizierten Schulterendoprothesen

Jerosch J

Einleitung

Die tiefe Wundinfektion ist eine seltene, aber dafür umso mehr zu fürchtende Komplikation nach endoprothetischem Schultergelenkersatz. Die Inzidenz wird in der Regel mit Werten zwischen 0,4 und 2,9% angegeben (Tab.1). Nur in Ausnahmen liegt die Inzidenz höher.

Tab. 1:
Inzidenz von Infekten nach alloarthroplastischem Schultergelenkersatz.

Autor	Inzidenz	Design
Cofield 1990	0,4	nonconstrained
Neer et al. 1982	0,52	Neer-Implant
Cofield 1994	1,3	Neer-Implant
Kelly 1990	1,4	Neer-Implant
Lettin et al. 1982	2,0	Constrained Stanmore
Swanson et al. 1989	2,9	bipolar
Pahle/Kvarnes 1985	15,4	Constrained Stanmore

Im Patientengut von Schwyzer et al. (1995) liegt die Prävalenz bei etwa 1%. Bei insgesamt 39 Infektionen betrug das zeitliche Intervall zwischen Primäroperation und Auftreten der Entzündungssituation in 18 Fällen 17 Monate. Eine erhöhte Infektionsanfälligkeit wurde bei Patienten mit allgemeinen Risikofaktoren wie Diabetes mellitus, Lupus erythematodes oder einer vorbestehenden rheumatoiden Arthritis verzeichnet. Zusätzlich waren bei 66% der Infektionen immunsuppressive Chemotherapien, systemische Steroidtherapien, multiple Steroidinjektionen oder Voroperationen der betroffenen Schulter vorhanden [Codd 1995; Craviotto 1994].

In den klassischen Lehrbüchern zur Schulterchirurgie [Neer 1999, Rockwood/Matsen 1990] wird zur Therapie von infizierten Schulterendoprothesen wenig ausgeführt. Hier ist man sogar eher zurückhaltend hinsichtlich einer neuerlichen Reimplantation. Ziel der vorliegenden Arbeit ist die Darstellung des eigenen Therapiekonzeptes sowie der hiermit erzielten Ergebnisse.

Material und Methode

Es wurden 12 Patienten mit infizierter Schulteralloarthroplastik behandelt. Das Alter reichte von 56 - 82 Jahre mit einem Altersdurchschnitt von 71 Jahre. Der Infektausbruch wurde klinisch manifest zwischen zwei Wochen und acht Jahren nach der Primärimplantation.

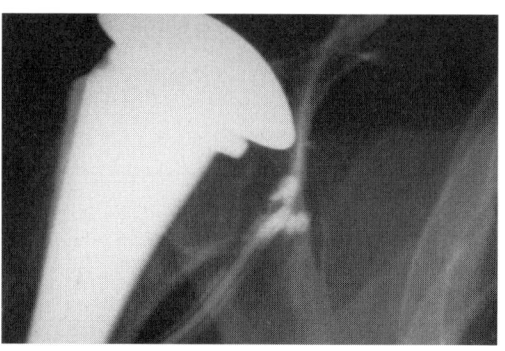
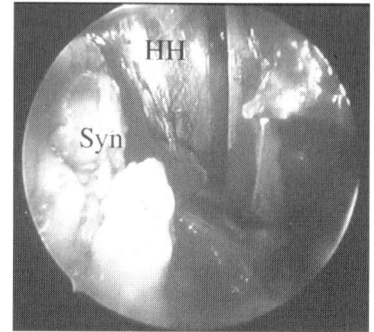

Abb. 1:
Fisteldarstellung mit Kontrastmittel.

Abb. 2:
Arthroskopische Synovektomie und Lavage.

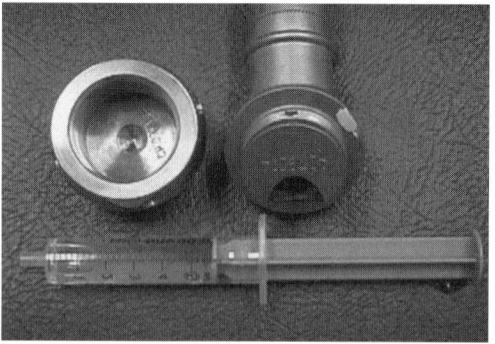

Abb. 3:
Dekonnektierung des Tapers zur Säuberung des OP-Feldes.

Im Rahmen der präoperativen Diagnostik wurde bei allen Patienten die Schulter punktiert, bei allen Patienten lagen Röntgenaufnahmen in zwei Ebenen (a.p. in Innenrotation und axial) vor. Bei allen Patienten wurde eine Sonografie durchgeführt. In sechs Fällen lag eine Szintigrafie und Leukozytenszintigrafie vor. In einem Fall erfolgte eine Fisteldarstellung mit Kontrastmittel (Abb.1). Die Operationsindikation wurde dann gestellt, wenn die klinischen Zeichen mit laborchemischen Erhöhungen, insbesondere des C-reaktiven Proteins vorlagen; weiterhin wenn ein intraartikulärer Leukozytennachweis von über 30.000 Zellen vorlag oder ein Keimnachweis erfolgte. Im Rahmen der Therapie wurden drei Gruppen von Pat. unterschieden:

Gruppe 1: Frühinfekt unter vier Wochen ohne Weichteilbeteiligung (N=1). Hierbei handelt es sich um eine seltene Entität. Dieser Patient wurde arthroskopisch synovektomiert. Es erfolgte eine ausgiebige Lavage mit Debridemènt. Es wurde ein lokaler, resorbierbarer Antibiotikaträger eingelegt. Die intravenöse Antibiotikagabe erfolgte für weitere vier Wochen (Abb.2)

Gruppe 2: Frühinfekt unter vier Wochen nach Primärimplantation mit Weichteilbeteiligung (N =1). Bei diesem Patienten erfolgte ein offenes Debridemènt mit offener Lavage. Es ist hierbei darauf zu achten, dass der Taper dekonnektiert wird. Verschiedene Implantate haben hier ein erhebliches Todraumvolumen (Abb.3), welches ohne Dekonnektierung des Tapers keine ausreichende Säuberung des OP-Feldes zulässt. Gleichzeitig erfolgten eine Synovektomie und eine lokale Antibiotikaeinlage mit einem resorbierbaren Träger. Die i.v.-Antibiotikagabe wurde für vier Wochen durchgeführt.

Gruppe 3: Hierbei handelt es sich um einen Spätinfekt über vier Wochen nach der Primärimplantation (N =10). Bei diesen Patienten wurde durchweg eine zweizeitige Revision angestrebt. Es wurden alle Prothesen und Zementanteile sorgfältig entfernt. Die Wunde wird sorgfältig revidiert und mit reichlich Flüssigkeit nach Weichteildebridement über Jet-Lavage gespült sowie mechanisch gesäubert.Ein Versuch der Rotatorenmanschettenrekonstruktion wurde nicht durchgeführt. Anschließend wurde eine Interimsprothese mit antibiotikahaltigem Zement und zusätzlicher Stabilisierung z.B. durch Harringtonstäbe angefertigt. Die i.v.-Antibiotikagabe erfolgte ebenfalls für mindestens sechs Wochen.

Ergebnisse

Die Zeit zwischen Einbau der Interimsprothese und Reimplantation reichte von vier Wochen bis sechs Monaten. Mit dem Einbau der Interimsprothese konnte bei allen 10 Patienten eine stabile Situation geschaffen werden (Abb.4). Mit Verwendung der Interimsprothese gelang es gleichzeitig eine Rekonstruktion der Humeruslänge selbst bei großen Implantaten durchzuführen (Abb.5). Ein weiterer Vorteil der Interimsprothese zeigt sich in der postoperativen

Nachbehandlung. Alle Patienten tolerierten die Physiotherapie bei einliegender Interimsprothese sehr gut. Hierdurch konnte ein Bewegungsausmaß erhalten bleiben, welches ansonsten ohne fehlender Physiotherapie nicht zu erreichen ist (Abb.6). Der Abfall des CRP zeigte rasch die Sanierung des Infektes. Bei keinem der Patienten musste eine Nachoperation erfolgen. Ein Keimnachweis gelang nur bei vier Patienten; hierbei handelt es sich in drei Fällen um ein Staph. aureus, in einem Fall um ein Staph. epidermides. Bei den beiden gelenkerhaltenden Eingriffen kam es zur Infektausheilung, so dass die Prothese belassen werden konnte.

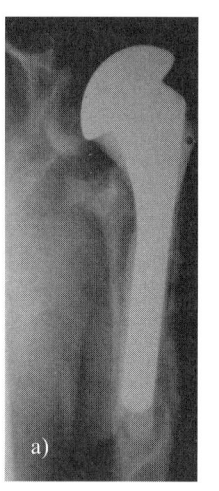 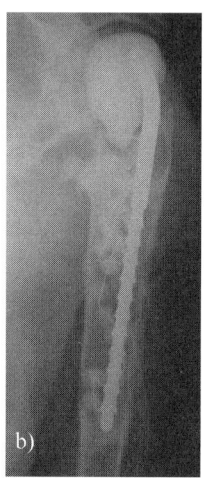 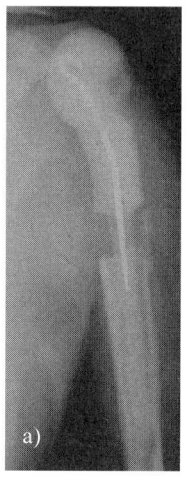 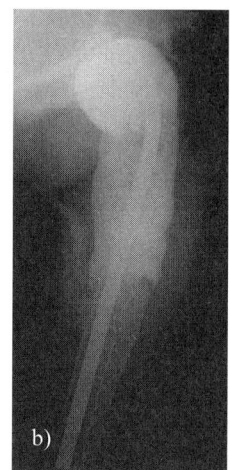

Abb. 4 a,b:
Stabile Situation durch
Interimsprothese.

Abb. 5 a,b:
Rekonstruktion der Humeruslänge mit
Interimsprothese.

Bei acht Patienten wurde die Interimsprothese wieder in eine Hemiprothese ausgewechselt (Abb.7), bei den anderen beiden Patienten verblieb die Prothese in situ. Beide Patienten bzw. ihre Angehörigen wünschten auf Grund ihres Alters bzw. des Allgemeinzustandes keinen neuerlichen Eingriff.

Der postoperative Constant-Score zum Zeitpunkt der letzten Nachuntersuchung (6–30 Monate nach der definitiven Versorgung) lag bei 48 Punkten. Die Einschränkungen ergaben sich vor allem durch die fehlende Beweglichkeit und fehlende Kraft. Alle Schultergelenke waren jedoch stabil. Die Ellenbogenfunktion war in allen Fällen sehr gut. Klinisch und laborchemisch ergab sich keinen Anhalt für einen Reinfekt.

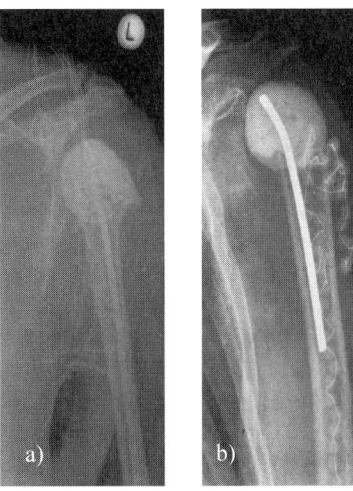
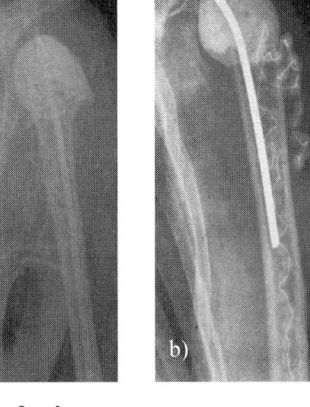
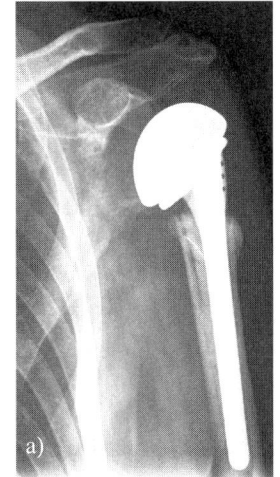
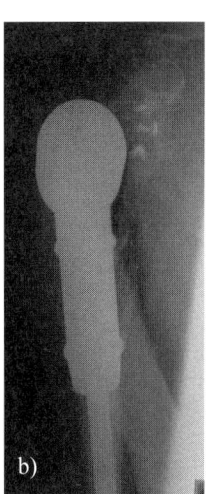

Abb. 6 a,b:
Tolerierung der postoperativen
Behandlung durch akzeptabeles
Bewegungsaußmaß.

Abb. 7 a,b:
Z.n. Wechsel der Interimsprothese mit einer
Hemiprothese.

Diskussion

Wie bereits dargestellt ist die Klassifikation der Endoprotheseninfektion eine wichtige Determinante bei der einzuschlagenden Therapie. Die unterschiedlichen Klassifikationsvorschläge für Infektionen von Endoprothesen unterscheiden sich bezüglich ihrer Orientierung entweder am Zeitpunkt der Infektionsmanifestation, an der pathogenetischen Entwicklung oder an den betroffenen Geweben. So unterscheiden einige Autoren zwischen Infektionen, die intraoperativ durch Kontamination der Wunde mit Keimen verursacht wurden, und hämatogenen Infektionen. Daneben gibt es eine Klassifizierung in oberflächliche und tiefe Infektionen. Infektionsklassifikationen unterscheiden akute Infektionen, die 1 bis 3 Monate nach der Operation auftreten, subakute Operationen, die sich 4 bis 12 Monate postoperativ manifestieren, und späte Infektionen, die erst nach mehr als 12 Monaten klinisch in Erscheinung treten. Akute Infektionen sind wahrscheinlich durch Kontamination während der Operation entstanden. Subakute Infektionen können durch intraoperative Kontamination mit Keimen geringer Virulenz oder hämatogene Streuung eines entfernten Fokus verursacht sein. Die späte Infektion ist immer hämatogen bedingt.

Auch Fitzgerald (1979) unterteilt die Infektionen in frühe, in der perioperativen Phase auftretende, intermediäre, innerhalb von 2 bis 24 Monaten nach der

Operation und spät nach mehr als 2 Jahren auftretende Infektionen. Akute Infektionen in der unmittelbar postoperativen Phase sind selten und meist verbunden mit einem infizierten Wundhämatom oder Störungen der primären Wundheilung. Diese Infektionen sind in der Regel heilbar durch Wundtoilette oder Antibiotikabehandlung, sofern sie früh vor der Ausbreitung zur Knochen-Zement-Grenze behandelt werden. Intermediäre Infektionen manifestieren sich zwischen dem 2. und 24. postoperativen Monat. Sie sind häufig wahrscheinlich in der perioperativen Phase entstanden. Diese Infektionen erstrecken sich in der Regel bis zur Knochen-Zement- bzw. Knochen-Prothesen-Grenze und erfordern einen Prothesenwechsel. Späte Infektionen nach 2 oder mehr Jahren postoperativ sind häufig mit hämatogener Streuung einer Infektion zum Implantat verbunden. Sie treten sehr häufig bei Patienten mit rheumatoider Arthritis auf [Poss et al. 1984, Wilson et al. 1990]. Werden diese Infektionen früh und aggressiv angegangen, so besteht eine Heilungschance ohne Implantatentfernung. Wird die Behandlung vernachlässigt, schreitet der Prozeß bis zur Knochen-Zement- bzw. Knochen-Prothesen-Grenze fort und erfordert einen Prothesenwechsel.

Andere Autoren unterscheiden lediglich frühe und späte Infektionen, wobei nach Insall und Thompson sich frühe Infektionen nach 1 bis 3 Monaten, späte Infektionen nach mehr als 3 Monaten manifestieren [Insall und Thompson 1983], während Härle (1989) kürzere Zeiträume veranschlagt: frühe Infektionen manifestieren sich nach Härle bis zur 6. postoperativen Woche. Härle (1989) ist der Auffassung, dass nur eine Einteilung der Infektionstypen in Früh- und Spätinfektionen klinisch relevant ist, wobei die Grenze früh nach 4 bis 6 Wochen zu ziehen sei, weil nur bei früher Intervention in den ersten 6 Wochen eine reelle Chance bestehe, die Prothese erhalten zu können [Bengston et al. 1989, Härle 1989, Woods et al. 1983]. Das Zeitintervall von der Operation bis zum Revisionseingriff und der Therapieerfolg korrelieren miteinander, so dass generell eine frühzeitige Diagnose und definitive Behandlung der Infektion anzustreben sind. Daraus folgt, daß jede Wundheilungsstörung, auch scheinbar oberflächliche, sorgfältig bewertet und meist einer frühzeitigen operativen Revision unterzogen werden muß.

Drobny und Munzinger (1991) teilen Früh- und Spätinfekte differenzierter ein:
- Früh-akut: Infektionszeichen treten akut im Verlauf der ersten 3 postoperativen Monate mit positivem Erregernachweis auf.
- Früh-low-grade: Irritationen und Entzündungszeichen treten im Verlauf der ersten 12 postoperativen Monate schleichend auf, wobei zumindest einmal ein positiver Erregernchweis erfolgte.
- Früh-okkult: Hier gelten die gleichen Kriterien wie für die frühe Low-grade-Infektion, jedoch ohne Erregernachweis.

- Spät-akut: Infektionszeichen treten akut nach dem 3. postoperativen Monat auf mit positivem Erregernachweis und bis dahin komplikationslosen Verlauf auf.
- Spät-okkult: Hier gelten die gleichen Kriterien wie für die späte Low-grade Infektion, jedoch ohne Erregernachweis

Für die Infekt-Diagnostik stehen die folgenden Verfahren zur Verfügung: Klinik, Blutuntersuchungen, Röntgen, Ultraschall, Szintigraphie und die Gelenkpunktion. Neben der bereits inspektorisch eindeutigen Infektion mit Rötung, Überwärmung, Schmerzen und evtl. sogar Fistelung ist die Schmerzanamnese ein wichtiger Hinweis auch auf eine latente Infektion. Bei Patienten, die niemals nach Implantation einer Endoprothese schmerzfrei waren sollten den Verdacht auf eine low-grade Infektion lenken. Im Rahmen der Blutuntersuchungen sind die weißen Blutkörperchen im Blut relativ unspezifisch. Eine Blutkörperchensenkungsgeschwindigkeit, die auch ein Jahr nach der Implantation noch über 40mm/Stunde liegt deutet auf einen Infekt hin [Covey/Albright 1987]. Spezifischer ist sicherlich das C-reaktive Protein (CRP). Sowohl der fehlende Abfall in den ersten beiden Wochen nach dem Eingriff als auch das Ansteigen des CRP nach einigen Jahren sprechen für das Vorliegen eines Infektes. Das Röntgenbild kann im Spätstadium einen wichtigen Hinweis geben. Lockerungssäume, die innerhalb weniger Monate entstehen, sprechen stark für das Vorliegen eines Infektes. Die Sonographie erlaubt eine Ergussdiagnostik; eine nachfolgende Punktion wird dann weiteren Aufschluss auf die Ursache des Ergusses geben. Beim einliegenden Metall sind CT und MRI wenig hilfreich, eine Szintigraphie wird jedoch je nach Art und Ausmaß der Mehrbelegung eine Aussage erlauben. Am aussagekräftigsten ist die Punktion des Gelenkes; eine Zellzahl von über 30.000/ml oder sogar der direkte Keimnachweis sind beweisend für das Vorliegen einer Infektion (Tabelle 2).

Von den 39 Infektionen bei Schyzer et al. (1995) gelang nur bei 4 Schultergelenken die Zuordnung zu einem pathogenen Keim, Staphylococcus aureus wurde 3 mal, Candida parapsilosis einmal nachgewiesen. Rockwood und Matsen (1998) konnten in dem von ihnen nachuntersuchten Patientengut bei 3 Schulterinfektionen Staphylococcus aureus nachweisen, bei jeweils einem Schultergelenk wurde die Infektion auf Staphylococcus epidermidis bzw. eine Mischinfektion mit Staphylococcus aureus und epidermidis zurückgeführt. Das Therapiespektrum reicht von gezielter antibiotischer Abdeckung, mechanischer Spülung und Debridement über Prothesenwechsel, der Arthrodese bis hin zur Amputation. Das jeweilige Behandlungsregime richtet sich im individuellen Fall nach der Virulenz der pathogenen Keime, ihrer Antibiotikaempfindlichkeit, der Stabilität des Implantates sowie dem zeitlichen Intervall zwischen Implantation und der klinischen Manifestation der Infektion. Wird in der frühen postoperativen Phase eine Wundsekretion festgestellt, so sollte frühzeitig eine lokale Exploration mit ausgiebiger Spülung und parenteraler Antibiotikaprophylaxe erfolgen, auch wenn noch keine sicheren Anzeichen einer Wundinfektion gegeben sind. Bei einem Frühinfekt kann dieses – wie wir gezeigt haben - im Einzelfall auch arthroskopisch durchgeführt werden. Ist auch eine Mitbeteiligung der Weichteile des operativen Zugangsweges vorhanden, so ist die offene Revision indiziert.

Tab. 2:
Diagnostik der Frühinfektion.

Ultraschall	• Nachweis und Lokalisation von Flüssigkeitsansammlungen
Labor	• anhaltende CRP-Erhöhung als Frühindikator
	• anhaltende BSG-Erhöhung als Bestätigungsfaktor
	• erhöhte Leukozytenzahl im Blut
	• erhöhte Leukozytenzahl im Wundsekret
Punktion	• infektionsverdächtige Bezirke
Bakteriologie	• Punktat

Bei manifester Spätinfektion ist der zweizeitige Wechsel die Therapie der Wahl. Lediglich bei Vorliegen eines gram-positiven Keimspektrums sowie im Falle eines Frühinfekt bis zu 4-6 Wochen nach der primären Implantation ist eine Erhaltung des Implantates aussichtsreich.

Die temporäre Implantation einer Interimsprothese (Platzhalter) bietet den Vorteil eines weiterhin stabilen Schultergelenkes, der Möglichkeit einer lokalen Antibiotikatherapie sowie der konstanten Expansion der Weichteile, was eine spätere Reimplantation einer Alloplastik deutlich erleichtert. Mit dieser Interimsprothese sind durchaus auch passive und sogar aktive Bewegungsübungen möglich, so dass auch hierdurch die Funktion der Weichteile in gewissem Umgang erhalten bleibt. Hilfreich hat sich in unseren Händen auch hier die Überprüfung der Anzahl der weißen Blutkörperchen im Punktat erwiesen. Bei der Implantation der erneuten Prothese sollte darauf geachtet werden, dass bei dem speziellen Design keine großen „Toträume" vorhanden sind, die wieder Anlass zur Reinfektion geben. Hier gibt es insbesondere an der Kopf-Schaft Verbindung bei manchen Prothesen erhebliche Hohlräume, die ungünstig erscheinen. Bei großen ossären Defekten müssen evtl. sogar modulare Tumorsysteme zur Anwendung kommen. Die in der Literatur immer wieder angegebene Lösung einer Arthrodese ist eigentlich nur nach der Entfernung einer sehr knochensparenden Endoprothese möglich, wie es beispielsweise die Kappenprothesenmodelle darstellen.

An das funktionelle Ergebnis darf, bedingt durch die oftmals deutliche Beeinträchtigung der Rotatorenmanschettenfunktion, keine hohen Erwartungen mehr gestellt werden. Fröhlich (1997) berichtet von 7 Patienten, welche nach diesen aufgeführten Konzept therapiert wurden und fand lediglich bei einem Patienten ein Infektrezidiv, während in 6 Fällen zum Nachuntersuchungstermin der Infekt klinisch beherrscht schien. Codd (1995) verglich bei infizierten Schulterprothesen die Behandlungsergebnisse nach Resektionsarthroplastik und Prothesenreimplantation. Bei 5 Patienten wurde eine Resektion des infizierten Schultergelenkes, in den übrigen Fällen eine nochmalige Prothesenimplantation unter Verwendung von antibiotikahaltigem Knochenzement ein- oder zweizeitig vorgenommen. Eine Schmerzreduktion ist zwar in etwa gleichem Umfang sowohl durch Resektion des Gelenkes als auch durch eine Prothesenrevision zu erzielen, die Funktionalität des resezierten Gelenkes blieb jedoch deutlich eingeschränkt. Daher sollte dieser Eingriff nach Codds Auffassung nur bei nicht beherrschbaren Infektionen durchgeführt werden und der Patient darüber aufgeklärt werden, dass mit der erhaltenen Extremität lediglich leichte Alltagsaktivitäten zu verrichten sein werden.

Mit dem von uns dargestellten stadien- und weichteilorientierten Behandlungskonzept haben wir nicht nur die Infektion erfolgreich sanieren können, sondern haben in der Mehrzahl der Fälle auch noch ein akzeptables Ergebnis erhalten können.

Literatur

Bengston S, Knutson K, Lidgren L.Treatment of infected knee arthroplasty. Clin Orthop 245 (1989) 173-178

Codd, T.P.; Yamaguchi, K.; Flatow, E.L.: Infected shoulder arthroplasties: Treatment with staged reimplantations vs resection arthroplasty. Aerican Shoulder and Elbow Surgeons 11 th Open Meeting, Orlando, FL, 1995

Cofield RH, Edgerton BC: Total shoulder arthroplasty: complications and revision surgery. Instr. Course Lect. 39 (1990) 449-462

Cofield, R.: Uncemented total shoulder arthroplasty. A review. Clin. Orthop. 307 (1994) 86-93

Covey DC, Albright JA: Clinical significance of the erythrocyte sedimentation rate in orthopaedic surgery. J Bone Joint Surg 69-A (1987) 148-151

Drobny TK, Munzinger U: Problems of infected knee prosthesis. Orthopade 20 (1991) 239-243

Fitzgerald RH Jr, Bechtol CO, Eftekhar N, Nelson JP: Reduction of deep sepsis after total hip arthroplasty. Arch Surg 114 (1979) 803-804

Fröhlich R, Povacz P, Resch H: The role of shoulder arthroplasty in treatment of severe infections of the glenohumeral Joint. 10. Kongress der Europäischen Gesellschaft für Schulter- und Ellenbogenchirurgie, Salzburg, 1997

Härle, A.: Infection management in total hip replacement. Arch. Orthop. Trauma Surg. 108 (1989) 63-71

Kelly, I.G.: Shoulder replacement in rheumatoid arthritis. In: Post, M.; Morrey, B.F.; Hawkins, R.J. (eds.): Surgery of the shoulder .St Louis: Mosby Year Book, 1990: 305-307

Insall JN, Thompson FM, Brause BD: Two-stage reimplantation for the salvage of infected total knee arthroplasty. J Bone Joint Surg 65-A (1983) 1087-1098

Lettin, A.W.F.; Copeland, S.A.; Sales, J.T.: The Stanmore total shoulder replacement. J. Bone Joint Surg. 64-B (1982) 47-51

Neer, C.S. II; Watson, K.C.; Stanton, F.J.: Recent experience in shoulder replacement. J. Bone Joint Surg. 70 -A (1982) 319-337

Pahle, J.A.; Kvarnes, L.: Shoulder replacement arthroplasty. Ann. Chir. Gynarcol. 74 (1985) 85-89

Poss R, Thornhill TS, Ewald FC, Thomas WH, Batte NJ, Sledge CB.Factors influencing the incidence and outcome of infection following total joint arthroplasty. Clin Orthop 182 (1984) 117-126

Rockwood Ch., FA Matsen: The Shoulder. 1998, Saunders, Philadelphia

Schwyzer, H.K.; Simmen, B.R.; Gschwend, N.: Infection following shoulder and elbow arthroplasty: Diagnosis and therapy. Orthopäde 24 (1995) 367-375

Swanson AB, De Groot Swanson G, Sattel AB, Cendo RD, Hynes D, Jar-Ning W. Bi-Polar shoulder implant arthroplasty. Long term results. Clin. Orthop. 249 (1989) 227-247

Wilson MG, Kelley K, Thornhill TS: Infection as a complication of total knee-replacement arthroplasty. Risk factors and treatment in sixty-seven cases. J Bone Joint Surg 72-A (1990) 878-883

Woods, G.W., D.R. Lionberger, H.S. Tullos: Failed total knee arthroplasty. Revision and arthrodesis for infected and noninfectious complications. Clin. Orthop. 173 (1983) 184-190

4.2 2-Jahresergebnisse nach Schulterwechseloperationen unter Verwendung inverser Implantate

Katzer A, Sickelmann F, Seemann K, Loehr J

Einleitung

Das biomechanische Prinzip inverser Schulterendoprothesen beruht im Wesentlichen auf einer Distalisierung und Medialisierung des Gelenkdrehzentrums, wodurch sich bei erhaltener Deltoideus-Funktion irreparable Rotatorenmanschettenschäden kompensieren lassen. Im Wesentlichen werden 3 Primär- und 3 Revisionsindikationen zur Verwendung dieser Implantate unterschieden:

Primär:
I. Defektarthropathie
II. Infektarthropathie
III. Fraktur

Revision:
IV. Kopfdezentrierung (Impingement)
V. Prothesenkopf(-sub)luxation
VI. Periprothetische Infektion

Material und Methoden

Die vorliegende Untersuchung ist eine prospektive Analyse der Ergebnisse von Wechseloperationen (Indikationen IV-VI) unter Verwendung der Delta-Prothese (Fa. DePuy; Abb.1). Es konnten die ersten 21 von derzeit insgesamt ca. 84 Fällen mit einer Mindestnachbeobachtungszeit von 2 Jahren berücksichtigt werden. Das Durchschnittsalter der Patienten zum OP-Zeitpunkt lag bei 64.8 (49-77) Jahren und es handelte sich um 14 Frauen und 7 Männer. Bei 20 Patienten war die rechte, also vorwiegend die dominante Seite betroffen und es wurden 17 Hemi-, 3 Vollprothesen und ein totaler Humerusersatz (TOHUM) gewechselt. Etwaige finanzielle Ansprüche der Patienten gegenüber Dritten waren zum Zeitpunkt der Nachuntersuchung abgegolten. Die Indikationen zum primären Gelenkersatz, infolge dessen die aktuelle Wechseloperation erforderlich wurde, waren:

11 Arthrosen
7 Mehrfragmentfrakturen
2 Rheumatoide Arthritiden
1 Riesenzelltumor

Die Indikationen zum Prothesenwechsel waren:
12 Impingements mit Bewegungseinschränkung (Abb.2a,b)
5 cranio-ventrale Luxationen oder Subluxationen (Abb. 3a,b)
3 periprothetische Infektionen (2 Proprioni species, 1 St. aureus; Abb. 4a-c)
1 Ankylose bei periarticulären Ossifikationen.

Vorangegangen waren der aktuellen Wechseloperation
1 Prothesenwechsel bei 2 Patienten
2 Prothesenwechsel bei einer Patientin
11 nicht endoprothetische Revisionen (Rotatorenmanschettenrekonstruktionen,
subacromiale Dekompressionen, Neer-Plastiken).

Im Rahmen der prästationären Operationsvorbereitung erfolgte bei allen
Patienten zum Ausschluß bzw. zur Verifizierung einer periprothetischen
Infektion neben der Bestimmung der Entzündungsparameter i.s. eine
diagnostische Gelenkpunktion mit Asservation des Punktates zur
mikrobiologischen Untersuchung. Der Eingriff erfolgte in Beach Chair Position
mit zusätzlichem Scalenus-Block. Es wurden ausschließlich Schaftprothesen zur
zementierten Verankerung verwendet und der Knochenzement bei den 3
Infektionen antibiogramm-adaptiert antibiotika-supplementiert. Von der
Verwendung des Intermediärkopfes unter temporärem Verzicht auf die
Metaglene wurde bei den Infektionen zugunsten einer Zementverankerung der
per se zur zementfreien Verankerung konzipierten Metaglene abgesehen, sodass
einzeitig gewechselt werden konnte. Bei den übrigen 18 Fällen wurde viel Wert
auf die Unterfütterung der Metaglene durch Eigenknochen aus dem Fräsvorgang
am Glenoid gelegt. Aufgrund ausgeprägterer, präexistenter
Knochensubstanzverluste wurde das Glenoid bei einer Patientin durch
Beckenkammspongiosa und in 3 weiteren Fällen durch homologe Knochen-
transplantate rekonstruiert.

Die Patienten wurden 3, 6, 12 und 24 Monate nach dem Eingriff nachuntersucht.
Zur Ermittlung der subjektiven Zufriedenheit mit dem Behandlungsergebnis
wurde ein eigens konzipierter Fragebogen verwendet und die Schulterfunktion
nach den üblichen subjektiven Kriterien „Schmerz und Alltagsaktivitäten" sowie
den objektiven Parametern „Kraft und Beweglichkeit" beurteilt. Diese 4
Parameter wurden zur Verlaufsbeurteilung in den Constant-Score übertragen.
Der Nachuntersucher war in keinem Fall identisch mit dem Operateur und nach
6, 12 bzw. 24 Monaten wurden zusätzlich Röntgenkontrollaufnahmen
angefertigt.

Ergebnisse

Bei Schulterprothesenwechseln lassen sich durch Verwendung inverser Prothesen funktionelle Ergebnisse erreichen, die einer primär endoprothetischen Versorgung entsprechen. So beurteilten 17 der 21 Patienten (80,9%) den Behandlungserfolg als sehr gut, 3 (14,3%) als gut und 1 Patient (4,8%) als befriedigend. Es waren nach der Operation nur noch 3 von ursprünglich allen auf die sporadische und kein Patient mehr auf die regelmäßige Einnahme von Schmerzmitteln angewiesen. Die Schulterbeweglichkeit ließ sich in allen Fällen deutlich verbessern (Tab.1).

Tab.1:
Schulterfunktion und Analgetikabedarf prä- und postoperativ.

Schulterfunktion/Analgetika-bedarf	Präoperativ n = 21	Postoperativ n = 21
Ab- /Adduktion (NNM)	40-0-15	85-0-40
Extension/Flexion (NNM)	35-0-20	90-0-35
IR/AR bei 0° Abduktion (NNM)	30-0-10	80-0-20
Nackengriff	4,8%	76,2 %
Schürzengriff	14,3 %	85,7 %
Schmerzmittel	Regelmäßig: 80,9 % Sporadisch: 19,1 %	Regelmäßig: 0 % Sporadisch: 14,3 %

Das entspricht im Constant-Score einer Verbesserung der Gesamtpunktzahl von präoperativ 30 auf 58 Punkte nach 24 Monaten ober im alters- und geschlechtsadaptierten Constant-Score von 42 auf 81 Punkte, wobei bereits nach 3 Monaten mit 55 resp. 76 Punkten eine Funktion erreicht wurde, die dem Endergebnis nahezu entspricht und die weiteren, graduellen Verbesserungen im wesentlichen nur noch auf einem Zugewinn an Kraft bei konsequenter Fortsetzung der Physiotherapie beruhen. Die Röntgenbefunde aller 21 Patienten ließen keine Lockerungszeichen (Osteolysen, Saumbildung) erkennen. In einem Fall war es zu einer Acromion-Pseudarthrose bei Beschwerdefreiheit gekommen und in 2 Fällen wurde das sog. „Inferior glenoid notching" als Nebenbefund ohne pathologische Bedeutung gewertet. Es sind zwei (9,5%) revisionsbedürftige Komplikationen aufgetreten: Eine Prothesenluxation, die die Interposition eines „Humerus lengtheners" erforderlich machte, und eine Infektpersistenz bei einer der beiden Proprioniinfektionen, sodass ein weiterer einzeitiger Schulterwechsel erforderlich wurde.

Resumée

Schulterwechseloperationen unter Verwendung inverser Implantate sind standardisierte Verfahren zur Therapie von Impingementbeschwerden, Bewegungseinschränkungen, Instabilitäten und Infektionen. Die Komplikationsrate ist vergleichsweise niedrig und die Patientenzufriedenheit hoch. Die Korrelation zwischen Score-Wert und subjektiver Zufriedenheit ist gering, was darauf beruht, da die Patienten vor allem von der raschen Beschwerdebesserung bzw. Schmerzfreiheit profitieren, und das funktionelle Ergebnis, das den Score-Wert erheblich beeinflußt, geringer gewichten. Pflegebedürftigkeit der vorwiegend älteren Patienten läßt sich vermeiden und das nahezu endgültige Ergebnis wird sehr früh, d.h. bereits nach ca. 3 Monaten, erreicht. Ungünstig sind die hohen Implantatkosten.

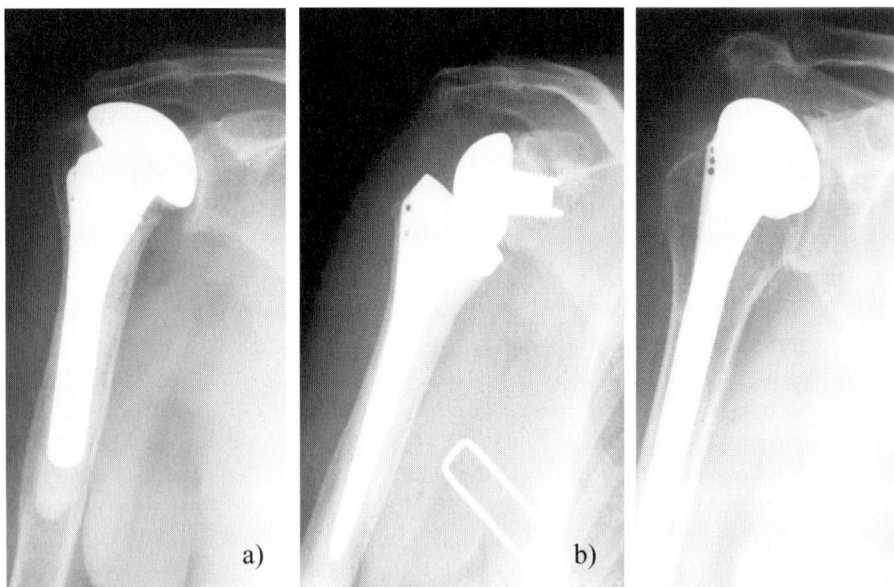

a)   b)

Abb. 1:
a) Craniale Prothesenkopfdezentrierung bei Rotatorenmanschetteninsuffizienz.
b) postoperative Röntgenkontrollaufnahme.

Abb. 2:
Cranioventale Subluxation.

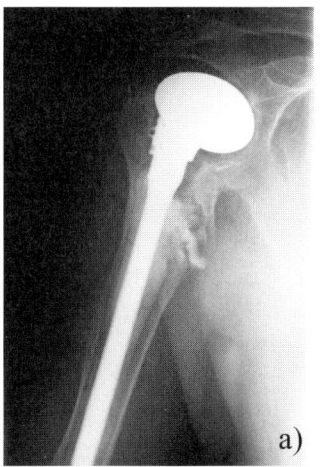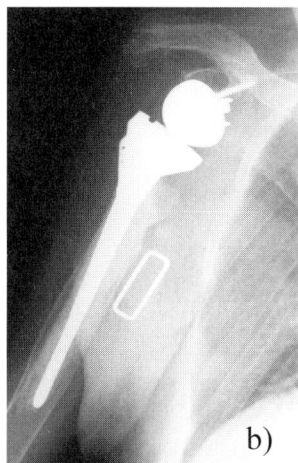

Abb. 3:
a) Periprothetische Infektion mit Pseudarthrose;
b) Konversion zur inversen Prothese mit Implantation von
Metaglene und Wechsel des Intermediärkopfes zur
Epiphyse nach Infektsanierung.

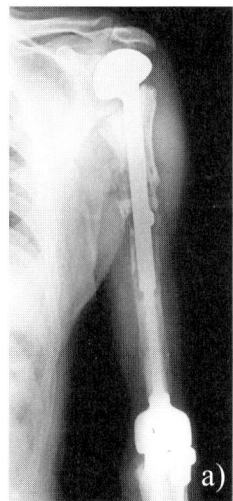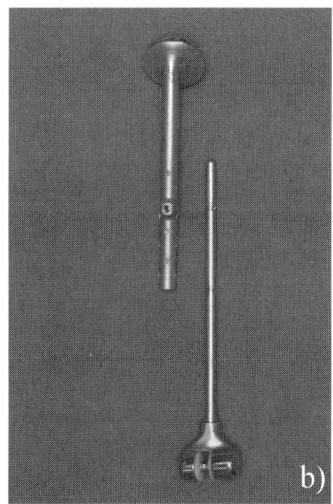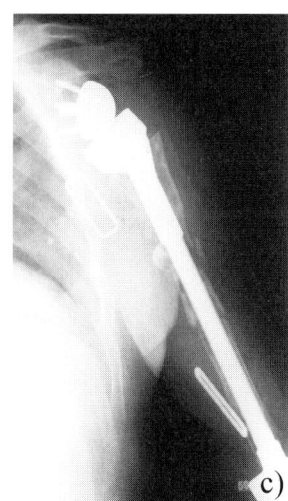

Abb. 4:
a) Gelockerter, cranial dezentrierter TOHUM bei rheumatoider Arthritis.
b) explantierte Prothese.
c) Postoperatives Röntgenbild: Custom-made TOHUM (Fa. W.Link) mit inverser
Schulterkomponente (Fa. DePuy).

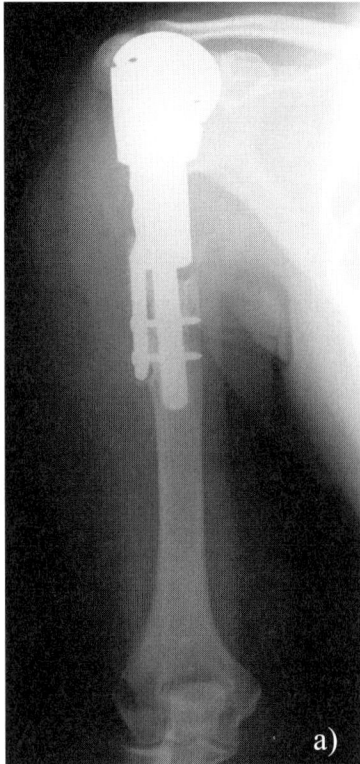

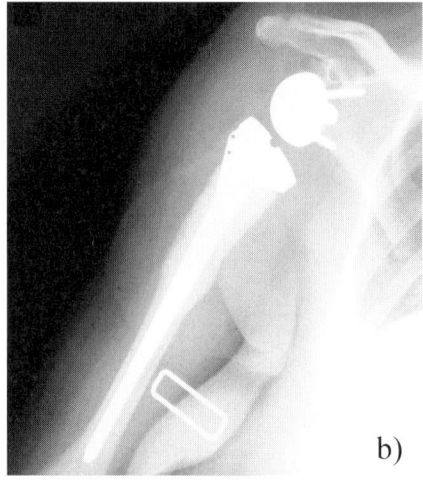

Abb. 5:
a) Dislozierte Spezialprothese nach
Resektion eines Riesenzell-Tumors
des Humeruskopfes mit Azeta-
bularisierung des Acromion und
Ruheschmerzen
b) postoperative Röntgenkontrollaufnahme.

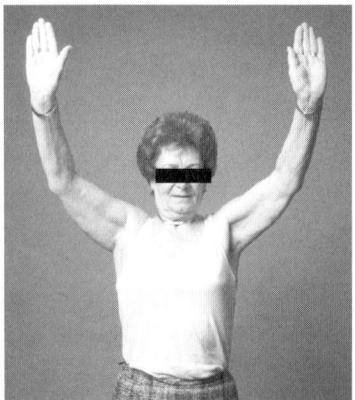
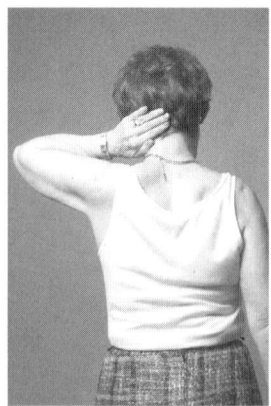
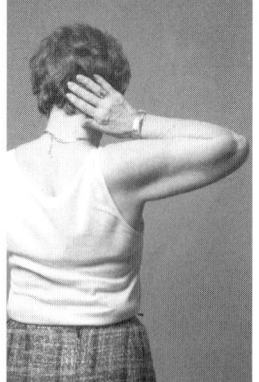

Abb. 6:
Funktionelles Ergebnis nach Schulterprothesenwechsel auf der linken und primär
schulterendoprothetischer Versorgung der rechten Seite.

4.3 Wechseloperationen mit der reversen Endoprothese nach Grammont nach posttraumatischer Primärimplantation

Gohlke F, Rolf O, Schuler S, Böhm D

Einleitung

Die Ergebnisse von Wechseloperationen bei posttraumatischen Folgezuständen mit defekter Rotatorenmanschette bleiben mit anatomischen Standardprothesen in der Regel unbefriedigend. Von Zyto et al. (1998) wurde ebenso wie von Schild et al. (2001) an einer großen Fallzahl gezeigt, dass nach frischen Frakturen zwar meist eine Schmerzlinderung, jedoch häufig eine nur unbefriedigende Funktion mit einem Constant-Score (CS) von 60-70% erzielt werden kann. Noch ungünstiger fallen nach Boileau et al. (2002) und Bosch et al. (1998) die Ergebnisse nach veralteten Frakturen mit einem CS von 40-50 aus.

Methodik

Zwischen 2001-2003 wurden 17 auswärtig implantierte Schulterprothesen mit einer reversen Endoprothese revidiert und prospektiv über mindestens 6 Monate klinisch und röntgenologisch verfolgt. Die Funktion wurde mittels Constant-score bewertet. Es wurden 2 Standard-Totalendoprothesen, 3 bipolare Systeme, eine isoelastische Prothese, 9 Hemiprothesen und 2 reverse Implantate, alle ohne Lockerung, entfernt; in 15 Fällen war eine Humerusosteotomie erforderlich. Eine signifikante Vorschädigung bzw. partielle Denervierung des Deltamuskels bestand bei 11 Patienten. Bei 4 Patienten war der intraoperative Keimnachweis und die Histologie ohne präoperativ vorhandene Hinweise positiv. Bei 11 Patienten bestand eine persistierende anterosuperiore Subluxation und bei 2 eine komplette vordere Luxation.

Ergebnisse

Folgende Komplikationen konnten beobachtet werden:

- postoperative Luxationen in 2 Fällen (erneute Revision mit Einbau einer humeralen Verlängerung bzw. eines retentive-Inlays ohne erneute Reluxation)
- eine Entkoppelung und Lockerung der humeralen Komponente nach 13 Monaten (erneuter Schaftwechsel erforderlich).
- Eine periprothetische, supracondyläre Fraktur nach Sturz ein Jahr p.o.

Eine neurologische Verschlechterung bzw. ein Rezidiv des vorbestehenden Low-grade-Infektes trat nicht auf. In allen Fällen konnte eine signifikante Verbesserung des Schmerzzustandes erreicht werden. Der Constant-score erhöhte sich über einen mittleren Beobachtungszeitraum von 1,3 Jahren von einem präoperativen Wert von 20% auf 69% des altersadaptierten Normwertes, was deutlich unter den Werten eines altersentsprechenden Vergleichskollektivs mit primärer Implantation bei Defektarthropathie liegt. Dennoch waren alle Patienten mit der Verbesserung zufrieden.

Die Defizite traten insbesondere bei der aktiven Beweglichkeit hervor. Insbesondere die aktive Außenrotation war bei Verlust der Außenrotatoren und vorderer Insuffizienz des Delta und Pectoralis of unbefriedigend, während eine aktive Elevation bis 90° meistens erreicht werden konnte.

Diskussion

Derzeit ist bis auf spärliche Mitteilungen in kleinen Fallzahlen wenig in der Literatur zu den Ergebnissen nach Wechseloperationen zu finden. Dennoch werden reverse Implantate bereits in mehreren Zentren - insbesondere in Fällen mit erhaltener Substanz des Glenoids - routinemäßig mit Erfolg verwendet. Die funktionellen Resultate sind jedoch in Bezug auf den aktiven Bewegungsumfang und die erzielbare Kraft oft unbefriedigend. DeWilde et al. (2001) beschrieben in 5 Fällen (4 Patienten) eine Verbesserung des Constant Score von 14 auf 62, was den eigenen, ebenfalls nur kurzfristigen Erfahrungen entspricht. Längerfristig ist mit zunehmenden Problemen durch Schaftlockerung, inferior notching und PE-Abrieb zu rechnen.

Schlussfolgerung

Mit dem Wechsel auf eine reverse Endoprothese lassen sich unbefriedigende Ergebnisse nach posttraumatischem Gelenkersatz in der Regel signifikant verbessern. Die erreichte Funktion fällt jedoch im Vergleich zu Patienten, die eine reverse TEP wegen einer Defektarthropathie erhielten, signifikant schlechter aus und entspricht weitgehend der nach Revision einer vorhergehenden, fehlgeschlagenen Osteosynthese.

Literatur

Boileau P, Krishnan SG, Tinsi L, Walch G, Coste JS, Mole D. (2002): Tuberosity malposition and migration: reasons for poor outcomes after hemiarthroplasty for displaced fractures of the proximal humerus. J Shoulder Elbow Surg. 11: 401-412

Boileau P, Trojani C, Walch G, Krishnan SG, Romeo A, Sinnerton R. (2001): Shoulder arthroplasty for the treatment of the sequelae of fractures of the proximal humerus. J Shoulder Elbow Surg. 10: 299-308

De Wilde L, Mombert M, Van Petegem P, Verdonk R (2001): Revision of shoulder replacement with a reversed shoulder prothesis (Delta III): report of five cases. Acta-Orthop-Belg (2001) 47: 348-353

Favard L, Lautmann S, Sirveaux F, Oudet D, Kerjean Y, Huguet D (2001): Hemiarthroplasty versus reverse arthroplasty in the treatment of osteoarthritis with massive cuff tear. In: Walch G, Boileau P, Molé: 2000 Shoulder prosthesis...two to ten year follow-up. 261-268, Sauramps Medical Montpellier

Grammont P, Trouillod P, Laffay JP, Deries X (1987): Etude et réalisation d'une nouvelle prothèse d' épaule. Rheumatologie 39 : 407-418

Grammont PM, Baulot E (1993): Delta shoulder prothesis for rotator cuff rupture. Orthopaedics 16: 65-68

Schild F, Burger B, Willems J (2001): Complications for prosthesis for fractures. In: Walch G, Boileau P, Molé: 2000 Shoulder prosthesis: Two to ten year follow-up. 539-544, Sauramps Medical Montpellier

Zyto K, Wallace WA, Frostick SP, Preston BJ (1998): Outcome after hemiarthroplasty for three and four part fractures of the proximal humerus. J Shoulder Elbow Surg 7: 85-89

4.4   Prosthesis replacement in cuff-deficient shoulders: Indication and limits of the inverted prosthesis

Molé D, Sirveaux F, Favard L, Guery J

Introduction

In the 70's, some surgeons used constrained design prosthesis with fixed fulcrum but high rates of loosening led them to withdraw these implants. In 1982, these particular problems had been identified by Neer who proposed a specific limited goal rehabilitation program. The use of semi-constrained prosthesis did not resolve the problem [Orr et al.] and Franklin emphasized the rocking horse glenoid effect which is responsible for a high loosening rate of the glenoid component of the unconstrained prosthesis. Then, the hemiarthroplasty remained for a long time the less worse solution [Pollock, Williams, Field]. Ten years ago, we started to use the inversed prosthesis developed by Grammont in 1985. This prosthesis is more and more used in Europe but the indications must be clarifiled.

Short and mid term results

In 1997, we have done a multicentric study including 42 reverse prosthesis used for OA, RA or prosthesis revision, reviewed at a mean FU of 25 months. We identified the main complication corresponding to the glenosphere unscrewing with the first design of the prosthesis. Functionnaly, the Constant score increased from 17 points preoperatively to 55 points at FU. The results appeared better (mean active anterior elevation: 120°) than those published with the hemiarthroplasty [Pollock et al., Arntz et al., Sanchez-Sotelo et al.] or bipolar prosthesis [Warland et al., Petroff et al.]. In this study, the reverse prosthesis was used in three cases of rheumatoid arthritis and two of them presented complication on the acromion. In 2001, a multicentric study including 80 OA with massive cuff rupture confirmed the functional results (mean constant score 65 points, active anterior elevation 138°) at an average FU of 45 months (24-101). The status of the teres minor affected significantly the constant score with a loss of active external rotation in abduction when it was previously torn. We identified a stable radiolucent line under the baseplate in 30% and the rate of glenoid loosening was 6,25%. We identified the occurrence of bone defect at the level of the pillar of the scapula and proposed a classification according to the size. We showed that this scapular notch was not influenced by the FU. The scapular notch affected significantly the constant score when it was extensive. These findings led us to recommend careful positioning of the baseplate in case

of asymmetric erosion of the glenoid. This study gave us the opportunity to calculate the first survivorship analysis of this prosthesis. Considering failure as revision or failure of the component or significant pain (<10 points according to Constant), the probability of survivorship of the prosthesis was 88% at 5 years, 71% at 7 years and 28% at 8 years.

Inversed versus hemiarthroplasty

By the same way, we retrospectively compared the results of these 80 patients with those of 62 hemiarthroplasties. Both groups were similar preoperatively (mean age 72 Y, Preop constant score 22 versus 26 points, 45 versus 43 months FU). Three hemiarthroplasties and 4 reverse prostheses had been revised. The reverse prosthesis obtained a significantly better Constant score by decreasing pain and increasing activity, mobility, and strength parameters. They also obtained higher active elevation (138° versus 96°). On the contrary, the hemiarthroplasty group obtained better active external rotation of the elbow to the side. In the "hemi" group 33 shoulders presented an important wear on the acromial arch and in the "reverse" group, 50 shoulders had a notch on the scapular side. The greatest advantages of hemiarthroplasty appears to be the low risk of short term loosening but the inherent risk is upward migration with antero-superior luxation.

Long term results

Recently, we analysed retrospectively the results of all the reverse prosthesis implanted in four centers between 1992 and 1998, including all the etiologies. At revision, 18 patients were dead and two were lost for FU. The average FU was 69 months (60 - 121). In 66 cases, the reverse prosthesis was implanted for OA with massive cuff tear, in 8 cases for RA, in 4 cases for acute fracture and in 2 for prosthesis revision. At FU, six prostheses had been revised. The cumulative probability of not having a revision was higher in the OA group than in the others (95% versus 77% at 120 months). With the failure defined as revision of the prosthesis or glenoid loosening, the survivorship of the reverse prosthesis was 84% at 120 months and the difference between both groups remained statistically significant. This study showed two breaks in the evolution of the reverse prosthesis. The first was related to the early revision due to mechanical problems on the prosthesis or to early failure of glenoid fixation. The second break occurred after 6 years and was related to the deterioration of the clinical results. In this study, we were not able to relate statistically this deterioration to the occurrence of the glenoid notch.

Conclusion

According to our knowledge and to the literature, it's now proved that the reverse prosthesis gives better functional results than hemiarthroplasty in OA with massive cuff defect. The results are better in this etiology than in others. Considering the actual FU, the reverse prosthesis must be indicated on elderly and retired patients.

References

Arntz C., et al. Prosthetic Replacement of the shoulder for the Treatment of Defects in the Rotator Cuff and the Surface of the Glenohumeral Joint. J Bone Joint Surg [Am], 1993; 75-A(4): 485-491

Field L., et al. Hemiarthroplasty of the shoulder for rotator cuff arthropathy [Abstract]. J Shoulder Elbow Surg, 1995; 4: S62

Franklin J., et al. Glenoid loosening in total shoulder arthroplasty ; association with rotator cuff deficiency. J Arthroplasty, 1988; 3(1): 39-46

Neer C., et al. Recent experience in total shoulder replacement. J Bone Joint Surg [Am], 1982; 64-A(3): 319-337

Orr T., et al. Stress analysis of glenoid component designs. Clin Orthop, 1988; 232: 217-224

Petroff E., et al. L'arthroplastie à cupule mobile dans l'omarthrose avec rupture de coiffe irréparable : résultats préliminaires et étude cinématographique. Rev Chir Orthop, 1999; 85: 245-256

Pollock R., et al. Prosthetic replacement in rotator cuff-deficient shoulders. J Shoulder Elbow Surg, 1992; 1: 173-186

Sanchez-Sotelo J., et al. Shoulder hemiarthroplasty for glenohumeral arthritis associated with severe rotator cuff deficiency. J Bone Joint Surg [Am], 2001; 83-A: 1814-1822

Williams G. and C. Rockwood. Hemiarthroplasty in rotator cuff-deficient shoulders. J Shoulder Elbow Surg, 1996; 5(362-367)

Worland R., et al. Bipolar shoulder arthroplasty for rotator cuff arthropathy. J Shoulder Elbow Surg, 1997; 6: 512-515

4.5 Die Inverse Prothese als Revisonsimplantat: Indikationen und Frühergebnisse

Rickert M, Loew M

Einleitung

Der ausgedehnte oder massive Rotatorenmanschettendefekt, sei es, dass er degenerativ oder entzündlich als Folge einer rheumatoiden Arthritis entstanden ist, verursacht oft starke bis unerträgliche Schmerzen und eine ausgeprägte Bewegungseinschränkung der betroffenen Schulter. Die Einführung der sog. „Inversen Prothese", bei welcher die Formen der Gelenkpfanne und des Oberarmkopfes gegeneinander ausgetauscht wurden, bedeutete für viele dieser Patienten eine deutliche Verbesserung ihrer oft aussichtslosen Situation [Grammot et al., Baulot et al.].

Eine ähnliche Situation findet sich in zunehmender Anzahl bei Patienten, wo in der Vorgeschichte z.B. eine Humeruskopfmehrfragmentfraktur mittels Hemiprothese versorgt wurde, und sich im Laufe der Zeit eine Lyse der Tuberkula mit Hochstand der Prothese und einem entsprechendem Funktionsverlust der Schulter eingestellt hat. Vergleichbar sind Ausgangsbefunde, wo Osteosynthesen derartiger Frakturen fehlgeschlagen sind und sich Fehlstellungen oder Pseudarthrosen entwickelt haben.

Ziel unserer Untersuchung war eine prospektive Erfassung von Patienten/-innen, bei denen wir nach vorangegangener Implantation einer Hemiprothese bzw. fehlgeschlagener Osteosynthese die Indikation zur Inversen Prothese sahen.

Patientengut

Eingeschlossen wurden sechs Frauen im Alter von 64-78 Jahren (m=71). Viermal lag ein Zustand nach Implantation einer Hemiprothese bei Mehrfragmentfraktur vor, in einem Fall eine Hemiprothese bei Defektarthropathie und in einem Fall eine subkapitale Pseudarthrose. Der durchschnittliche Zeitraum zwischen der ersten Operation und dem Prothesenwechsel durch uns (6x Inverse Prothese, (2x Langschaft)) lag bei 23 Monaten. Alle Patienten wurden prospektiv anhand des Constant Scores (CS) sowie röntgenologisch erfasst.

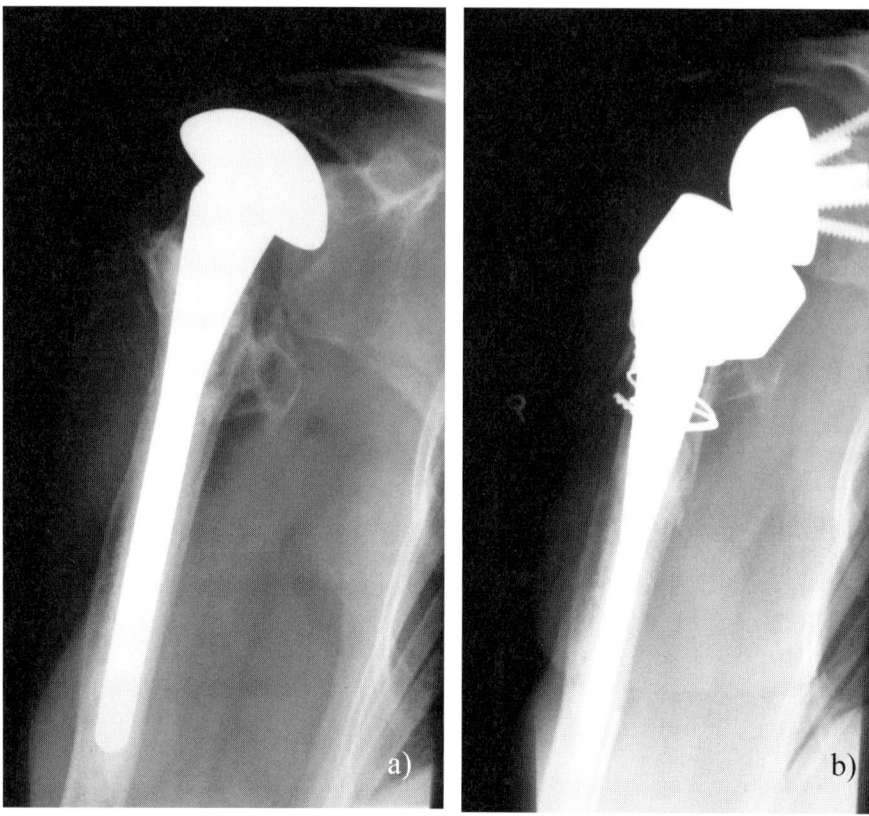

Abb. 1:
a) 69 jährige Patientin 3 Jahre nach Implantation einer Hemiprothese bei
Mehrfragmentfraktur; jetzt Prothesenhochstand.
b) 6 Monate nach Prothesenwechsel auf Inverse Prothese (Langschaft) mit Cerclage
der Tuberkulareste.

Ergebnisse

Der durchschnittliche postoperative Nachuntersuchungszeitraum betrug 6,5
Monate. Der Constant Score verbesserte sich von präoperativ 13,3 (7-18) auf
postoperativ 39,2 (33-42). Am meisten profitierten die Patienten von einer
raschen Schmerzreduktion (3,5 auf 10,6, max. 15) sowie einer Zunahme der
Schultergelenkbeweglichkeit in Seit- und Vorhebung (20-30° prä., 80-90°
postop.). Die Rotationsbewegungen blieben weitestgehend unverändert. In 2
Fällen kam es postoperativ zu einer Prothesenluxation. Einmal wurde diese
geschlossen reponiert und 4 Wochen im Abduktionsgips ruhiggestellt. Einmal

erfolgte ein Aufbau der Metaphyse mit verbesserter Vorspannung des Deltamuskels. Infekte, Gefäß-Nerven-Schäden oder sonstige systemspezifische Komplikationen fanden sich nicht.

Diskussion

Wir berichten über eine Serie von Patientinnen im fortgeschrittenen Lebensalter, bei denen eine stark schmerzhafte Bewegungseinschränkung im Schultergelenk nach vorangegangener endoprothetischer oder osteosynthetischer Versorgung vorlag. Gemeinsam war diesen Fällen, dass eine nicht-rekonstruierbare Defektsituation im Bereich der Rotatorenmanschette bei erhaltener Deltafunktion vorlag, sodass wir uns bei guten knöchernen Pfannenverhältnissen für eine Inverse Prothese entschieden. In der Literatur findet sich momentan eine Studie von De Wilde et al. (2001), die über die Delta-III-Prothese als Revisionsimplantat bei vorangegangener Hemi- oder Totalprothese berichtet. Auch hier fand sich ein Anstieg des CS von 14 auf 62.

Wir denken, dass die Indikation zur Inversen Prothese in der Revisionssituation unter kritischer Würdigung der oft vorgeschädigten knöchernen und weichteiligen Ausgangsbefunde zurückhaltend zu stellen ist. Bei gutem Prothesenhalt und intaktem Delta-Muskel ist mit zufriedenstellenden Ergebnissen zu rechnen, wobei diese sich in erster Linie in einer deutlichen Schmerzreduktion und einer Zunahme der Beweglichkeit bis auf ca. Schulterhöhe ausdrücken.

Literatur

Grammont PM, Baulot E: Delta shoulder prosthesis for rotator cuff rupture (1993) Orthopedics 16, 65-8

Baulot E, Chabernaud D, Grammont PM: Results of Grammont`s inverted prosthesis in omarthritis associated with major cuff destruction (1995) Acta Orthop Belg 61, 112-9

Grammont reverse total shoulder arthroplasty in patients with rheumatoid arthritis and nonreconstructible rotator cuff lesions (2001) J Shoulder Elbow Surg 10, 17-22.

De Wilde L, Mombert M, Van Petegem P, Verdonk R: Revision of shoulder replacement with a reversed shoulder prosthesis (Delta III): report of five cases (2001) Acta Orthop Belg 67, 348-53

4.6   Eine Analyse der Revisionseingriffe
nach 250 Schulterendoprothesen

Zeiler C, Kettler M, Wiedemann E

Im Zeitraum von 01/1995 bis 12/2002 wurden 250 Schulterendoprothesen, davon 147 Hemiendoprothesen und 103 Totalendoprothesen untersucht. Ausgenommen von der Untersuchung wurden inverse Prothesen. Hauptindikationen für die Implatation von Hemiendoprothesen bestanden nach Frakturen und bei der postraumatischen Omarthrose, während bei den Totalendoprothesen meist eine Omarthrose zu Grunde lag. Während des untersuchten Zeitraumes ist es zu einer langsamen Zunahme der Revisionseingriffe gekommen. Retrospektiv wurden die 22 Revisionseingriffe analysiert.

Bei den Revisionseingriffen handelte es sich um Probleme wegen Prothesenmismatch (N=1), Infektion (N=4), Instabilität (N=3), Rotatoren-manschettendegeneration / Tuberkulum maius Resorption (N=3), Schaft-lockerung (N=2), sekundärer Glenoidarthrose (N=4), und Pfannenlockerung/-verschleiß (N=5). Einmal musste bei Implantation eines zu großen Prothesenkopfes ein problemloser Wechsel erfolgen. Infektionen, welche nach Literaturangaben bei Primäreingriffen unter 2% und bei Revisionseingriffen bei ca. 4% liegen, führten in 4 Fällen zu Revisionseingriffen 9 bis 36 Monate nach Primäroperation. Zweimal wurde eine Reimplantation ohne Reinfektion durchgeführt, zwei Patienten verblieben mit einer Pendelschulter. Neben einer vorderen Protheseninstabilität konnten auch 2 dorsale Protheseninstabilitäten nach Ausschluss einer inkorrekten Pfannenversion bzw. Retrotorsion des Schaftes durch Weichteileingriffe wie dorsaler Kapselplastik oder M. pectoralis maius Transfer zur Ausheilung gebracht werden. Nach der Aequalis Muticenterstudie von 2001 treten vordere Prothesenluxationen mit ca. 3% doppelt so häufig auf wie hintere, gemeinsam ist beiden Problemen die hohe Rezidivrate bis zu 50%. Daher muss in diesen Fällen sicher vor einem Revisionseingriff eine Prothesenfehlstellung ausgeschlossen werden. Bei Rotatorenmanschettedegeneration oder Resorption des Tuberkulum maius insbesondere nach Frakturprothetik stellt die Implantation einer inversen Prothese das Mittel der Wahl dar, was sich durch eine nahezu Verdopplung des Constant Score auf über 61 Punkte nach der Aequalis Multcenterstudie widerspiegelt. Schaftlockerungen werden insgesamt, speziell bei zementierten Schäften, selten beobachtet und lassen sich operativ gut beherrschen. Die sekundäre Glenoidarthrose tritt nach Hemiendoprothetik zu ca. 5% auf, macht aber in dieser Gruppe bis zu knapp 50% der Revisionseingriffe aus [Cofield, 1991]. Daher sollte die Tendenz intraoperativ eher in Richtung eines primären Glenoidersatzes ausgerichtet sein. Ein sekundärer Glenoidersatz war in dieser Studie 6 bis 31 Monate nach Hemiprothesenimplatation notwendig. Es wurden 5 Fälle mit Pfannenlockerung/-verbrauch registriert in einem Zeitraum von 1 bis 12 Jahren, wobei der größte Anteil der implantierten Glenoide unzementiert war. Revisionspflichtige Nervenschäden wurden nicht beobachtet. Nervenschäden sind entsprechend der Aequalis Multicenterstudie mit 1,6% sehr selten, davon nur zu 0,4% permanent, Revisionseingriffe wurden hier nur bei Folgeproblemen wie z.b. Instabilität durchgeführt.

Revisionseingriffe nach Schulterendoprothesen umfassen im Wesentlichen die Probleme der sekundären Glenoidarthrose bei der Hemiendoprothetik, Pfannenlockerung und –verbrauch bei der Totatlendoprothetik, Schaftlockerung, Infektion und die Instabilität bzw. Luxation. Die zunehmende Anzahl dieser speziellen Komplikationen zeigt die Grenzen der Endoprothetik an der Schulter. Sie lassen sich aber durch entsprechende Revisionseingriffe meist beherrschen.

Literatur

Walch G, Boileau P, Molé D
2000 Shoulder Prostheses: two to ten year follow-up, Sauramps Medical, 2001

4.7 Zur Differentialindikation der Latissmus-dorsi-Plastik, inversen Schulterendoprothese, Pfannendach-rekonstruktionsschale und Bipolarprothese

Irlenbusch U, Bracht M, Forke L, Gansen HK, Lorenz U, Ziegert A

Fragestellung

Die o.g. Operationsverfahren werden vielfach für die gleichen Indikationen, zumindest aber überlappend angegeben. Eine vergleichende Bewertung und Abgrenzung erfolgt demgegenüber selten, so dass der Eindruck entsteht, dass es sich um konkurrierende Verfahren handelt. Die Indikation zu den einzelnen Methoden wird deshalb anhand der eigenen Ergebnisse und der Literatur dargestellt.

Methodik

Im Rahmen einer klinischen Nachuntersuchung wurden Indikation und Ergebnisse der Verfahren überprüft. Von Juli 2002 bis September 2003 wurden an unserer Klinik 234 Patienten mit einer Rotatorenmanschettenruptur operiert. Davon führten wir in 34 Fällen eine LDP durch. Im gleichen Zeitraum erhielten 48 Patienten eine Schulterendoprothese, davon 9 eine inverse Deltaendo-prothese, dreimal kam eine Pfannendachrekonstruktionsschale und zweimal eine Bipolarprothese zum Einsatz. In 6 Fällen handelte es sich um eine Wechseloperation.

Ergebnisse

Für die LDP wurde im Durchschnitt eine Verbesserung im Constant-Score um ca. 27 Punkte erreicht (Abb. 1), bei strenger Indikationsstellung (isolierter postero-superiorer Defekt, keine Re-OP, keine Deltainsuffizienz, keine Subskapularisbeteiligung) sogar um 41 Punkte (Wilcoxon-Test, p=0,0001). Die weiteren Gruppen zeigten ein zunehmend schlechteres Ergebnis in Abhängigkeit von der Größe des Defektes und zusätzlicher Läsionen, wie z.B. einer Delta-Schädigung.

Die Delta-Prothese zeigte dagegen in unserem Krankengut weniger gute Ergebnisse – die Verbesserung im Constant-Score betrug lediglich 19 Punkte (Tab. 1). Auch im Vergleich mit der Literatur sind die Ergebnisse schlechter. Wir erklären dies mit der strengen Indikationsstellung (3 Prothesenwechsel, 1x

Zustand nach HK-Resektionen, 1 Defektpseudarthrose, 4 Rotatorenmanschetten-Defektarthropathien), da die „leichteren Fälle" der LDP vorbehalten blieben.

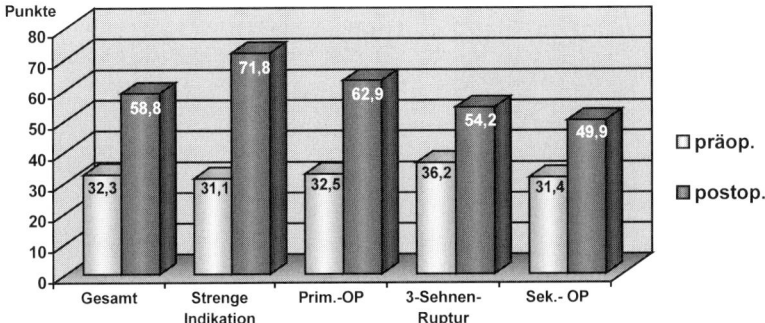

Abb. 1:
Vergleich der prä- und postoperativen Werte im Constant-Score
(„strenge Indikation" = Primär-OP ohne Subskapularisbeteiligung
und Begleitläsionen).

Tab. 1:
Vergleich der prä- und postoperativen Funktion für verschiedene
OP-Verfahren

OP-Methode	Constant-Score	
	Präoperativ	postoperativ
Latissimus-dorsi-Plastik, n = 34 (isolierte posterosuperiore Defekte)	33 (31)	60 (72)
Delta-Endoprothese, n = 9	16	35
Epoca-Reko-Schale, n = 3	8	26
Bipolarprothese, n = 2	5	18

Die Pfannendachrekonstruktionsschale kam ausschließlich als Revisions-operation bei hochschmerzhafter und/oder subluxierter Endoprothese mit fest sitzendem Prothesenschaft zum Einsatz (Abb. 2). Auf diese Weise konnten die mit einer Prothesenentfernung verbundenen Probleme vermieden und der Eingriff "klein" gehalten werden. Die funktionelle Verbesserung war wegen des ausgewählten Krankengutes gleichfalls gering (Verbesserung im Constant-Score um 15 Punkte) – aufgrund der Schmerzfreiheit waren aber auch diese Patienten zufrieden (Tab. 1).
Mit noch geringerem Aufwand ist praktisch der gleiche Effekt mit einer Bipolarprothese zu erreichen, allerdings bieten derzeit nur 2 Hersteller diese

Köpfe an. Als Sonderkonstruktion gelingt es aber auch, eine Global-Prothese über einen Spezialkonus mit einem Thabe-Bipolarkopf zu versehen. Die operative Belastung für den Patienten ist in diesen Fällen minimal.

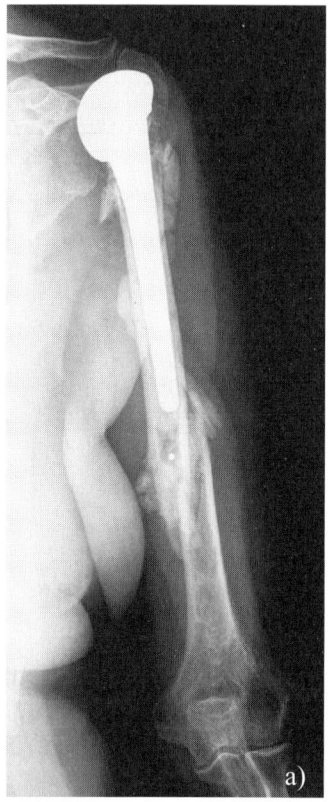 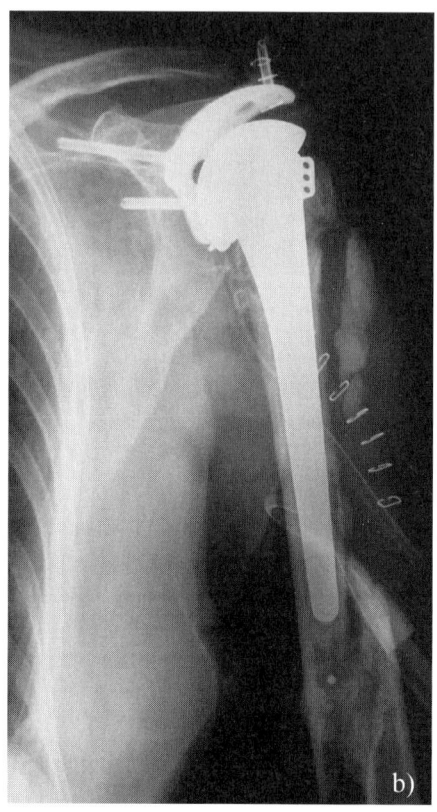

Abb. 2 a,b:
a) Intolerables Schmerzsyndrom bei HAS-Prothese mit antero-superiorer Migration und Z.n. periprothetischer Fraktur.
b) Kombination mit Epoca-Rekonstruktionsschale.

Schlussfolgerung

Die LDP, inverse Schulterprothese, Pfannendachrekonstruktionsschale und Bipolarprothese sind keine konkurrierenden, sondern sich ergänzende Verfahren. Die LDP ist bei irreparablen RM-Massendefekten mit nur geringen arthrotischen Veränderungen (Grad I-II) indiziert. Bei „jugendlichen" Patienten vor dem 60. Lebensjahr sollte das Verfahren auch bei bereits höhergradiger

Arthrose oder Hochstand des Humeruskopfes eingesetzt werden, da zu einem späteren Zeitpunkt die Implantation einer Endoprothese immer noch möglich ist. Für Defektarthropathien im höheren Alter ist diese Operation dagegen ungeeignet – in diesen Fällen sollte einer inversen Schulterprothese der Vorzug gegeben werden. Diese Prothese ist aber ihrerseits bei weitgehend intakten Gelenkflächen nicht indiziert.

Die Pfannendachrekonstruktionsschale ist ein geeignetes Implantat zur Revision hochschmerzhafter und instabiler Schulterendoprothesen. Bei fest sitzendem Prothesenschaft kann eine aufwändige Wechseloperation vermieden werden. Der gleiche Effekt ist mit einer Bipolarprothese erreichbar, falls der primär implantierte Schaft einen derartigen Wechsel zulässt.

4.8 Ellbogenprothesenwechsel – technische Möglichkeiten und Probleme

Flury MP

Wie jedes Kunstgelenk unterliegt auch die Ellbogenprothese der Abnutzung. Dadurch kann die Notwendigkeit für eine Ellbogenprothesen-Revision und allenfalls eine Wechseloperation entstehen. Die Inzidenz der Wechsel-operationen wird in der Literatur von 6,8% bis 15% innerhalb eines Zeitraumes von 6 bis 15 Jahren angegeben [Gill et al., Gschwend et al.]. Zwei Befunde haben einen nachgewiesenen Einfluss auf die Inzidenz. Zum einen ist die Revisions-Inzidenz von posttraumatisch implantierten Kunstgelenken doppelt so hoch wie die Inzidenz bei arthritischer Grunderkrankung des Ellbogens. Zum anderen ist die Inzidenz bei Prothesen mit starrer Führung (full-constraint) im Vergleich zu teilgeführten (semi-constraint) oder ungeführten (non-constraint) Gelenken massiv erhöht.

Zwei Hauptproblemkreise, die zu einer Lockerung führen können, werden unterschieden: Einerseits verfahrensbedingte Probleme entstehend aus dem Prothesendesign oder einer technisch fehlerhaften Implantation, andererseits verfahrensunabhängige Lockerungen z.B. im Rahmen einer Fraktur, einer septischen oder einer aseptischen Lockerung ohne erkennbare mechanische Ursache.

In der Beurteilung von periprothetischen Frakturen hat sich die Mayo Einteilung bewährt [Sanchez-Sotelo et al.]. In diesem Zusammenhang sind vor allem die Frakturen Typ II.2 bzw. 3 von Interesse. Typ II sind Frakturen im Prothesen-Schaftbereich. Untergruppe 2 bezeichnet gelockerte Implantate bei gut erhaltenem Knochenstock und Untergruppe 3 bedeutet zerstörten Knochenstock. Es bestehen zwei Hauptunterschiede in der Reimplantation. Während bei den II.2 Frakturen häufig das gleiche Implantat gewählt und ohne Knochengraft reimplantiert werden kann, muss bei den II.3 Frakturen in den meisten Fällen eine Revisionsprothese – häufig mit einem alternativen Verankerungsprinzip - in Kombination mit einem Knochengraft verwendet werden.

Die Inzidenz der septischen Lockerung wird mit 3,3% angegeben [Yamaguchi et al.]. Bei einem akuten Infekt versuchen wir durch ein aggressives, falls notwendig repetitives Débridement, in Kombination mit einer resistenzgerechten Antibiose die Prothese zu erhalten. Bei chronischen oder Spätinfekten ist dies nicht möglich; es erfolgt der zweizeitige Wechsel allenfalls unter zwischenzeitlicher Implantation eines Zementspacers. Bei nicht eradizierbarem Infekt, ausgedehntem Knochenverlust oder schlechtem Allgemeinzustand des Patienten muss alternativ eine Resektionsarthroplastik diskutiert werden.

Die aseptische Lockerung wird definiert durch eine zunehmende Saumbildung von mindestens 1mm um die ganze Prothese bzw. den Zementmantel, welche eine Lageveränderung der Prothese verursacht. Hauptursache der aseptischen Lockerung ist die Überbelastung der Prothese. Wichtig am Ellbogengelenk ist die Unterscheidung der rein radiologischen Lockerung von der klinisch symptomatischen Lockerung. Falls eine rein radiologische Lockerung ohne entsprechenden klinischen Befund vorliegt, empfehlen wir die Prothese in situ zu belassen, dies allerdings unter regelmässiger radiologischer Verlaufs-beurteilung. Bei zunehmendem Knochenverlust, insbesondere wenn dieser zu einer zunehmenden Frakturgefährdung führt, wird dann die Prothese gewechselt. Bei passendem klinischem Befund wird der Prothesenwechsel empfohlen.

Wichtig für den Prothesenwechsel ist die minuziöse Planung der Operation. Im Folgenden sind einige Punkte dargestellt, die bei der Planung berücksichtigt werden müssen. Die Entfernung der Prothese ist meistens kein Problem. Zur Entfernung des Zementes haben sich Spezialinstrumente bewährt, z.B. überlange Instrumente wie sie aus der Hüftprothetik bekannt sind, oder hochfrequentige Fräsensysteme. Das Hauptaugenmerk bei der Zement-entfernung ist auf den Knochenerhalt zu richten. Falls der Zement fest anhaftet und er nicht ohne grössere Knochendestruktion zu entfernen wäre, empfehlen wir diesen zu belassen. Dafür muss allerdings eine sicher aseptische Situation vorliegen und die Zementreste dürfen die Reimplantation nicht behindern. Aufgrund des präoperativ vorliegenden und des perioperativ zu erwartenden Knochenverlustes muss ein der Situation angepasster Knochengraft gewählt werden. Bei kleinen Defekten verwenden wir autologen Knochen aus dem Beckenkamm, entweder in Form von Spongiosa oder als Knochenspan. Bei grossen Defekten muss ein autologer Graft gewählt werden. Im Condylen-bereich verwenden wir dazu solide Grafts und im Schaftbereich Strutgrafts. Bei grossen Markraumdefekten kann die Technik der komprimierten Spongiosa wie beschrieben von Ling verwendet werden. Die neue Prothese muss schliesslich aufgrund der verbleibenden Knochensubstanz gewählt werden. In der Revisionssituation verwenden wir immer gekoppelte Systeme. Dies geschieht, um mögliche Instabilitätsprobleme bei ungenügender Weichteilführung zu vermeiden. Bei erhaltener Knochensubstanz im Condylenbereich verwenden wir ein System mit condylärer Abstützung (GSB III), da dieses System eine höhere Torsionsstabilität als andere, rein ventral abstützende Systeme aufweist. Bei defekten Condylen empfiehlt sich die ventrale Abstützung. Die Prothesenlänge wird in der Regel zwei Schaftdurchmesser länger als bei der ursprünglichen

Prothese gewählt. Bei der maximal möglichen Schaftlänge muss eine allenfalls später zu implantierende Schulterprothese in die Planung mit einbezogen werden. Die Reimplantation erfolgt immer zementiert.

Über die Resultate nach Wechseloperation gibt es nur wenig Literatur. Es werden allerdings hohe Komplikationsraten bis 30% und Reoperationsraten bis 12% beschrieben [Redfern et al.].

Zusammenfassend handelt es sich bei Ellbogenprothesen-Revisionen um technisch anspruchsvolle Eingriffe, die eine minutiöse Planung voraussetzen. Durch die entsprechende präoperative Planung der Operationsstrategie, der Instrumente, der Revisionsprothese und der Knochengrafts ist es möglich, den Knochenstock soweit möglich zu erhalten und dadurch ein zufriedenstellendes Resultat zu erhalten.

Literatur

Gill DR and Morrey BF: The Coonrad-Morrey total elbow arthroplasty in patients who have rheumatoid arthritis. A ten to fifteen-year follow-up study. J Bone Joint Surg Am, 80(9): 1327-35, 1998

Gschwend N, Scheier NH, Baehler AR: Long-term results of the GSB III elbow arthroplasty. J Bone Joint Surg Br, 81(6): 1005-12, 1999

Redfern DR, Dunkley AB, Trail IA, Stanley JK: Revision total elbow replacement using the Souter-Strathclyde prosthesis. J Bone Joint Surg Br, 83(5): 635-9, 2001

Sanchez-Sotelo J, O'Driscoll S, Morrey BF: Periprosthetic humeral fractures after total elbow arthroplasty: treatment with implant revision and strut allograft augmentation. J Bone Joint Surg Am, 84-A(9): 1642-50, 2002

Yamaguchi K, Adams RA, Morrey BF: Infection after total elbow arthroplasty. J Bone Joint Surg Am, 80(4): 481-91, 1998

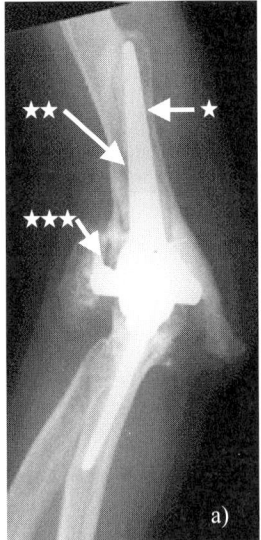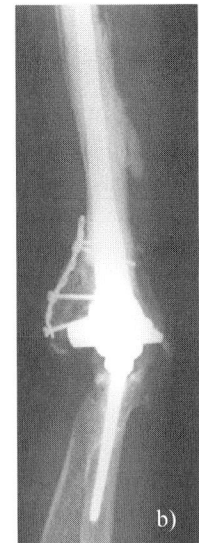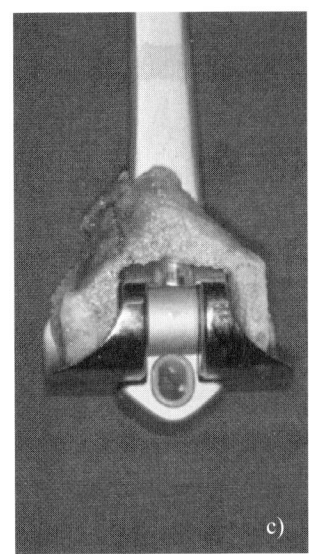

Abb. 1:
Beispiel einer Revision bei aseptischer Lockerung mit Knochendefekt:
a) Gelockerte Prothese,   * lageveränderte Prothese vor Perforation
                            * * Lockerungssaum um gesamte Prothese
                          * * * Destruierter Condylus radialis
b) Rekonstruktion mit solidem Knochengraft und langer, zementierter
Revisionsprothese humeral
c) Solider Knochengraft direkt der Prothese angepasst

5   Konzepte der Schulterchirurgie

5.1   Infektionen des Schultergelenkes – What to do?

Gohlke F, Kirschner S

Infektionen am Schultergelenk sind den Angaben der Literatur zufolge eher selten. Dennoch sind eine Reihe von schwerwiegenden, sogar letalen Komplikationen beschrieben [Ambacher et al., 2002], die in erster Linie durch die zu späte Diagnosestellung, verzögert einsetzende Therapie und die topografische Nähe zum Rumpf bedingt sind.

Eine Erhebung der eigenen Daten von 1994-2004 ergab, bezogen auf 6920 erfasste Schulteroperationen, 123 operativ behandelte Infektionen:

n=18 nach Injektionen, überwiegend subakromialen Infiltrationen auswärts

n=23 nach auswärts erfolgtem operativem Eingriff

n=17 ohne sichere äußere Ursache, mit einem hohen Anteil von Patienten mit rheumatoider Arthritis und Diabetes mellitus

n=65 postoperativ erfassten Infektionen (in domo) - davon allein 43 sog. „Low-grade"-Infekte nach RM-Rekonstruktionen, die nach frühzeitiger postoperativer Wundrevision alle zur Ausheilung gebracht werden konnten

Die Behandlung des Schultergelenksinfektes ist grundsätzlich operativ und orientiert sich an den Ursachen (post-OP, hämatogen, post injectionem) dem Stadium (akut, chronisch), der Ausdehnung (glenohumeral, subakromial, fortgeleitet in die periartikulären Gleiträume; mit oder ohne Knochen-destruktion), dem Keimspektrum (z.B. grampositive oder -negative, sog. „Low-grade Infekte", Mischinfektionen, spezifische) und dem Allgemeinzustand des Patienten, bzw. seinen Vorerkrankungen.

Als Grundprinzipien der Behandlung bei akuten Infektionen gilt:
- Bestimmung des Erregers (Punktion möglichst nicht unter Antibiose)
- schnelle Entlastung (offen oder arthroskopisch)
- Debridement, Spülung (bevorzugt arthroskopisch, bei periartikulären Taschenbildungen offen mit Jet-Lavage) mit Ringer-Lösung oder Lavasept

- Einbringen lokaler Antibiotika-Träger
- Drainage (großlumige Redon, oder Vakuum-Versiegelung)
- Systemische Antibiose (keimadaptiert nach Antibiogramm, falls vorhanden)
- Sanierung der Infektion (geplant, falls erforderlich bei chronischen Verläufen)
- Sekundäre Rekonstruktion (Rekonstruktion der Rotatorenmanschette, Endoprothese oder Arthrodese)

Die operative Versorgung sollte möglichst umgehend als Notfallindikation erfolgen, da sonst nicht nur eine Septikämie sondern auch eine phlegmonöse Ausbreitung in das periartikuläre Gewebe droht. Von Ambacher et al. wurden zwei Todesfälle durch septisches Multiorganversagen nach phlegmonöser Ausbreitung einer Infektion post injectionem beschrieben.

Einen Sonderfall hinsichtlich der Häufigkeit stellt die Ausbildung von postoperativen Low-grade-Infektionen nach Rekonstruktion der Rotatorenmanschette dar. Diese sind mit Rerupturen, geringer Weichteildeckung, mangelnder Qualität von avitalen Sehnenrändern und dem eingebrachten Fadenmaterial assoziiert. Hier werden im Gegensatz zu allen anderen Infektionen häufig Hautkeime wie Staph. epidermidis, Corynebakterien und Propioni-Species gefunden, weshalb diese Art von Infektionen in der Literatur bis auf die Mitteilungen von Müller (1999) und Walch (2003) bisher meist als Wunddehiszenz oder Sehnennekrose fehlinterpretiert und unterschätzt wurde. Insbesondere Anaerobier wie die häufig zu findenden Propioni-Species erfordern besondere Kulturbedingungen, weshalb der Nachweis häufig nicht gelingt. Die Ergebnisse nach frühzeitiger Revision sind hinsichtlich der Infektsanierung gut, werden aber durch die Insuffizienz der oft nicht mehr sekundär rekonstruierbaren Rotatorenmanschette limitiert. Bei chronischen Verläufen kann ein MRT (möglichst mit Gd-Applikation) wertvolle Hinweise auf bereits bestehende Arrosionen, die Zerstörung des Gelenkknorpels und den Nachweis von Osteolysen und einer Markraumbeteiligung liefern. Grundsätzlich folgt die Versorgung den oben bereits genannten Prinzipien, wobei ein Erhalt der Gelenkkörper und der Rotatorenmanschette oft nicht mehr möglich ist.

Bei nachgewiesener unterminierender Arrosion und Knochenbeteiligung und erfolgloser Spülung hat sich ein radikales chirurgisches Debridement verbunden mit einer Resektion der verbliebenen Gelenkflächen und die Verwendung von lokalen Antibiotikaträgern, bevorzugt als artikulierende Spacer (PMMA) eingebracht, auch in unseren Händen bewährt [Jerosch und Schneppenheim 2003, Seitz und Damacen 2002]. Die Erfolgsrate ist mit 80-100% hoch, die funktionellen Resultate sind jedoch abhängig von der begleitenden Weichteilschädigung (v.a. des Deltamuskels und der Rotatorenmanschette) und dem später gewählten Rekonstruktionsverfahren. Bei älteren Patienten ist eine sekundäre Versorgung mit einer reversen Prothese oft nicht zu umgehen, um eine befriedigende Funktion zu erzielen.

Plastische Rekonstruktionen sind durch die gute Weichteildeckung der Schulter selten erforderlich, können jedoch nach mehrfachen Voroperationen, insbesondere am Subakromialraum und partieller Zerstörung des Deltamuskels notwendig werden. Von Heitmann (2004) und Koschnick et al. (2003) wurden gestielte myocutane Pectoralis-Lappen, gestielte Serratus anterior Lappen oder ein freier bzw. gestielter Latissimus dorsi-Lappen empfohlen.

Infizierte Endoprothesen können nur im Frühstadium durch Spülung und Debridement erhalten werden [Coste et al. 2004]. Bei chronischen Infekten ist in der Regel eine komplette Entfernung und ein Wechsel der Implantate erforderlich. Wir bevorzugen ebenso wie Damacen und Jerosch den zweizeitigen Wechsel auf einen artikulierenden Spacer mit einer an den Keim adaptierten Antibiotikazumischung (bevorzugt Refobacin und Vancomycin bei unklarem Keimnachweis und wahrscheinlich grampositiven Erregern). Eine präoperative Aspiration und Keimbestimmung erlaubt eine zielgerichtete Antibiotikabehandlung.

In Fällen mit chronisch-rezidivierenden Infekten oder irrepararblen Weichteilschäden oder Paresen bietet sich immer noch die Arthrodese als Rückzugsmöglichkeit an [Wick et al. 2003]. Langstreckige Knochendefekte, z.B. nach TEP-Entfernung, reduzieren jedoch auch hierfür die Aussichten auf eine erfolgreiche Fusion und können zusätzliche plastische Rekonstruktionen erfordern. Als Ultima ratio bietet sich bei inoperablen Patienten das Einlegen einer mit Nano-Silber beschichteten Dauer-Drainage als temporäre Lösung an.

Literatur

Ambacher et al. (2002): Unfallchirurg 105: 932-938
Coste et al. (2004). J Bone Joint Surg Br 86: 65-69
Jerosch und Schneppenheim (2003). Arch Orthop Trauma Surg 123: 209-14
Seitz und Damacen (2002): J Arthroplasty 17: 36-40
Walch SECEC-Congress (2003), Heidelberg, Abstract Bokk S. 35-36

5.2   Konzepte der Schulterchirurgie: Instabilität

Hoffmann F

Die geschätzte Inzidenz der Oberarmkopfluxation beträgt 1 bis 2 % in der Gesamtbevölkerung. Dies liegt unter anderem darin begründet, dass die glenohumerale Artikulation das beweglichste Gelenk des menschlichen Körpers darstellt. Die komplexe Funktion des Schultergelenks trägt zu den Schwierigkeiten bei, eine Schulterinstabilität zu diagnostizieren und von anderen Schultererkrankungen zu differenzieren. So sind die multidirektionale Instabilität und die Subluxation des Gelenks diagnostische Herausforderungen.

Eine exzessive Translation allein ist nicht ein Kriterium für eine Instabilität sondern eher für eine Laxität. Eine Instabilität ist erst dann manifest, wenn durch die Vorgeschichte und die klinischen Zeichen festgestellt wird, dass eine exzessive Translation die Ursache von Symptomen ist.

In der Therapie von Schulterinstabilitäten konkurrieren offene und arthroskopische Verfahren. Bei den arthroskopischen Verfahren werden meist Nahtanker verwendet, die in letzter Zeit auch als resorbierbare Anker angeboten werden. Es gibt verschiedene Techniken die Anker einzubringen; so kann zuerst der Anker am Glenoid gesetzt werden und dann die entsprechenden Nähte durch den Kapselligamentkomplex transportiert werden. Es kann aber auch eine Naht durch den Kapselligamentkomplex geführt werden, an der dann der Anker befestigt und im Glenoid versenkt wird. Eine dritte Möglichkeit stellt die Perforation des Kapselligamentkomplexes mit dem Anker und der Naht zusammen dar. Eine weitere Möglichkeit zur Schulterstabilisation ist die so genannte Thermokapsulorrhaphie unter Verwendung eines Holmium YAG Lasers (Laser assisted capsular shrinkage LACS) oder elektrothermischen Sonden (electrothermal assisted capsular shrinkage ETACS).

Die Indikation für eine arthroskopische Stabilisierung bei vorderer Schulterinstabilität ist die posttraumatische vordere Schulterinstabilität mit weniger als 6 Luxationen ohne Vorliegen einer Hyperlaxität (Typ 2 nach Gerber) [Gerber C, 1997] und die posttraumatische vordere Schulterinstabilität mit weniger als 6 Luxationen in Verbindung mit einer multidirektionalen Hyperlaxität (Typ 3 nach Gerber.)

Die Vorteile einer arthroskopischen Stabilisation liegen in der geringeren Morbidität. So sind die postoperativen Schmerzen geringer; der Musculus subscapularis bleibt intakt, im Gegensatz zu den offenen Verfahren, wo er abgelöst oder durchtrennt wird. Durch die kleineren Inzisionen ergibt sich eine verbesserte Kosmetik. Ob die arthroskopischen Verfahren auch zu einer geringeren Arthroserate führen, muss die Zukunft zeigen.

Durch die Arthroskopie ist auch ein verbessertes Erkennen der vorliegenden Pathologie möglich. Das Ausmaß und die Lokalisation einer Bankart- oder ALPSA-Läsion (anterior labral periosteal sleeve avulsion) kann ebenso erfasst werden, wie das Vorliegen einer knöchernen Bankartläsion, intrakapsulärer Risse oder einer HAGL (humeral avulsion of glenohumeral ligaments lesion). Auch die Größe und Tiefe einer Hill-Sachs-Läsion kann genau bestimmt werden. Weitere Vorteile einer arthroskopischen Diagnostik sind die Diagnostik einer Labrumläsion oder einer Läsion des IGHL (inferior glenohumeral ligament), das Vorliegen von freien Gelenkkörpern, partiellen Rotatoren-manschettenrupturen, SLAP-Läsionen, einer Tendopathie der langen Bizeps-sehne, chondrale Defekte oder Veränderungen im Sinne eines internen Impingements.

Durch das Vermeiden einer Inzision oder Durchtrennung der Sehne des Musculus subscapularis ergibt sich in der Regel eine bessere postoperative Beweglichkeit und eine verbesserte Funktion. Dadurch können Wurfsportler leichter zum gleichen Aktivitätsniveau zurückkehren; außerdem bestehen geringere Schmerzen bei den Überkopfsportarten. Da die degenerativen Ver-änderungen häufig mit einer Einschränkung der Außenrotation in Verbindung stehen, sind hier in der Zukunft auch bessere Ergebnisse zu erwarten.

Eine gewisse Einsparungstendenz der arthroskopischen Stabilisation besteht in der Tatsache, dass diese ambulant durchgeführt werden kann, und dass die Operationszeit beim Geübten kürzer ist als in der offenen Technik. Dem stehen die höheren Investitionskosten für die Instrumente und die Implantate entgegen.

Das Ausmaß der postoperativen Außenrotation ist in der arthroskopischen Technik häufig schwierig festzulegen. Außerdem haben manche Chirurgen Schwierigkeiten mit dem Fadenmanagement und der arthroskopischen Knoten-technik bei der Verwendung von Nahtankern. Vielleicht können die bereits jetzt schon auf dem Markt erhältlichen so genannten Knotless-Anker hier Abhilfe schaffen.

Es gibt folgende Risikofaktoren für eine Reluxation:

1. Es findet sich intraoperativ keine Bankartläsion
2. Es handelt sich um eine atraumatische Luxation
3. Die glenohumeralen Ligamente sind nicht abgrenzbar
4. Die Patienten betreiben einen Kontaktsport (z. B. American Football, Eishockey oder Ringen)

Findet sich keiner dieser Risikofaktoren, beträgt die Reluxationsrate für eine arthroskopische Stabilisation 3 %, bei einer Kombination von 3 dieser Risikofaktoren erhöht sich die Reluxationsrate auf 43 % [Pagnani et al.].

Relative Kontraindikationen für die arthroskopische Stabilisation stellen eine pathologische Kapsellaxität, die humerale Ablösung der glenohumeralen Ligamente (HAGL-Läsion), große knöcherne Defekte am Glenoid, große Hill-Sachs-Läsionen und eine geringe Kompliance der Patienten dar.

In der Literatur beträgt die Reluxationsrate bei den arthroskopischen Stabilisationen 4 bis 49 %. Als Ursache für diese große Streuungsbreite ergibt sich eine mangelhafte Auswahl der Patienten, die für eine arthroskopische Stabilisation geeignet sind. So sind in der Regel Patienten mit ausgeprägter multidirektionaler Instabilität für eine arthroskopische Stabilisation nicht geeignet. Es ist auch sinnlos, einen an sich insuffizienten Ligament-Labrum-Komplex ohne Straffung nach kranial zu refixieren. Weitere operative Fehler liegen in der zu weit medial durchgeführten Refixation des Kapsel-Labrum-Komplexes oder der Insuffizienz von Nähten, Ankern oder Dübeln. Auch eine insuffiziente Rehabilitation kann zu Rezidiven führen.

Der Schlüssel zum Erfolg bei arthroskopischen Schulterstabilisationen beinhaltet folgende Punkte:

1. Weniger als 6 Luxationen
2. Gut abgrenzbare glenohumerale Ligamente
3. Vorliegen einer traumatischen Instabilität
4. Vorliegen einer Bankart- oder ALPSA-Läsion
5. Keine schwere Hill-Sachs-Läsion
6. Kein Kontaktsport (Ringen, Eishockey, Football)
7. Keine größeren knöchernen glenoidalen Defekte

Die Zunahme der intraartikulären Defekte bei Anstieg der Luxationen wird unterstützt durch eine prospektive Multizenterstudie der AGA. Es wurden 303 Patienten mit einer posttraumatischen anterior-inferioren Instabilität der

Schulter in die Studie aufgenommen. In Gruppe 1 handelt es sich um 61 Patienten (20,1 %) mit 1 Luxation und in Gruppe 2 um 242 Patienten (79,9 %) mit mehr als 1 Schulterluxation. Es fanden sich in Gruppe 1 in 60,7 % IGHL-Läsionen, in 50,8 % MGHL-Läsionen und in 67,2 % Hill-Sachs-Läsionen. In Gruppe 2 fanden sich IGHL-Läsionen zu 75,2 % (P = 0,02), MGHL-Läsionen in 71,1 % (P = 0,002) und Hill-Sachs-Läsionen in 83,9 % (P = 0,003) [7]. Die Ergebnisse dieser Studie zeigen, dass Reluxationen nach primärer posttraumatischer anterior-inferiorer Schulterluxation zu einer vermehrten Schädigung der Ligamente und zu einer Vermehrung von Hill-Sachs-Läsionen im Schultergelenk führen. Aus dieser Studie könnte abgeleitet werden, dass eine frühere chirurgische Stabilisation nach posttraumatischer anterior-inferiorer Schulterluxation notwendig ist, um größere Schäden innerhalb des Schultergelenks zu vermeiden.

Unsere Ergebnisse in einer Serie von 56 Patienten mit weniger als 6 Luxationen präoperativ und einem Follow-up von durchschnittlich 36 Monaten ergab 71,4 % exzellente, 21,4% gute und 7,1 % schlechte Ergebnisse entsprechend dem Rowe score von 1978. Bei den 4 Reluxationen handelt es sich um 2 traumatische und 2 atraumatische. Diese Ergebnisse zeigen, dass bei einem gut selektionierten Patientengut mit einer arthroskopischen Stabilisation mit Hilfe von resorbierbaren Nahtankern vergleichbare Ergebnisse erzielt werden können wie bei den offenen Verfahren.

Die Grenzen der arthroskopischen Stabilisationen liegen eindeutig beim Vorliegen ausgedehnter ossärer Defekte. So konnten Itoi et al. zeigen, dass ein Defekt am Glenoid in einer Ausdehnung von 21 % zu einer signifikanten Abnahme der Stabilität in Abduktion und Innenrotation führen und dass die Außenrotation dadurch deutlich eingeschränkt wird. Auch Burkhart wies nach, dass knöcherne Defekte am Glenoid und am Humerus schlechtere Ergebnisse der arthroskopischen Stabilisation ergaben. So ist der Verlauf einer Hill-Sachs-Delle entscheidend, ob diese sich in einer funktionellen Position der Abduktion und Außenrotation am vorderen Rand des Glenoids einrastet oder nicht. Eine Hill-Sachs-Delle, die bei Außenrotation und Abduktion einrastet, wird zu höheren Reluxationsraten führen als eine Hill-Sachs-Delle, die in dieser Position diagonal zum Vorderrand des Glenoids verläuft. Ein weiterer Faktor für rezidivierende Luxationen sind, wie dies auch Itoi et al. nachgewiesen haben, Defekte im Bereich des antero-inferioren Glenoids (umgekehrte Birne) [Burkhart et al.]. Burkhart konnte bei 184 arthroskopischen Bankart-Operationen zeigen, dass die Reluxationsrate 4 % betrug, wenn keine knöchernen Defekte vorlagen. Die Reluxationsrate stieg auf 67 % bei Defekten am Glenoid (umgekehrte Birne) oder sich einrastenden Hill-Sachs-Defekten.

In den letzten Jahren wurden Schrumpfungen der Gelenkkapsel mittels Laser oder elektrothermischen Geräten bei Schulterinstabilität zunehmend populär. Bereits Hippokrates hat vor über 2400 Jahren die Behandlung von Schulterinstabilitäten mit Hilfe von Hitze beschrieben. Er benutzte damals glühende Holzstämme. Der thermische Effekt der heutigen elektrothermischen Verfahren ist abhängig von 3 Faktoren: der Temperatur, der Einwirkungsdauer und der Qualität des behandelten Kollagens. Durch die Hitzeeinwirkung kommt es zu einer Zerstörung der Trippelhelix des Kollagens, verbunden mit einer Denaturierung. Die kritische Temperatur für das Schrumpfen des Gewebes ist 65°, wobei allerdings der Zelltod bereits bei 45° eintritt. Durch Anwendung einer schachbrettartigen Technik der Gewebeschrumpfung werden lebensfähige Fibroblasten zwischen dem behandelten Gewebe erhalten. Dadurch lässt sich die postoperative Heilungsphase verkürzen. Bei der so genannten Paintbrush-technik werden sämtliche Fibroblasten und auch die entsprechenden Nerven-zellen zerstört [Lu et al.]. Die Propriozeption nach monopularer oder bipolarer Schrumpfung verbessert sich [Lebhart et al.].

Zusammenfassend ergibt sich, dass die elektrothermische Schrumpfung der Schultergelenkskapsel möglich ist, jedoch das Ausmaß der Schrumpfung von der Temperatur, der Tiefe und damit des Nekrosenausmaßes und von der applizierten Energie abhängig ist. Der Zelltod im Bereich des behandelten Gewebes ist obligat. Durch die schachbrettartige Anwendung lässt sich die Heilungsphase verringern. Das denaturierte Protein wird innerhalb von 6 bis 12 Wochen ersetzt. Die Indikation für die Kapselschrumpfung ist die multidirektionale Instabilität, wobei die Ergebnisse bei den erworbenen Formen besser sind als bei den angeborenen. Eine weitere Indikation könnte die bidirektionale Instabilität in Kombination mit einer mechanischen Refixation des Kapselligamentkomplexes, z. B. durch Nahtanker sein.

Es gibt bisher keine prospektiven, randomisierten, kontrollierten Studien die belegen, dass die arthroskopische Kapselschrumpfung Vorteile z. B. gegenüber dem offenen Kapselshift bietet. Die Einfachheit der Anwendung sollte nicht über die Gefahren hinwegtäuschen; diese liegen in der Re-Instabilität, der Nekrose der Kapsel, Läsionen des Nervus axillaris und Ausbildung einer steifen Schulter. Insgesamt scheint die elektrothermische Schrumpfung in milderen Formen der multidirektionalen Instabilität gut zu funktionieren. Bei den ausgeprägteren Fällen ergeben sich in der Zukunft vielleicht bessere Ergebnisse mit der Kombination eines arthroskopischen Verschlusses des Rotatoren-manschettenintervalls. Bei Patienten die Wurfsportarten ausüben, ist eine bessere Kontrolle der Außenrotation wohl mit einer Kapsel-Shift-Operation zu erreichen.

Literatur

Burkhart SS, DeBeer JF, Tehrany AM, Parten PM (2002) Quantifying glenoid bone loss arthroscopically in shoulder instability. Arthroscopy 18: 488-491

Gerber C (1997) Observations on the classification of instability. In: Warner JJP, Ianotti JP, Gerber C (eds.): Complex and revision problems in shoulder surgery. Pp 9-18. Lippincott-Raven, Philadelphia

Itoi E, Lee S-B, Berglund LJ, Berge LL, An K-N (2000) The effect of a glenoid defect on anteroinferior stability of the shoulder after Bankart repair: A cadaveric study. J Bone Joint Surg 82-A, 1, 35-46

Lebhart SM, Myers JB, Bradley JP, Fu FH (2002) Shoulder proprioception and function following thermal capsulorraphy. Arthroscopy 18: 770-778

Lu Y, Hayashi K, Edwards III RB, Fanton GS, Thabit III G, Markel MD (2000) The effect of monopolar radiofrequency treatment pattern on joint capsular healing. Am J Sports Med 28: 711-719

Pagnani MJ, Warren RF, Altchek DW, Wickiewicz TL, Anderson AF (1996) Arthroscopic shoulder stabilization using transglenoid sutures. A four-year minimum follow-up. Am J Sports med 24: 459-467

Spatschil A, Landsiedl F, Anderl W, Imhoff A, Seiler H, Vassilev I, Klein W, Boszotta H, Hoffmann F, Rupp S (2002) Posttraumatic anterior-inferior instability of the shoulder – arthroscopic findings and clinical correlations. Multi-center study by the AGA.

5.3   Surface replacement arthroplasty

Copeland S

The Copeland surface replacement arthroplasty has been used clinically since 1986. The design concept was to replace the surface of the bone with the minimal requirement for internal fixation and minimal bone removal with simple instrumentation. This arose out of dissatisfaction with stemmed prosthesis. If a stemmed prosthesis fails then the bone resorption in the proximal humerus can be substantial such that revision procedure can be extremely difficult. Also on the glenoid side if a glenoid prosthesis fails then a revision glenoid may be impossible because of the major resorption of bone. It is not known why the humeral prosthesis of a stemmed prosthesis is half the length of the humerus. There is no scientific evidence for this and this really evolved out of the use of stemmed prosthesis for fracture reconstruction. However, in arthritis a stem is not required.

There is increasing expectation to do shoulder replacement in young patients due to several factors such as an increasing use of high dose steroids for organ transplantation, malignant blood discrasias and trauma. Also shoulder replacement may be required in young patients in burnt out Still`s disease and early rheumatoid. Therefore, if we have to replace joints in younger people, then the possibility of failure must be recognized as the long term results of shoulder replacement show an increasing failure rate with time in line with joint replacement for hip and knee.

Why surface replacement?

The results of surface replacement at the hip were poor. For example using the Indiana and the Tharies hip but were however successful at the knee. The distal femoral prosthesis in most modern knee replacements is in fact a surface replacement. The design concept was to get as near to a surface replacement with minimal bone removal using bone impaction grafting to build up bony defects and cysts etc. Initially the prosthesis was by a press fixation but since 1993 it has used Hydroxyapatite coating for bony ingrowth after immediate fixation by press fit. With a surface replacement the design is automatically anatomical. If the bearing surface is replaced then automatically the offset, version and inclination is built into the positioning of the prosthesis. No special prosthesis is required. After the original work by Robert & Wallace in 1991 and then Walch and Boileau in 1997 it is known that there was a huge variation of anatomy at the proximal end of the humerus with the humeral head offset. If one is using a stemmed prosthesis this requires a complex prosthesis to allow for all these different variations. However, with a surface replacement this is automatic.

Hemi or total?

In surface replacement the results are very similar when case matched for hemi and total replacement. When comparing surface replacement to stemmed replacement there is less chance of conversion from a hemi to a total. It is felt this is because the head size is correct and the version is correct. Therefore there is less glenoid erosion and the joint is less painful from the beginning. Initially in the Series the majority were total shoulder replacements but then when the results were looked at carefully and case matched the results for hemi replacement and total replacement were statistically non-significantly different.

Revision surgery

If one is to consider using shoulder replacement in younger and younger patients then the possibility of revision surgery must be catered for. If surface replacement prosthesis were to fail then it is an easy revision surgery to change this for a stemmed prosthesis or if persistent instability was a problem or infection then arthrodesis of the shoulder is still a possibility and easily achieved whereas attempting arthrodesis after a stemmed prosthesis removal is extremely difficult.

The indications for surface replacement are exactly the same as for a stemmed replacement in arthritis but it is stressed the use of the joint is for arthritis and not for fresh fracture use. The indications are primary osteoarthritis, rheumatoid arthritis, arthritis secondary to mal-united fractures, avascular necrosis and post-infective arthritis. However, there are limitations if there is no head or insufficient head then a surface replacement cannot be used. Our guidelines are usually taken that if 60% of the bone stock is present in the head then it is suitable for surface replacement.

Clinical results

(Published JBJS March 2001) There are 450 shoulder replacements in my personal Series. The published results of 191 shoulders with a follow up of more than four years (range 16-4 years) have been published. The average follow-up was 6.3 years with 136 females and 55 males. The mean age at surgery was 65.7 years. Between 1986 and 1997 191 surface replacements were done in 172 patients (19 bilateral). 97 were total shoulder replacements and 94 hemi-arthroplasties. The clinical results were: Osteoarthritis: Constant scores preoperatively 40, post-operatively 91 in Hemi-arthroplasty. For total arthroplasty pre-operative Constant score 33, post-operative Constant score 93. Rheumatoid: pre-operative Constant score 19.6, post-operative Constant score 71 for hemi and 9 and 76 respectively for total replacement. Radiographic analysis of the glenoid in 85 shoulders showed between 1986 and 1993 a less than 1mm lucent line in 36 implants (42.4 lucent line rate). Here was a progressive lucent line in 5.8% prior to 1993 with three prostheses definitely loose. Since 1993 to the present time since we have been using Hydroxyapatite coating there have been no lucent lines or loosening.

Conclusions

The overall results are in line with published results from cemented stemmed prostheses in arthritis. Since using Hydroxyapatite coating there have been no lucent lines and the surface replacement is suitable for 90% of shoulder replacement in arthritis both for total shoulder replacement and for hemi-arthroplasty. Because of the easy revision surgery there are advantages in treatment of young patients who must have a higher chance of requiring revision surgery in their lifetime. Complications are generally more easily treated. We feel it is time to choose the prosthesis for the problem and not to just use a stemmed prosthesis because this is what is used for fracture. The clinical situation in arthritis is completely different and therefore it requires a different prosthesis, i.e. surface replacement for arthritis, stemmed replacement for fracture.

5.4 Die Behandlung der Humeruskopffraktur

Brunner U

Zur differentialtherapeutischen Entscheidung ob eine Fraktur konservativ oder operativ behandelt werden sollte stellen wir uns zunächst die Frage, ob die Fraktur disloziert ist und wenn nicht, ob sie ausreichend stabil für eine konservative Behandlung ist.

Zur Beurteilung der Dislokation sind gute Röntgenbilder in true a.p., y- und axialer Projektion erforderlich (Traumaserie). Während die a.p. und y-Aufnahmen beim stehenden Patienten mit schmerzhaftem Arm in der Regel problemlos durchgeführt werden können, muß die axiale Aufnahme durch Hilfe des Arztes erfolgen. Als Alternative steht die Projektion nach Velpeau zur Verfügung. CT-Schichtaufnahmen ggf. mit 3-D-Rekonstruktion sind nur in ausgewählten Fällen zusätzlich erforderlich. Die therapeutische Entscheidung beruht auf der Annahme, dass nicht dislozierte Frakturen konservativ und dislozierte Frakturen operativ zu versorgen seien. Diese Entscheidung kann sich kaum auf Daten der EBM stützen. Es liegt lediglich eine aktuelle prospektiv randomisierte Studie vor, die operative und konservative Versorgung von Humeruskopffrakturen gegenüber stellt. Hierbei ergibt sich kein Unterschied zwischen den Verfahren, jedoch 28 % mehr Komplikationen nach Operation [Zyto]. Eine Metaanalyse aus 147 Arbeiten der Jahre 1966 bis 1999 zeigt jedoch, daß nach Mehrfragmentfrakturen konservativ behandelte Patienten signifikant mehr Schmerzen und signifikant schlechtere Funktion im Vergleich zu operativ behandelten Patienten hatten [Misra].

Die Inzidenz der Humeruskopffrakturen hat sich in den letzten 20 Jahren nahezu verdoppelt. Es zeigt sich eine zunehmende Häufigkeit mit dem Lebensalter, wobei Frauen 2 bis 3-mal häufiger als Männer betroffen sind. Die Osteoporose ist ein signifikanter Risikofaktor [Kannus]. In einer aktuellen Studie wurden über 5 Jahre prospektiv 1027 Humeruskopffrakturen erfasst. Die höchste altersspezifische Inzidenz ergab sich bei den 80 bis 89-jährigen Frauen. In diesem aktuellen Krankengut waren lediglich 50 % gering disloziert und damit für eine konservative Therapie geeignet. Über 50 % der Frakturen betrafen die Typen AO B 1.1, A 2.2, A 3.2 und A 1.2., 20 % der Frakturen betrafen den Typ B 1.1 (valgusimpaktiert) [Court-Brown].

Zur Einschätzung der Fraktur steht die Einteilung nach Neer bzw. nach AO zur Verfügung. Die Einteilung nach Neer, zurückgehend auf das 4-Fragmentkonzept von Codman, stellt eher ein Konzept als eine Fraktureinteilung dar. Hierbei kann die Dislokation der Fragmente entsprechend den ansetzenden Kräften nachvollzogen und beschrieben werden. Eine prognostische Relevanz besteht nicht. Nach AO können die Frakturen in extrakapsuläre, teilweise oder komplett intrakapsuläre Frakturen (A, B, C) mit verschiedenen Untergruppen eingeteilt werden. Hierbei ergibt sich durchaus eine prognostische Relevanz, wenn auch die Anwendbarkeit im täglichen Leben schwierig erscheint. Die Reproduzierbarkeit zwischen den Beobachtern (Interobserver und Intraobserver) ist in beiden Klassifikationen schlecht [Sidor, Siebenrock].

Für ein gutes Ergebnis nach Operation scheint die anatomische, stabile Rekonstruktion als erste und wichtigste Voraussetzung. Nach einer Studie von Gerber waren nach anatomischer Rekonstruktion trotz Humeruskopfnekrose die Ergebnisse hinsichtlich Beweglichkeit, Kraft und Schmerz signifikant besser als nach Osteosynthese mit Fehlstellung und Nekrose [Gerber]. Dies begründet die Forderung, im Falle einer Rekonstruktion, ein anatomisches Ergebnis zu erzielen.

Das Nekroserisiko kann durch besseres Verständnis der Durchblutung des Humeruskopfes genauer eingeschätzt werden. Entsprechend den Arbeiten von Gerber, Brooks und Seggel ist der ramus ascendens hinter der langen Bicepssehne mit der Arteria arcuata aber ebenso die antero- und postero-medialen Äste aus den Circumflexa-Gefäßen von entscheidender Bedeutung. Eine Dislokation der Metaphyse gegen die Kopfcalotte von über 5 mm führt zur zusätzlichen Durchblutungsstörung des Kopffragmentes.

Zur Osteosynthese stehen sowohl bei den offenen als auch bei den gedeckten Verfahren neue Ansätze zur Verfügung. Verschiedene Nagel- und Platten-systeme bieten eine winkelstabile Versorgung. Insbesondere das Prinzip der Kopfverriegelungsschrauben erhöht die Ausrissfestigkeit des osteoporotischen Kopfes. Bei den gedeckten Verfahren stellt der Humerusblock nach H. Resch ein alternatives Versorgungskonzept dar. Für eine adäquate Therapie-entscheidung muss die Frakturpersönlichkeit erfaßt werden. Hier gehen das Alter des Patienten und dessen Funktionsanspruch, die begleitende Knochen-qualität, die Frakturform, das Ausmaß der Dislokation und ein möglicher Durchblutungsschaden ein.

Kindliche Frakturen können überwiegend konservativ behandelt werden. Die proximale Wachstumsfuge des Humerus besitzt ein erhebliches Potential zur Spontankorrektur. Fehlstellungen bis 50 Grad können bis zum 12. Lebensjahr, später 30 bis 40 Grad korrigiert werden. Im Falle einer Reposition sollte das Ergebnis percutan mit K-Drähten, beim älteren Kind ggf. auch durch intramedulläre, elastisch stabile Markraumschienen gesichert werden.

Bei grossen *2-Fragmentfrakturen am Tuberculum majus* (A 1) stellt die percutane Schraubenosteosynthese mit kanülierten 3,5 mm Schrauben die Methode der Wahl dar. Die mechanischen Untersuchungen zeigen jedoch, dass die Ausrissfestigkeit der Schraubenosteosynthese derjenigen der Cerklage deutlich unterlegen ist. Darüber hinaus können einzelne Fragmente aus dem Schraubenverbund dislozieren. Bei polyfragmentierten Tubercula oder auch kleinen Fragmenten ist daher in jedem Falle die Cerklage zu bevorzugen. Die *metaphysäre Zweifragmentfraktur* (A 3) stellt eine der häufigsten Frakturtypen dar. Die konservative Behandlung ist möglich, wenn die Kopfkalotte nicht über 30 bis 40 Grad nach dorsal absinkt und keine wesentliche Dislokation des Schaftes gegenüber der Kalotte nach medial eintritt. Bei zunehmender Dislokation besteht die Möglichkeit zur Osteosynthese mit Pins und Cerklage, mit winkelstabilen Platten bzw. winkelstabilen Nägeln. Eine kostengünstigere Variante stellt die perkutane Osteosynthese nach Kapandji dar. Die semirigide Fixation mit 3 K-Drähten kann zu guten Ergebnissen führen [Werner]. Die *valgusimpaktierte Fraktur* (B 1) betrifft junge und alte Patienten. Hier ist in beiden Altersgruppen eine anatomische Rekonstruktion anzustreben. Die Fraktur stellt eine gute Indikation für eine winkelstabile Plattenosteosynthese dar. Luxationsfrakturen unterscheiden sich in der Prognose nicht von anderen dislozierten Mehrfragmentfrakturen.

Die Stabilität und "Gutmütigkeit" der Fraktur bei der Versorgung sowie die Dauerhaftigkeit der Stabilisierung durch das Implantat hängt im Wesentlichen von der Frakturpersönlichkeit ab. Während stabile und junge Knochen auch weiterhin mit Schrauben und Zuggurtungen ausreichend stabil zu versorgen sind, ist im Rahmen der zunehmenden Osteoporose auf eine winkelstabile Versorgung auszuweichen. Mit zunehmendem Einsatz der winkelstabilen Platte mit Kopfverriegelungsschrauben haben sich auch Kopfnekrosen mit Sinterung des Kopffragmentes und Schraubenperforation ergeben. Derzeit wird empfohlen, die Kopffragmente beim Bohren nicht mehr zu perforieren, um ein Durchwandern der Schrauben zu verhindern. Bei dislozierten Mehrfragmentfrakturen kann gelegentlich präoperativ nicht entschieden werden, ob eine Rekonstruktion möglich ist, oder ob die Indikation zur Frakturprothese gestellt werden muß. Daraus ergibt sich, dass zum Zeitpunkt der Operation jede Art der Versorgung möglich sein sollte. Daraus ergibt sich auch, dass komplexe Frakturen nicht als Notfall unter suboptimalen Bedingungen versorgt werden sollten.

Die Indikation zur Humeruskopffrakturprothese ergibt sich, wenn keine anatomische Rekonstruktion und Retention mehr möglich ist. Dies kann insbesondere im Rahmen von erheblicher Dislokation einer Kopfkalotte mit Abriss der metaphysären, medialen Weichteile oder bei „headsplitting" Frakturen der Fall sein.

Während offene Stabilisierungen übungsstabil versorgt werden müssen, erlauben percutane Stabilisierungen, wie die Versorgung nach Kapandji oder mit Humerusblock eine 3-wöchige Ruhigstellung.

Als Taktik sind folgende Faktoren zu beachten:
Die Frakturform muß durch eine adäquate Diagnostik ausreichend dokumentiert sein. Für eine Reposition muss entsprechend dem Frakturmechanismus die Biomechanik erkennbar werden. Für eine richtige therapeutische Entscheidung muss die Frakturpersönlichkeit hinsichtlich des Patientenalters, dessen Funktionsanspruch bekannt sein. Die Knochenqualität und die Durchblutungssituation müssen eingeschätzt werden.

Eine Operation sollte möglichst weichteil- und durchblutungsschonend erfolgen. Die Position des Kopfes ist hinsichtlich der Inklination und Retroversion anatomisch einzustellen. Wichtig ist die Position und Stabilität des Tuberculum majus. Eine Einheilung des Tuberculum majus in korrekter Position ist die beste Voraussetzung für ein gutes Ergebnis im Falle einer sekundären Frakturprothese. Nur eine anatomische Rekonstruktion und Retention ist Voraussetzung für ein gutes Ergebnis nach Osteosynthese. Dislozierte Frakturen sind im Rahmen der zunehmenden Inzidenz häufiger. Betroffen sind v.a. ältere Patienten mit Osteoporose. Neue Erkenntnisse zur Vaskularisation, neue winkelstabile Implantate und gedeckte minimal invasive, percutane (MIPO) Verfahren erlauben eine großzügige Indikation zur Operation. Die Indikation zur Frakturprothese ist unter diesen Bedingungen derzeit rückläufig.

Literatur

Court-Brown CM, Garg A, McQueen MM: The epidemiology of proximal humeral fractures.Acta Orthop Scand. 2001 Aug;72(4):365-71
Gerber, C. S.E.C.E.C 1992
Kannus P, Palvanen M, Niemi S, Parkkari J, Jarvinen M, Vuori I: Increasing number and incidence of osteoporotic fractures of the proximal humerus in elderly people.BMJ. 1996 Oct 26;313(7064):1051-2
Misra A, Kapur R, Maffulli N: Complex proximal humeral fractures in adults - a systematic review of management.Injury. 2001 Jun;32(5):363-72. Review

Siebenrock KA, Gerber C The reproducibility of classification of fractures of the proximal end of the humerus. J Bone Joint Surg Am. 1993 Dec;75(12):1751-5

Sidor ML, Zuckerman JD, Lyon T, Koval K, Cuomo F, Schoenberg N: The Neer classification system for proximal humeral fractures. An assessment of interobserver reliability and intraobserver reproducibility. J Bone Joint Surg Am. 1993 Dec;75(12):1745-50

Werner A, Bohm D, Ilg A, Gohlke F: Kapandji intramedullary wire osteosynthesis in proximal humeral fractures. Unfallchirurg. 2002 Apr;105(4):332-7

Zyto K, Ahrengart L, Sperber A, Tornkvist H: Treatment of displaced proximal humeral fractures in elderly patients. J Bone Joint Surg Br. 1997 May;79(3):412-7

5.5 Humeruskopffraktur: „The worse case"

Bauer G

Am proximalen Humerus finden wir spezielle anatomische Verhältnisse, - morphologisch wie funktionell -, eine spezielle Frakturmorphologie bei einem speziellen Patientenalter - oft älterer Patient mit schlechter Knochenqualität -, bei der operativen Versorgung eine spezielle Retentions- und Stabilitäts-problematik und in der postoperativen Heilungsphase eine spezielle Durch-blutungsproblematik der Knochenfragmente.

Aus Untersuchungen vor allem in den 90-iger Jahren wissen wir, dass über 90% der *Gefäßversorgung* des proximalen Humerus aus der A. circumflexa anterior und dessen Endast der A. arcuata erfolgt. Weiterhin sehr wichig sind die posteromedialen Äste aus der A. circumflexa posterior [Brooks CH et al., Gerber C et al., Laing PG, Resch H et al., Seggl W] Anatomisch-topographisch von Bedeutung ist die enge Lagebeziehung des axillären Gefäßnervenbündels sowie der Verlauf des N. axillaris mit seiner Versorgung des Deltamuskels.
Betroffen sind entweder jüngere Patienten durch Rasanztraumen mit Luxationsfrakturen sowie nicht selten ausgedehntem Weichteilschaden, oder ältere Patienten, wobei hier mit zunehmendem Alter die eigentliche Verletzungsschwere geringer wird, die Häufigkeit der Fraktur jedoch zunimmt bei gleichzeitiger Abnahme der Knochenqualität [Neer 1986].

Zusammen mit der Gefäßversorgung spielt die *Frakturmorphologie* eine entscheidende Rolle. Bereits 1934 hat Codmann vier Hauptfragmente beschrieben: Tuberculum majus, Tuberculum minus, Kopfkalotte und Humerusschaft. Aufgrund der Muskelansätze kommt es bei diesen Fragmenten zu typischen Dislokationsrichtungen, die vom Operateur gekannt werden müssen. Zahlreiche Autoren haben prognostisch relevante Faktoren beschrieben, die ein zunehmendes Nekroserisiko des Humeruskopfes sowie ein zunehmend schlechteres klinisches Resultat bewirken. Dies sind die Verletzungen der Gefäßverbindung zur A. arcuata bzw. der posteromedialen periostalen Gefäße, die zunehmende Fragmentzahl und Fragmentdislokation, ein Frakturverlauf durch das Collum anatomicum sowie ausgedehnte Repositions-/Stabilisations-Maßnahmen bei der operativen Versorgung [Brooks 1993, Brunner 1995, Gerber 1990, Hägg 1984, Jakob 1991, Nordquist 1995, Seggl 1991, Resch 2000].

Worse case 1: Frakturmorphologie

Frakturen, die von sich aus Probleme bereiten können, sind sogenannte „Head-splitting" Frakturen, Kopfimpressionsfrakturen, Frakturen im anatomischen Hals, eine hohe Fragmentzahl, eine Lateralisation des Kalottenfragmentes von über 0,5cm und wenn der posteromediale Periostschlauch abgerissen ist.

Worse Case 2: Begleitverletzungen

In etwa 6% der Fälle ist mit Nerven-/Plexusläsionen zu rechnen, wobei hier insbesondere der N. axillaris betroffen ist. Arterielle Gefäßverletzungen sind seltener (4,9%) wobei es sich hierbei in erster Linie um die Aa. circumflexae humeri handelt [Stableforth PG].

Worse Case 3: Operateur

Ob bei den proximalen Oberarmfrakturen ein sogenannter „worse case" entsteht, ist sicherlich nicht zuletzt vom behandelnden Chirurg abhängig, was jedoch in der Literatur praktisch nicht berücksichtigt wird. Eine ungenügende oder nicht weichteilschonende Reposition kann zum Abriss der letzten Gefäßverbindungen führen oder gleich eine primäre Fehlstellung zur Folge habe. Wird die Fraktur nicht stabil retiniert, ist ein sekundärer Korrekturverlust vorprogrammiert. Wird die Fraktursituation nicht korrekt eingeschätzt und ein nicht geeignetes Implantat gewählt, ist ein Implantatversagen die Folge. Insbesondere die Entscheidung, soll kopferhaltend vorgegangen werden oder gleich eine primäre Prothese eingesetzt werden, ist hier eine wesentliche intraoperative Entscheidung.

Worse Case 4: Operationsfolgen

Während die Humeruskopfnekrose nicht immer vermieden werden kann und auch oft zu keiner wesentlichen klinischen Behinderung führt, ist die Humeruskopfnekrose in Kombination mit einer Fehlstellung eine signifikante Prognoseverschlechterung [Gerber C, 1990]. Weiterhin können neben der Nekrose auch eine posttraumatische Arthrose und eine schmerzhafte Funktionseinschränkung die Folge sein und letztlich in 30-60% zu unbefriedigenden klinischen Ergebnissen führen [Bigliani LU, 1998].

Die Schilderung der „worse case" Szenarien wirft natürlich die Frage auf, wie diese zu verhindern sind. Die Grundpfeiler sind die exakte präoperative Diagnostik, die Vorhaltung des besten technischen Equipements, der richtige

Operationszeitpunkt, die richtige intraoperative Einschätzung der Situation und die geeignete Implantatwahl.

Exakte Diagnostik
Liegt keine Notfallversorgung vor, sollte großzügig das CT eingesetzt werden. Eine optimale präoperative Einschätzung der Fraktur erlaubt eine bessere Planung des operativen Vorgehens: perkutan, halb offen / offen, Rekonstruktion / Prothese.

Technisches Equipement
Um eine optimale Versorgung durchführen zu können, sollten heutzutage winkelstabile Implantate und eine spezielle Frakturprothese vorhanden sein.

Richtiger Op.-Zeitpunkt
Zu den Notfallversorgungen gehören die Luxationsfrakturen sowie die „Head splitting" Frakturen. Ansonsten sollte man in der ersten Woche die Operation vornehmen (z.B. Prothesenindikationen). Ist im weiteren Verlauf ein Korrekturverlust oder ein Implantatversagen feststellbar, muss frühzeitig der Sekundäreingriff vorgenommen werden.

Intraoperative Einschätzung der Situation
Wie bereits oben erwähnt, ist die korrekte Einschätzung der Situation hinsichtlich Frakturmorphologie, Knochenqualität, Durchblutungssituation und die entsprechend dann gewählte Repositionstaktik für das weitere Ergebnis von entscheidender Bedeutung. Daneben muss selbstverständlich eine geeignete Implantatwahl vorgenommen werden. Neben Cerclage/K-Drähten/Schrauben kommen heutzutage insbesondere winkelstabile Implantate und sogenannte Frakturprothesen zur Anwendung.

Literatur

Bigliani LU: In: Rockwood and Matsen: The Shoulder, Philadelphia 1998
Brooks CH et al., J Bone Joint Surg. 75B (1993) 132
Gerber C. et al., J Bone Joint Surg. 72A (1990) 1486
Gerber C. et al., J Bone Joint Surg. 75B (1993) 1486
Laing PG, J Bone Joint Surg. 38A (1956) 1105
Resch H et al., J Shoulder Elbow Surg 4 (1995) 73
Seggl W, Weiglein A, Acta chir. Austriaca Suppl. 92 (1991) 1
Stableforth PG, J Bone Joint Surg 66B (1984) 104

5.6 Klassifikation, Möglichkeiten und Ergebnisse der Defektdeckung im Schulterbereich

Hierner R, Nijs S

Einleitung

Für die Behandlung von ausgedehnten Weichteildefekten im Schulterbereich verwenden wir ein standardisiertes diagnostisches und therapeutisches Vorgehen. Im Schulterbereich unterscheiden wir 3 Regionen; die Axilla (Regio axillaris), kraniale Schulterregion (Regio supraclavicularis) und die laterale Schulterregion (Regio deltoidea) (Abb.1).

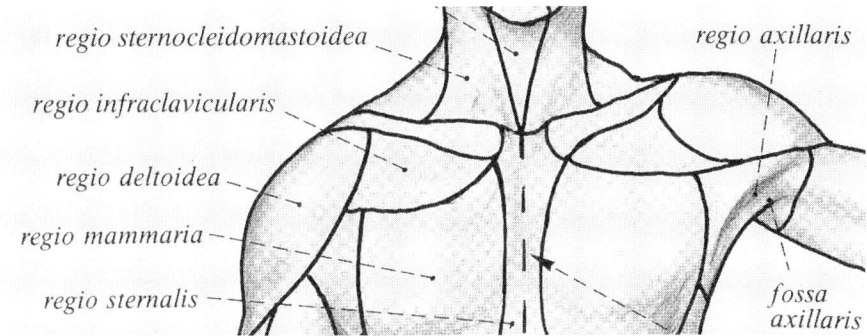

Abb. 1:
Funktionell-ästhetische Einheiten im Schulterbereich.

Material und Methoden

Im Zeitraum von 1981 - 2000 wurden an der Klinik für Plastische, Hand und Wiederherstellungschirurgie der Medizinischen Hochschule Hannoverik 47 Patienten mit Weichteildefektzuständen im Schulterbereich behandelt. Das Patientenalter lag zwischen 8 und 69 (Durchschnitt 33,7)Jahre. Für die Defektdeckung wurden lokale defektangrenzende (n = 30) und nicht-defektangrenzende Lappenplastiken (n = 7) eingesetzt. In 37 Fällen lag ein Defekt im Bereich der Axilla, in 5 Fällen im Bereich der lateralen Schulter-region vor. Ursache für die Defekte waren Traumata (n = 2), Verbrennung (n = 37), Spätfolge nach Bestrahlung (n = 5) und Tumor (n = 3).

Ergebnisse

In 46 Fällen war eine Defektdeckung möglich. In 1 Fall trat eine partielle Lappennekrose nach Latissimus dorsi-Transfer in der Technik nach *TANSINI* auf, die eine erneute Operation erforderlich machte. Bei 3 Patienten trat ein kompletter Lappenverlust nach freier mikrochirurgischem Gewebetransfer auf. Aufgrund der Wiederherstellung des Weichteilmantels trat postoperativ keine Verschlechterung der aktiven- und passiven Gelenkbeweglichkeit auf.

Diskussion

Für die Behandlung von ausgedehnten Weichteilgewebedefekten im Schulterbereich hat sich in unseren Händen ein standardisiertes Vorgehen bewährt (Tab.1).

Tab. 1:
Differentialtherapie bei Defekten im Schulterbereich.

Regio supraclavicularis	*Regio deltoidea*
Skapula-Lappenplastik	Proximal gestielter Oberarm-(Insel)lappen (facies anterior et lateralis)
Trapezius-Lappenplastik	Skapula/Paraskapulalappen (facies posterior)
Latissimus dorsi-Lappenplastik	Latissimus dorsi-Lappen
Regio axillaris	
Kleine bis mittlere Defekte	Über die Axilla hinausgehende Defekte
Limberg-Lappen	Latissimus dorsi-Lappen
Skapulalappen	
Paraskapulalappen	

Kraniale Schulterdefekte (Regio supraclavicularis)

Für auf die funktionelle Einheit begrenzte oberflächliche Defekte hat sich die gestielte Skapula-Lappenplastik ausgezeichnet bewährt (Tab. 1, Abb. 2). Wegen der aufwendigeren Präparation und dem größeren Spenderdefekt stellt die Trapezius-Lappenplastik in unseren Händen die Therapie der 2. Wahl dar.

Laterale Schulterdefekte (Regio deltoidea)

Mittelgroße Defekte im Bereich der vorderen und seitlichen Schulterregion können mit einem proximal gestielten lateralen Oberam-Insellappen gedeckt werden. Für Defekte im Bereich der posterioren Schulterregion hat sich der gestielte Scapula- bzw. Paraskapularlappen, um 90 – 180° gedreht, bewährt. Für ausgedehnte Defekte in der lateralen Schulterregion stellt der gestielte Latissimus dorsi-Lappen die Therapie der 1. Wahl dar (Tab. 1, Abb. 3).

Axilla (Regio axillaris)

Kleine bis mittlere Defekte, die maximal die Ausdehnung der Basis zeigen, können mit einem Limberg-Lappen gut versorgt werden. Die Lappenplanung bedarf bei der Frau einiger Modifikation um nicht die Symmetrie im Brustbereich zu beeinträchtigen (Tab. 1, Abb. 4). Für die Deckung großer Defekte stehen drei Lappenplastiken zur Verfügung: Paraskapulalappen, Skapular-Lappen und posteriorer Oberarm-Lappen. Alle Lappen besitzen eine dünne, elastische Haut. Aufgrund des geringeren Spenderdefektes (horizontale Narbe kann unter BH versteckt werden) stellt der Skapula-Lappen bei Frauen die Therapie der 1. Wahl dar. Der posteriore Oberarmlappen sollte bei einer sehr dicken Subkutanschicht nicht eingesetzt werden. Wegen seines Spenderdefekts sollte der posteriore Oberamlappen nur dann eingesetzt werden, wenn beide Lappen aus dem A. circumflexa scapulae-System nicht verwendet werden können. Bei über die Axilla hinausgehenden großen Defekten stellt der Latissimus dorsi-Lappen die Therapie der Wahl dar. Bei kleineren – auf die Axilla beschränkten Defekten – sollte der Latissimus dorsi-Lappen nur zurückhaltend eingesetzt werden, da es aufgrund seiner Dicke zu einer Obliteration der Achselhöhle mit Bewegungsbeeinträchtigungen kommen kann.

Schlussfolgerung

Die Beachtung der Grenzen der funktionellen Einheiten- und Subeinheiten – vor allem in der Axilla - führt zu einer deutlichen Ergebnisverbesserung.

Literatur

Masquelet A.C., Gilbert A.: An Atlas of flaps in limb reconstruction Dunitz, London 1995

Mathes S.J;, Nahai F.: Clinical applications for muscle and musculocutaneous flaps The C.V. Mosby Company St. Louis, 1982

Zoltan J.: Atlas der Hautersatzverfahren Karger, Basel 1984

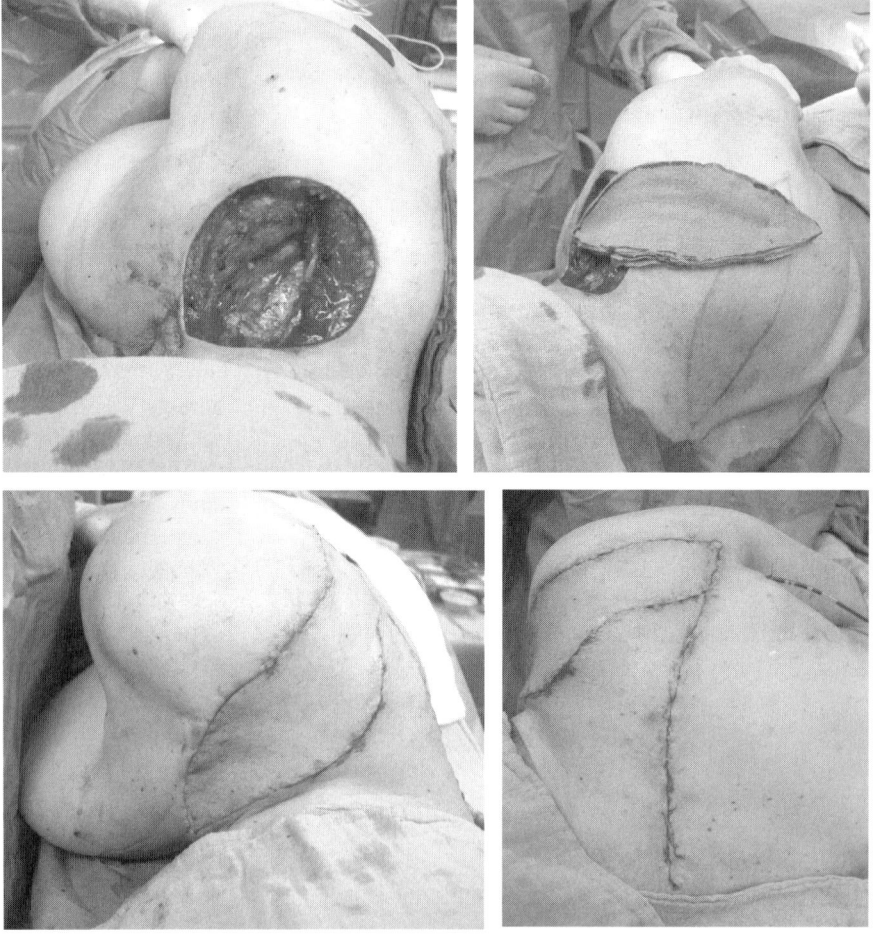

Abb. 2:
Deckung eines Gewebedefekts im kranialen Schulterbereich mithilfe einer gestielten Skapula-Lappenplastik.

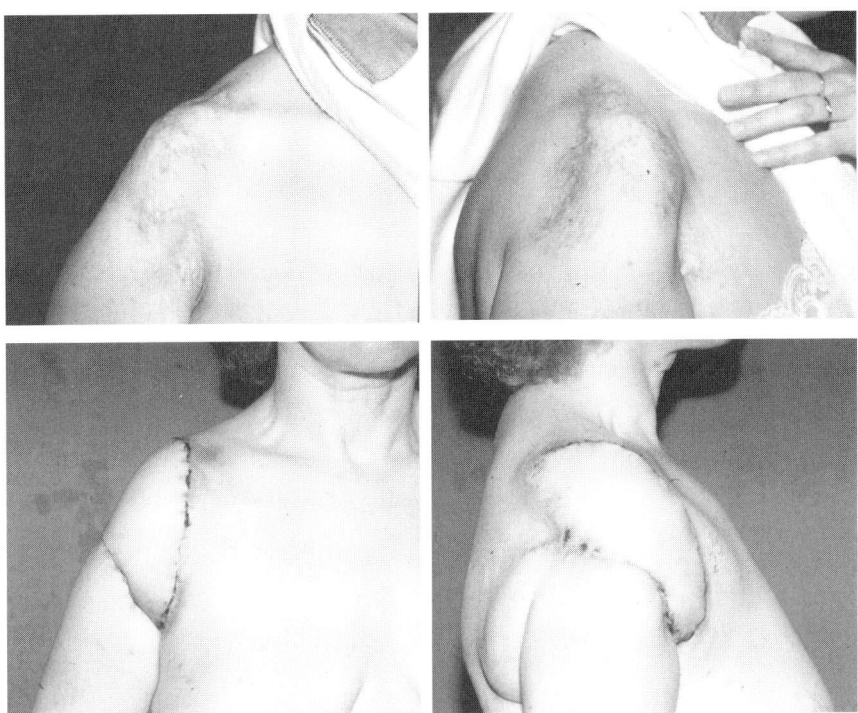

Abb. 3:
Deckung eines Gewebedefektes im lateralen Schulterbereich (Regio deltoidea) mit Hilfe einer myokutanen gestielten Latissimus dorsi Lappenplastik.

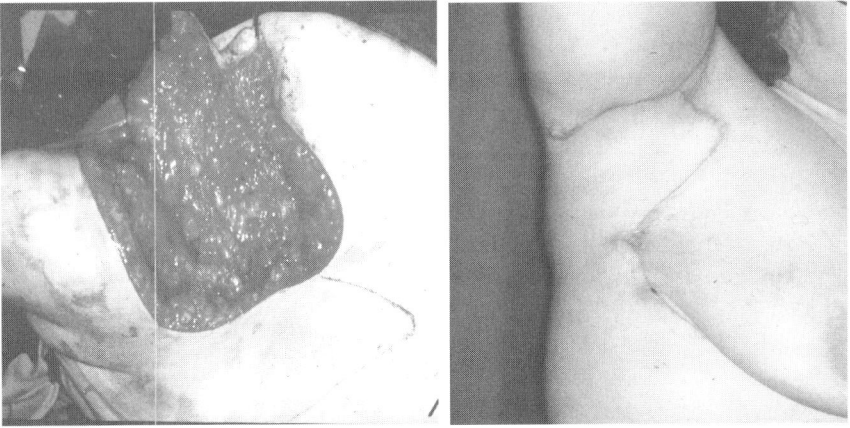

Abb. 4:
Deckung eines mittelgroßen Defektes in der Axilla mithilfe einer Limberg-Lappenplastik.

5.7 Ergebnisse nach operativer Therapie bei kompletter (C5-Th1) posttraumatischer Wurzelausrissverletzung des Plexus brachialis beim Erwachsenen

Hierner R, Mattheus H, Berger A

Bei Ausrissverletzungen aller 5 Wurzeln des Plexus brachialis kann eine nervale Rekonstruktion nur durch extraplexuelle Neurotisation erfolgen. Therapieziele sind: 1. Vermeidung bzw. Reduktion von Deafferenzierungsschmerzen, 2. Adduktion im Schulterbereich, 3. Ellenbogenbeugung, 4. Schulterabduktion /Flexion, 5. protektive Sensibilität in Teilen der Hand (Tab. 1, Abb.1).

Material und Methode

Im Zeitraum von 1981 bis 5/2001 haben wir 1800 Patienten mit einer Verletzung des Plexus brachialis behandelt. 38 Patienten mit einer intraoperativ verifizierten kompletten Ausrissverletzung (C5 - Th1) und einem Nach-untersuchungszeitraum von mehr als 3 Jahren wurden in einer retrospektiven Studie nachuntersucht. Untersuchungskriterien waren die Schmerzstärke und die funktionellen Ergebnisse sowie die subjektive Patientenzufriedenheit.

Ergebnisse

80% der Patienten klagten präoperativ über mäßige (4 - 5/10) bis starke (6 - 8/10) Schmerzen. Postoperativ konnte eine Schmerzreduktion bei 60% auf maximal mäßige Schmerzen erreicht werden. Die Rekonstruktion einer gleno-humeralen Zangenfunktion (Schulteradduktion) konnte in allen Fällen erreicht werden. Eine aktive Ellenbogenbeugung (M3 und mehr) wurde bei 68% der Patienten erzielt. Eine Schulterabduktion/flexion von 40° konnte bei 60% der Patienten erzielt werden. Protektive Sensibilität im Handbereich zeigten 63 %. 42 Patienten waren mit dem erzielten Ergebnis zufrieden und würden wieder einer operativen Rekonstruktion zustimmen. 8 Patienten waren entweder mit dem erzielten Ergebnis unzufrieden oder klagten über starke Schmerzen (Abb.2).

Diskussion

Diagnostik und Therapie von posttraumatischen Läsionen des Plexus brachialis setzt ein ausgezeichnet eingespieltes Therapie-Team voraus. Nur durch eine intensive interdisziplinäre Zusammenarbeit kann ein optimales Therapieergebnis

Tab. 1:
Therapieziele bei Plexus brachialis-Läsionen.

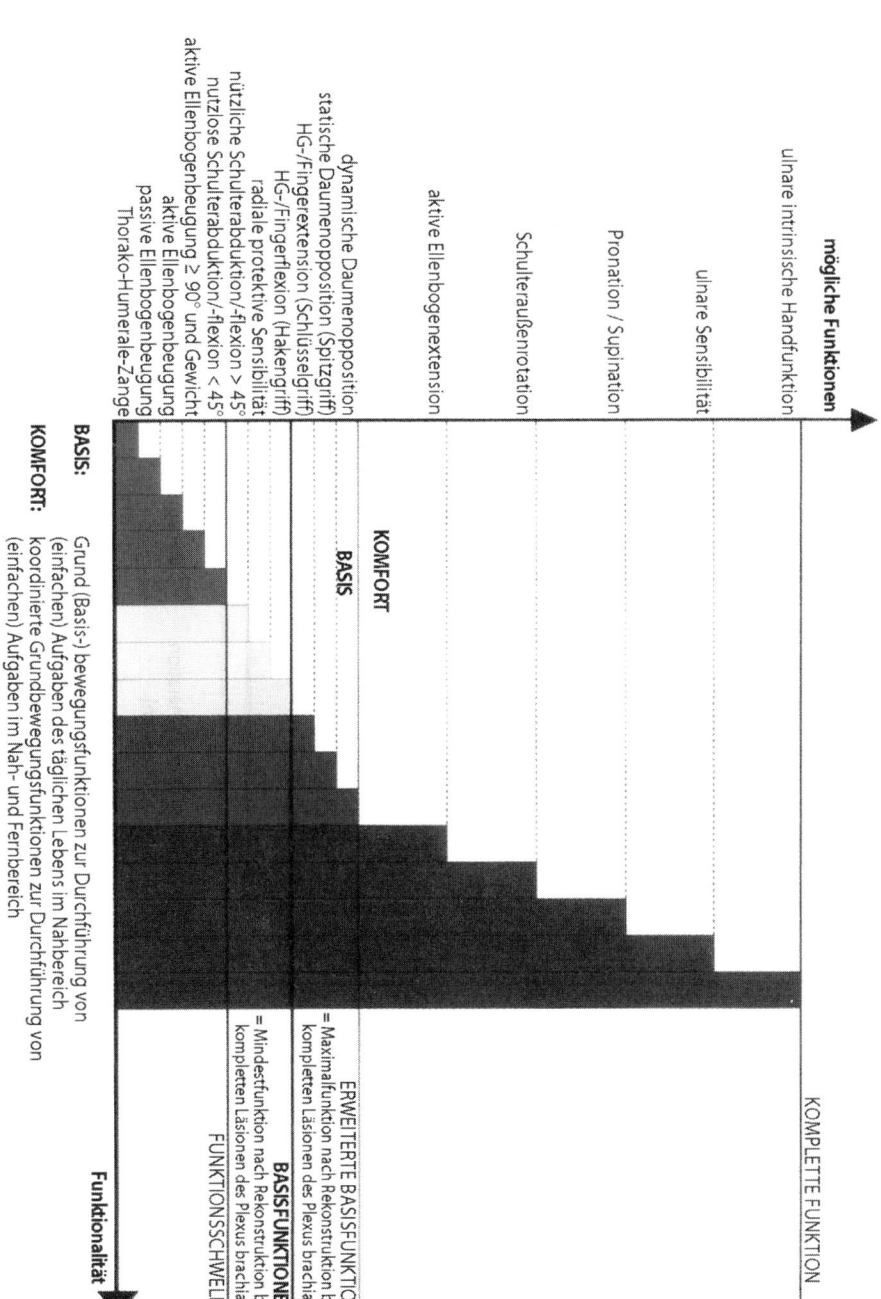

erreicht werden. Mitglieder des Therapie-Teams sind neben dem Operateur (Plastische Chirurgie, Neurochirurgie, Orthopädie, Unfallchirurgie) - oft in Verbindung mit dem (Neuro-)Pathologen - der Hausarzt ("Drehscheibe"), Physiotherapeut (Krankengymnastik, Ergotherapie...), Neurologie und in besonderen Fällen die anästhesiologische Schmerzambulanz (bei Deafferenzierungsschmerzen oder Kausalgien), Sozialdienste/ Arbeitsamt/ Berufsgenossenschaften (berufliche Rehabilitierung und Wiedereingliederung), Orthopädietechniker (Hülsen- und Schienenapparate), Psychotherapeuten und Patienten-Selbsthilfegruppen. Der stetige Informationsaustausch (Telefonate, Arztbriefe...) innerhalb des Teams ist von außerordentlicher Wichtigkeit. Die nötige Teambildung mit ausreichender Erfahrung kann nur bei überregionärer Organisierung errreicht werden. "Vor allem die frühzeitige soziale und berufliche Wiedereingliederung ist für den sozialen Status des Patienten entscheidend!" Die Einleitung berufsfindender Maßnahmen (v.a. bei Handwerkern) sollte idealerweise frühzeitig innerhalb der ersten 6 Monate erfolgen.

Schlussfolgerung

Mit den heute zur Verfügung stehenden Rekonstruktionstechniken ist es möglich auch bei kompletter (C5 - Th1) Läsion in 60% der Fälle die Basisfunktionen der oberen Extremität (Schulteradduktion, Ellenbogenbeugung, protektive Sensibilität im Handbereich) zu erreichen. Somit zeigen diese Patienten mehr Funktion als mit den besten heute erhältlichen Prothesen zu erreichen ist. Die Versorgung mit myoelektischen Prothesen nach Läsionen des Plexus brachialis ist sehr problematisch und bei kompletten Läsionen nicht oder nur sehr eingeschränkt möglich. Darüberhinaus hat die Operation einen positiven Einfluss auf die Deafferenzierungsschmerzen nach Wurzelausrissverletzung.

Literatur

Allieu Y., Triki F., de Godebout J. (1987) Les paralysies totales du plexus brachial. Valeur de la conservation du membre et de la restauration de la flexion du coude. Rev. Chir. Orthop. 73, 665 - 673

Alnot J.-Y., A. Narakas: Les paralysies du plexus brachial, 2nd. ed. Masson, Paris 1995

Berger A., E. Schaller, P. Mailänder (1991): Brachial plexus injuries: An integrated treatment concept. Ann. Plast. Surg. 26, 70 – 76

Boome R.: The brachial plexus Churchill Livingstone, Edinburgh 1999

Hierner R., A. Berger, L. Kleinschmidt: Kapitel 8.2: Läsionen des Plexus brachialis, pp. 8.8 – 8.47 In: Orthopädie und orthopädische Chirurgie Band V: Ellenbogen u. Hand. Martini A.K. (Hrsg) Thieme-Verlag, Stuttgart 2003

Kline D.G., A.R. Hudson: Nerve injuries - Operative results for major nerve injuries, entrapments, and tumors. Saunders, Philadelphia 1995

Millesi H.: Chirurgie der peripheren Nerven. Urban & Schwarzenberg, München 1992

Narakas A. (1987): Läsionen des Plexus cervicobrachialis, pp. 161 - 210 in: Mummenthaler M., H. Schliack (eds.) Läsionen peripherer Nerven, 5. Aufl. Thieme, Stuttgart

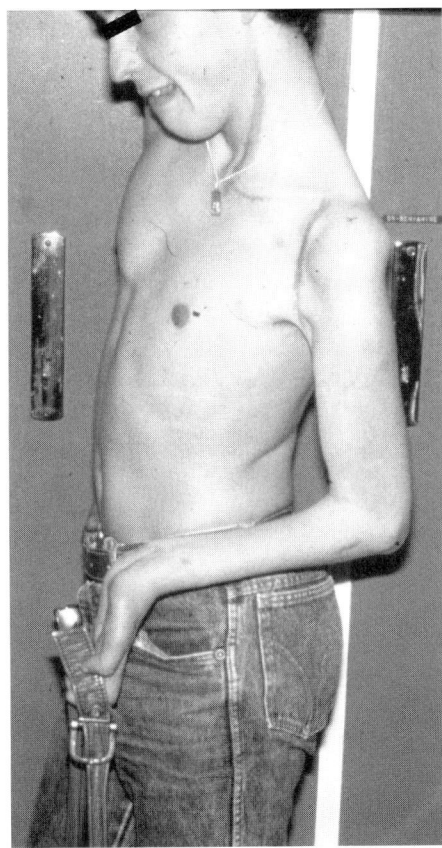

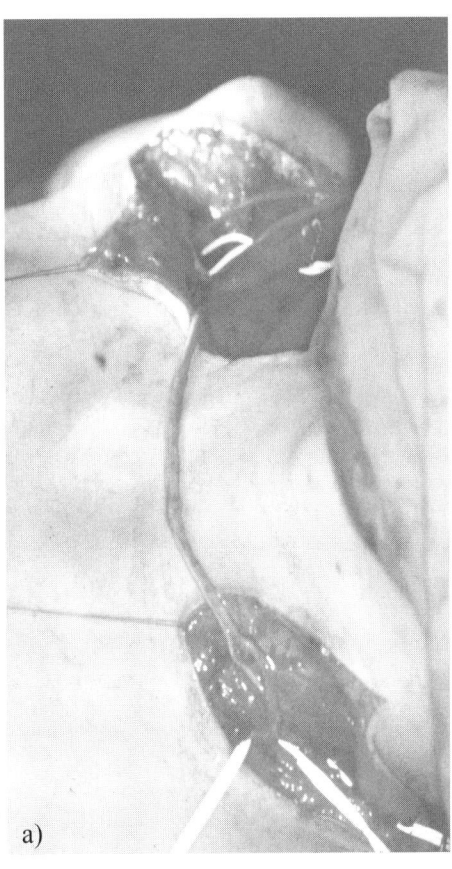

a)

Abb. 1:
"Basis-Funktion" nach erfolgreicher Rekonstruktion einer kompletten posttraumatischen Ausrissverletzung

Abb. 2 a:
Intraop. Befund: Cross-over Nerven-transplantation (2 x Nn. surales à 35 cm) von dem dorsalen Anteil der kontra-lateralen C7-Wurzel auf den Fasziculus lateralis der geschädigten Seite

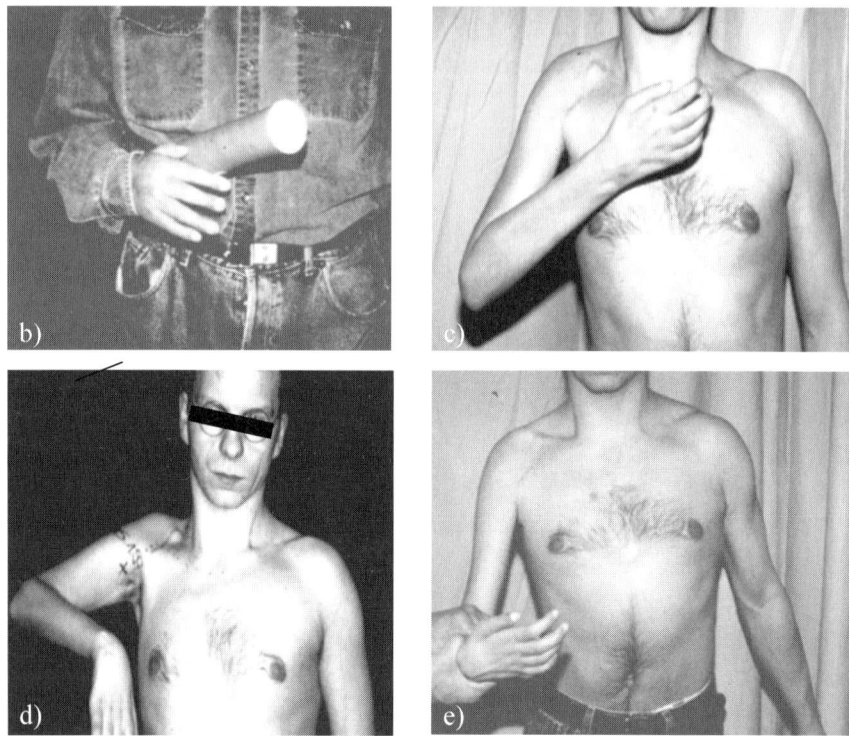

Abb. 2:
Kontralateraler partieller C7-Transfer zur Rekonstruktion der Basisfunktion der
oberen Extremität (thoraco-humeral Zange, Ellenbogenbeugung, protektive
Sensibilität im Bereich der radialen Unterarm-und Handseite)
b)   postoperativer klinischer Aspekt: Schulteradduktion („thorako-humerale
      Zange")
c)   Schulterabduktion (Z.n. Neurotisation ½ N. XI direkt auf Nervus
      suprascapularis)
d)   postoperativer klinischer Aspekt 2 Jahre nach Neurotisation: aktive
      Ellenbogenbeugung M4
e)   postoperativer Aspekt/ aktive Handgelenks- und Fingerbeugung

5.8   Pain reduction and increase of mobility in chronic shoulder pain after acupuncture treatment – a randomized controlled trial on 427 patients

Molsberger A, Mau J, Gotthardt H

Objective

Is Chinese acupuncture a useful alternative in the treatment of chronic shoulder pain and does the analgesic effect of Chinese acupuncture (verum) exceed that of conservative orthopedic treatment (COT) or unspecific needling in pain treatment (sham) of chronic shoulder pain?

Background

Shoulder pain (cSP) often tends to be chronic and often shows only minor and unstable improvement when treated with conventional orthopedic methods. In 1997 the NIH consensus conference and more recently systematic reviews have focused on the question, if acupuncture can contribute to the conservative treatment of chronic pain conditions [Ezzo et al.]. Recent randomized controlled trials on shoulder pain have yielded promising results. Yet these trials are small ($35 \leq n \leq 56$) and of inhomogeneous methodological quality [Ceccheerelli et al, Kleinhenz et al., Sun et al.]. Basic scientific research has revealed certain neurophysiological reactions to acupuncture (e.g. increase in beta-endorphins in the spine and increase in 5-hydroxytryptophan levels in the cerebrum), which partly could explain the analgesic effect of acupuncture also in cSP.

Design and setting

The trial was designed as a multicenter, prospective, randomized controlled trial with three patient blinded parallel groups and a follow up of 3 months. The study was funded by the health research program of the German government UMR (Unkonventionelle Medizinische Richtungen). All data have been collected between January 1997 and July 2000. Patients were treated by 48 office-based orthopedists, who had attended at least a 140 hours training course on acupuncture. Before the trial all orthopedists had received an additional training for the specific trial treatment and documentation modalities. During the trial study monitors assisted and controlled the trial centers.

Patients

427 out-patients with a history of cSP $\geq$ 6 weeks and < 2 years, VAS $\geq$ 50 mm, all acupuncture naive agreed to take part in the trial and were randomized into three groups. Exclusion criteria were: neurologically caused shoulder pain such as cervicobrachialgia, systemic disease, omarthrosis, marcumar, pregnancy, history of shoulder surgery, pending disability claims, work absenteeism > 3 months. All groups were balanced and stratified in respect to gender and duration of the disease. 360 patients reported directly after the end of the treatment, 308 patients reported after 3 months follow up.

Interventions

Group 1: Verum: 15 treatments of verum acupuncture. The verum acupuncture was designed according to treatment recommendations of national and international textbooks and expert opinions. 1-3 *Ahshi* points (locus dolendi) had to be identified and needled. Additionally adjacent and distal points had to be selected from a given set of points, according to precisely defined point selection rules. In general 8 needles were inserted for each treatment. Care was taken that the patient sensed a *Deqi* feeling, a dull, warm, radiating sensation of heaviness around the needle.

Group 2: Sham: Patients received 15 treatments of a superficial needling on non acupuncture points at the frontal part of the lower leg, directly above the tibia. 8 needles were inserted, 4 needles on each leg. Since inserting a needle in any part of the body produces physiological reactions, this procedure is not an inert placebo. It is best described as a minimal effective acupuncture.

Group 3: COT: Patients in this group received conventional conservative orthopedic therapy (COT) with 50 mg diclofenac on a daily basis and 15 treatments of either physiother0apy, physical exercise, ultrasound, cold-hot treatment applications or TENS. Neither injections nor steroids were allowed. Verum and sham acupuncture were blinded against the patients. Care was taken that all patients in the verum and sham group received the same information about the treatment and that the personal care and handling of all patients in all groups was alike.

Main Outcome Measures

Primary endpoint: pain reduction $\geq$ 50% on VAS 3 months after the end of the treatment protocol. Secondary endpoints: pain reduction $\geq$ 50% directly after the end of the treatment, global assessments on a 4-score scale directly after the end of the treatment protocol. Besides that the mobility of the shoulder was measured before, directly after treatment and 3 months later.

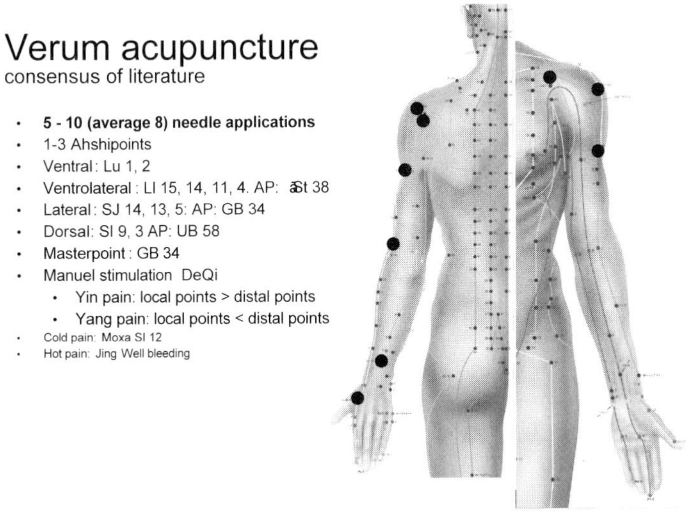

Verum acupuncture
consensus of literature
5 - 10 (average 8) needle applications
1-3 Ahshipoints
Ventral: Lu 1, 2
Ventrolateral: LI 15, 14, 11, 4. AP: ãSt 38
Lateral: SJ 14, 13, 5: AP: GB 34
Dorsal: SI 9, 3 AP: UB 58
Masterpoint: GB 34
Manuel stimulation DeQi
Yin pain: local points > distal points
Yang pain: local points < distal points
Cold pain: Moxa SI 12
Hot pain: Jing Well bleeding

Fig. 1:
Application of Chinese acupuncture.

Pain relief 50% VAS
Primary endpoint 1: 3 months after end of therapy (n=308)
secondary endpoint: directly after end of therapy (n=360)
Verum - Sham / Standard:
Primary and secondary endpoint : p < 0.0001
90%
80%
70%
60%
50%
40%
30%
20%
10%
0%
64%
43%
40%
78%
47%
43%
4 weeks
3 months
Verum
Sham
Standard

Fig. 2:
Pain relief on visual analog scale.

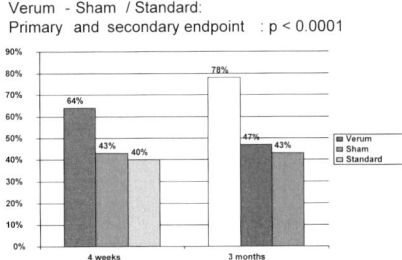

Results

In the whole sample a pain relief of ≥ 50% on VAS was reported directly after the end of treatment protocol (Fig. 2): verum 64%, sham 43%, COT 40%. The results after 3 months are: verum 78%, sham 47%, COT 43%. All results are significant for verum over sham and verum over COT (p < 0.0001). Some patients stopped the trial during the treatment: verum 11 of 154; sham 12 of 135; COT 41 of 135. The mobility of the shoulder in all groups before, directly after and 3 months after treatment, showed a higher improvement in the verum group versus the control groups for the abduction and the hand above head test directly after treatment and after three months.

These data are descriptive, because it was not described in the trial protocol to undertake a statistic analysis in respect to significance.

Discussion

Our data suggest that acupuncture is an effective treatment strategy for chronic shoulder pain of patients meeting the inclusion, exclusion criteria above. To our   on acupuncture for shoulder pain in a realistic outpatient environment. The data are in correspondence with the findings of other recently published trials on acupuncture against shoulder pain. According to the outpatient setting the trial is patient but not observer blinded. Although we did not ask specific questions to test the blinding of the patients, the equal drop out rate in the verum and sham group suggest that blinding was successful. Future trials should include questions testing successful blinding and should aim also at blinding the observer even in ambulant settings.

Conclusions

Acupuncture is an important treatment alternative in the management of cSP. This trial served as a model for the development of the german acupuncture trials (gerac) in 2001 [Molsberger et al].

References

Ceccheerelli F, Bordin M, Gagliardi G, Caravello M. Comparison between superficial and deep acupuncture in the treatment of the shoulder's myofascial pain: a randomized and controlled study. Acupunct Electrother Res. 2001;26(4):229-38.

Ezzo J, Berman B, Hadhazy VA, Jadad AR, Lao L, Singh BB. Is acupuncture effective for the treatment of chronic pain? A systematic review. Pain. 2000 Jun;86(3):217-25.

Kleinhenz J, Streitberger K, Windeler J, Gussbacher A, Mavridis G, Martin E. Randomised clinical trial comparing the effects of acupuncture and a newly designed placebo needle in rotator cuff tendinitis. Pain.1999 Nov;83(2):235-41.

Molsberger A, Diener HC, Krämer J, Michaelis J, Schäfer H, Trampisch HJ, Victor N, Zenz M. (2002). GERAC-Akupunktur-Studien – Modellvorhaben zur Beurteilung der Wirksamkeit. DÄB; 99:26

Sun KO, Chan KC, Lo SL, Fong DY. Acupuncture for frozen shoulder. Hong Kong Med J. 2001 Dec 7(4):381-91

5.9   Sensomotorik bei Schulterverletzungen und nach Schulteroperationen

Freiwald J

Anatomische und physiologische Aspekte der Sensomotorik am Schultergelenk

Das Schultergelenk garantiert durch seine spezielle Anatomie mit flacher Pfanne und kugelartigem Kopf eine besonders ausgeprägte Beweglichkeit. Durch eine schlaffe Kapsel und nur wenige Verstärkungsbänder ist das Schultergelenk und der gesamte Schultergürtel in besonderem Maße auf eine gut koordinierte muskuläre Führung und Sicherung angewiesen.

Rezeptoren der Schultergewebe

Um Bewegungen und Lastveränderungen im Schultergelenk zu detektieren, ist das Schultergewebe mit spezialisierten Rezeptoren versorgt. Dazu zählen in erster Linie:
1. *Ruffini endings* mit einer durchschnittlichen Größe von 100x4 µm. Sie liegen zwischen den Kollagenfibrillen der Kapsel und reagieren auf mechanische Spannungsveränderungen der Kapsel. Sie adaptieren langsam an Reize und verfügen über eine niedrige Reizschwelle.
2. *Pacinian corpusles* mit einer durchschnittlichen Größe von 280x120 µm. Sie kommen im fibrösen Kapselgewebe und dem subsynovialen Fettgewebe vor. Sie adaptieren sich schnell an Reize und entladen bei Druck- und Zugbelastungen.
3. *Golgi tendon organs* haben eine durchschnittliche Größe von 600x100 µm. Sie befinden sich um die kollagenen Faszikel der Schultergelenkkapsel. Sie haben eine hohe Reizschwelle (wird kontrovers diskutiert) und adaptieren langsam an Reize. Sie detektieren in erster Linie die Gelenkposition und die Bewegungsrichtung.
4. *Free nerve endings* haben eine durchschnittliche Größe von 0,5 bis 1,5 µm. Sie sind überall im Kapselgewebe zu finden. Sie zeichnen sich durch eine hohe Reizschwelle aus, die jedoch unter chemischen Einflüssen variabel ist. Ihre Entladungsraten adaptieren nicht, sie sind in erster Linie als Schmerzrezeptoren einzuordnen.
5. *Muscle spindles* liegen in der Muskulatur und detektieren mit ihren Kernkettenfasern die Ruhelänge, sowie mit den Kernsackfasern dynamische Längenänderungen der Muskulatur.

Physiologische und pathophysiologische Einflüsse auf das Schultergelenk

Das Schultergelenk ist auf die Stabilisierung durch die Muskulatur angewiesen. Zur koordinativ angepassten Aktivierung der Muskulatur integriert sie die Informationen, die von Rezeptoren zur Verfügung gestellt werden. Wenn das Schultergelenk eine Schädigung erfährt, ist sowohl die mechanische Stabilität als auch die sensorische Rückkopplung beeinträchtigt (Abb. 1). Verantwortlich dafür sind sowohl mechanische (Schädigungen des Kapsel-Bandapparates) als auch chemische Einflüsse (entzündungsbedingte Veränderungen der Rezeptionen).

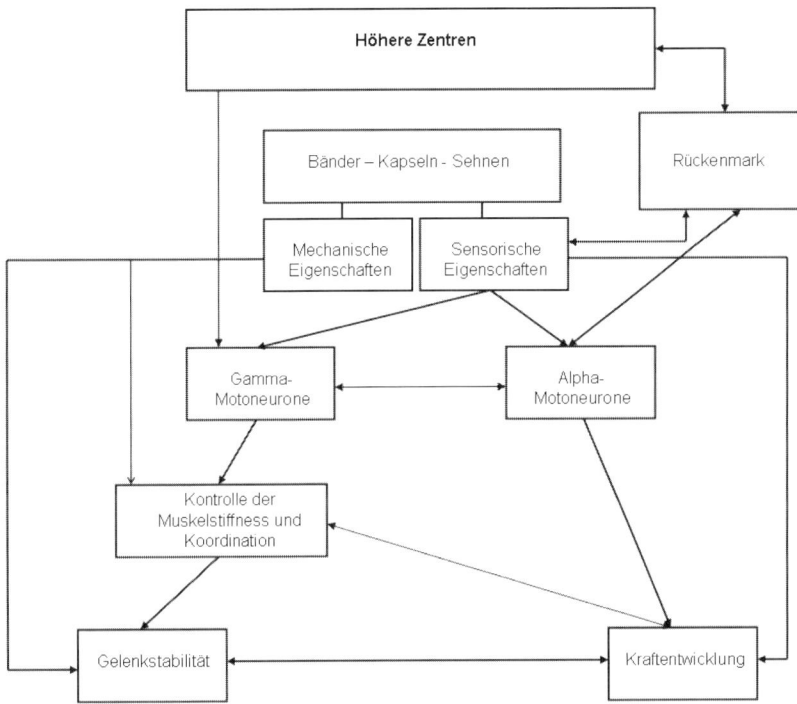

Abb. 1:
Funktioneller Synergismus zwischen Bändern, Kapseln und Sehnen sowie nervösen Systemen.

Messungen der Propriozeption und der Sensomotorik des Schultergelenkes

Die Propriozeption ist *direkt nicht messbar*. Stattdessen werden komplexe Messungen der Sensomotorik vorgenommen. Dazu zählen u.a. Tests zur passiven und aktiven Winkelreproduktion. Vorgegebene Winkel sollen reproduziert bzw. eingenommen werden. Kritisch ist anzumerken, dass die Messungen oft mit ungeeignetem Gerät durchgeführt werden und die statistische Auswertung unangemessen ist. Nicht selten werden zur Erhebung der Winkelreproduktionsfähigkeit handelsübliche Dynamometer benutzt, deren Messfehler – wie eigene Untersuchungen zeigen - bis zu 6° betragen. Abweichungen bei Winkelreproduktionsaufgaben sollten daher immer unter Berücksichtigung potentieller Messfehler interpretiert werden.

Bedeutung für die Praxis

Traumen und degenerativ entzündliche Einflüssen wirken auf die Sensomotorik. Sie verschlechtern tendenziell die Fähigkeit zur aktiven und passiven Winkelreproduktion. Von besonderem Interesse ist die Abhängigkeit von der Bewegungsrichtung und zur Möglichkeit, Bewegungen visuell zu kontrollieren. Weitere Faktoren, die sich negativ auf die Sensomotorik auswirken, sind zunehmendes Alter und Ermüdung. Die Bedeutung der Messungen für die Praxis ist schwierig einzuschätzen. Zunächst ist festzuhalten, dass die Veränderungen nur geringfügig sind und daher die tatsächliche praktische Bedeutsamkeit unklar ist. Es wird spekuliert, dass die Veränderungen der Sensomotorik besondere Bedeutung bei der antizipativen Planung von Bewegungshandlungen und der koordinativen Realisierung haben, was im Rahmen zukünftiger Forschungen zu überprüfen ist.

Zusammenfassend lässt sich feststellen, das am Schultergelenk ein Synergismus `passiver´ und `aktiver´ Strukturen besteht. Strukturelle und metabolische Veränderungen - z.B. durch Schultertraumen – haben Einfluss auf die Sensomotorik. Es wird spekuliert, dass die Veränderungen der Sensomotorik veränderte antizipative Bewegungsstrategien hervorbringen.

Literatur

Freiwald, J., Engelhardt, M., Reuter, I., Konrad, P., Gnewuch, A. (1997). Die nervöse Versorgung des Kniegelenkes. Sensorische Versorgung - Afferente Fortleitung - Verschaltung. Wiener Medizinische Wochenschrift. Themenheft: „Kniegelenk" (47) 23, 531-541
Lephart, S. M., & Fu, F. H. (Eds.). (2000). Proprioception and neuromuscular control in joint stability. Champaign: Human Kinetics

6 Rotatorenmanschetten- und Weichteildefekte

6.1 Anerkennung des Rotatorenmanschettendefektes als Berufserkrankung

Gohlke F, Ochs K, Rolf O

Problemstellung und bisherige Daten in der Literatur

Die Anerkennung einer Periarthritis humeroscapularis oder, der verbesserten Nomenklatur der DVSE folgend, eines subakromialen Schmerzsyndromes, wird derzeit in Deutschland sehr restriktiv gehandhabt. Dies hat historische Gründe, die einerseits in veralteten Vorstellungen zur Pathogenese wurzeln und andererseits aufgrund der Koinzidenz von Rotatorenmanschetten(=RM)-Defekten mit degenerativen HWS-Veränderungen im Röntgenbild eine neurogene Ursache [Reischauer 1949, Bürkle de la Camp 1964] postulierten. Neuere Untersuchungen, insbesondere aus Skandinavien, England und den USA zur Inzidenz und Prävalenz dieser Symptomenkomplexe haben inzwischen einen Zusammenhang mit bestimmten Tätigkeiten belegt. Die Daten dieser Studien weisen darauf hin, dass die bisher geübte, äußerst restriktive Haltung bei der Anerkennung von chronischen subakromialen Schmerzsyndromen (SAS) nicht mehr gerechtfertigt ist.

Einschränkend muss man jedoch gleichzeitig feststellen, dass für SAS „mit" strukturellen Defekten (v.a. Rotatorenmanschetten-Defekte) ohne traumatische Genese nahezu keine gesicherten Daten vorliegen, die einen beweisbaren Zusammenhang hergeben. Nahezu alle genannten Feldstudien wurden leider ohne die Verwendung bildgebender Verfahren durchgeführt, so dass nur indirekt auf das Vorliegen struktureller Läsionen geschlossen werden kann. Grundsätzlich sollte in diesem Zusammenhang die Häufigkeit von Schulterschmerzen in der Bevölkerung berücksichtigt werden. Mehrere Feldstudien haben dabei der Schulter einen der vorderen Ränge nach Wirbelsäulenproblemen zugewiesen. Die jährliche Inzidenz von erstmals auftretenden Schulterschmerzen wurde z.B. in Skandinavien (Schweden) mit 10-25% (meist Männer zwischen dem 42.-46. Lebensjahr) und in Holland mit 11,2 % beziffert. Von Raspe wurden Zahlen der Bevölkerung in Deutschland publiziert, die diese Daten auch für unsere Region bestätigen.

Tab. 1:
Literaturübersicht über arbeitsbedingte Schulterschmerzen.

Autor	Land	Methode	Ergebnis
Frost et al 2002	Dänemark	Querschnitt Fälle: 1961 Kontrollen: 782 Diagnose: Shoulder Tendinitis Datenerhebung: AP, Video VAS, Klinik	*Repetitive Arbeit*=Erhöhte Prävalenz Tendinitis
Leclerc et al. 2004	Frankreich	Längsschnitt Fälle: 598 Kontrollen: keine Diagnose: Shoulder Pain Datenerhebung: Fragebogen	Inzidenz Schulterschmerz korreliert mit *repetitiver Arbeit, Vibration, Überkopfarbeit*, aber auch mit *Depression*
Caassou et al. 2002	Frankreich	Länsgsschnitt Fälle: 21378 Kontrollen: keine Diagnose: Shoulder Pain Datenerhebung: Interview, Klinik	Prävalenz steigt mit *Alter*, Korrelation mit *Repetition* unter Zeitvorgaben
Miranda et al. 2001	Finnland	Prospektiv Längs-/ Querschnitt Fälle: 2094 Forstarbeiter Kontrollen: keine Diagnose: Shoulder pain Datenerhebung: Fragebogen	Prävalenz signifikant erhöht durch hohes *Alter, schwere Arbeit*, unphysiologische *Haltung, Überkopfarbeit*
Van der Windt et al. 2000		Metaanalyse, Review Fälle: 29 Studien Kontrollen: Diagnose: Shoulder pain Datenerhebung:	Multifaktorielle Genese, Inzidenz korreliert mit *repetitiven Arbeiten, Vibration, Dauer* der Beschäftigung
Andersen et al. 2003	Dänemark	Fälle: 3123 Kontrollen: Diagnose: Shoulder / Neck Pain Datenerhebung: Fragebogen / Klinik	Neuerkrankungen abhängig von *repetitiver* Arbeit, "*Stress*"

Aus einer Vielzahl von Studien (Tab. 1) mit zum Teil widersprüchlichen Daten ergibt sich in der Metaanalyse klar ein Trend zur Annahme eines Zusammenhangs von SAS mit beruflicher Exposition. Die Angaben darüber, welche beruflichen Tätigkeiten dazu geeignet sind, Beschwerden hervorzurufen, sind je nach Studiendesign und Kontrollgruppe unterschiedlich.

Ein Nachweis konnte jedoch insbesondere für folgende Expositionen geführt werden:

- Zwangshaltung mit erhobenen Armen
- Repetitive Arbeiten (in Flexion / Abduktion mit Werkzeugen)
- Anheben mittlerer oder schwerer Lasten über Schulterniveau/ Überkopfarbeit
- Ziehen oder Schieben von Gewichten mit den Armen

Viele der zitierten Studien weisen methodische Mängel auf, die insbesondere schulterchirurgische Aspekte betreffen. So wird selten eine klinische, an fachorthopädischen Standards orientierte Untersuchung durchgeführt und mit einer Arbeitsplatz-Analyse und den subjektiv geschilderten Beschwerden korreliert. Die vermutete Pathogenese basiert auf den bisher bekannten Vorstellungen zur Entwicklung von „degenerativ" bedingten RM-Defekten, die meist eine multifaktorielle Annahme des Geschehens favorisieren und ein Zusammmenwirken einzelner extrinsischer und intrinsischer Ursachen postulieren.

- **Extrinsische Ursachen:**
  - mechanischer Konflikt subakromial in Abduktion/Flexion (Durchscheuern der Sehne, Induktion einer Bursitis)
  - chronische Bursitis und Schmerz induziert Muskelatrophie und neuromuskuläre Fehlsteuerung
  - Zwangshaltung bedingt sekundäres Impingement

- **Intrinsische Ursachen:**
  - erhöhte Muskelspannung drosselt Mikrozirkulation
  - führt zu Mikrorupturen durch Überlastung am Ansatz
  - repetitive Überlastung bei Abduktion und Rotation führt zu erhöhten Zug- und Scherkräften

Bezüglich der berufsbedingten Exposition orientieren sich die Vorstellungen zur möglichen Genese an den bisher identifizierten, zur Auslösung von Beschwerden geeigneten beruflichen Belastungen aus der Literatur.

Eigene Ergebnisse

Wegen der weitgehend fehlenden Daten zum Zusammenhang mit manifesten RM-Defekten wurde in Würzburg eine retrospektive statistische Analyse an 561 RM-Rekonstruktionen der Jahre 1997-2003 erhoben, die der Frage nachging, ob OP-pflichtige RM-Defekte häufiger mit bestimmten Berufen assoziiert sind. Operiert wurden 376 Männer und 184 Frauen, davon hatten 86 Patienten ein adäquates Trauma angegeben. Da der Einfluss der beruflichen Tätigkeit auf die Genese eines RM-Defektes dargestellt werden sollte, wurden Patienten mit einem adäquaten Trauma in der Anamnese aus der Auswertung heraus-genommen. Bei den 319 operierten Männern war 214 mal die rechte und 105 mal die linke Schulter betroffen. Es fanden sich 248 Komplett- und 65 Partialrupturen. Isolierte Supraspinatussehnenrupturen fanden sich in 275 Fällen, bei 16 Patienten war der Subscapularis (SSC) und SSP, bei 10 nur SSC-, bei 8 SSP und Infraspinatus (ISP), zweimal der ISP- und bei vier Patienten alle Sehnen betroffen. 4% waren älter als 65 Jahre, 71% zwischen 50 und 65, 19% zwischen 40 und 49 und 4% jünger als 40 Jahre. In 253 Fällen ließ sich schwere körperliche Tätigkeit, in 22 leichte und in 44 Fällen keine körperliche Tätigkeit eruieren. 66 Patienten gaben überwiegend Überkopftätigkeit an, 116 mehr Überkopf- als Unterkopfarbeit, 78 wenig Überkopf- und 59 keine Überkopftätigkeit an.

Entsprechend den Angaben des Statistischen Bundesamtes wurden die Tätigkeiten der Patienten gruppiert in Land- und Forstwirtschaft, Produzierendes Gewerbe (ohne Baugewerbe), Baugewerbe, Handel und Verkehr und sonstige Dienstleistungen. Zum Vergleich wurden die Beschäftigungszahlen aus Unterfranken (1998) herangezogen (Abb. 1)

Die Häufigkeit der ausgeübten Berufe (Männer) im Bezirk Unterfranken zeigt einen signifikanten Unterschied zu der Häufigkeitsverteilung der Berufe von Patienten mit intraoperativ nachgewiesener Rotatorenmanschettenruptur ($p<0,001$ Chiquadrat Test für Kontingenztafeln, df=4). Die Berufsgruppen Land / und Forstwirtschaft und das Baugewerbe sind bei den Patienten deutlich überrepräsentiert. Damit stellt sich die Frage, ob in den genannten Berufsgruppen mit erhöhter Exposition die mit dem Lebensalter spontan auftretende Defektbildungen lediglich zur frühzeitigen Dekompensation und ungünstigen klinischen Verläufen führen oder ob in den hierbei ausgeübten Tätigkeiten auch ein pathogenetischer Faktor zu sehen ist. Frost et al. (1999) konnten in einer Querschnittsuntersuchung mittels MRT diesen Zusammenhang nicht bestätigen.

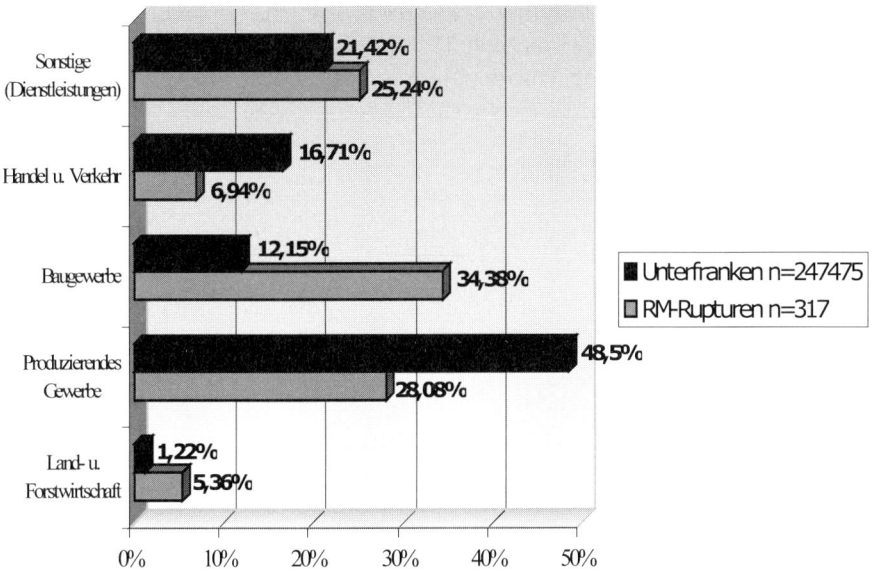

Abb. 1:
Häufigkeitsverteilung der ausgeübten Berufe (Männer) im Patientengut (graue Säulen) gegenüber dem Vergleichskollektiv der Bevölkerung in Unterfranken (schwarze Säulen).

Schlussfolgerung

Die retrospektive Analyse von Patienten mit RM-Defekten zeigt, dass Patienten aus dem Baugewerbe und der Land- und Forstwirtschaft im Patientengut signifikant überrepräsentiert sind. Die Daten aus der Literatur belegen, dass das Symptom „Schulterschmerz" eine erhöhte Prävalenz bei bestimmten Tätigkeiten (Starke Kraftanstrengung, repetitive Arbeit, Vibration, Überkopfarbeit, ungünstige Haltung) hat. Obwohl exakte Arbeitsplatzanalysen mit Erfassung der individuellen, berufsbedingten Exposition zu fordern sind, implizieren die erhobenen Daten, dass durch berufsbedingte Exposition RM-Defekte verursacht werden können.

Literatur

Frost et al. (1999): J Shoulder Elbow Surg. 8: 565-568
Frost et al. (2002): Am J Ind Med 41: 11-18
Ohlsson (1994): Occup Inviron Med 51: 826-832
Van der Windt (1995): Ann Rheum Dis. 1995 Dec;54(12):959-64
Van der Windt (2000): Occup Environ Med 57: 433-442

6.2   Rotatorenmanschetten - Defektarthropathie

Werner A

Begriffsklärung und ätiologische Konzepte

Die Rotatorenmanschette des Menschen unterliegt altersentsprechenden degenerativen Veränderungen im Sinne eines natürlichen Verlaufes, was durch verschiedene autoptische und klinisch-sonographische Studien zur Inzidenz von Rotatorenmanschettendefekten belegt ist. Tempelhoff et al. konnten danach bei asymptomatischen Probanden, deren Alter über 70 Jahren lag, in über 30% komplette Defekte nachweisen. Über 20% davon waren wiederum große Läsionen vom Typ Batemann III und IV. Gleichzeitig unterliegen im Alter auch der hyaline Gelenkknorpel sowie der subchondrale Knochen entsprechenden Veränderungen, ohne dass hierdurch primär ein Krankheitswert vorliegt. Einen Zusammenhang von Knorpelveränderungen im Glenohumeralgelenk mit kompletten Rotatorenmanschettendefekten konnten Feeney et al. und Hsu et al. in ihren Arbeiten nachweisen. So zeigten Feeney et al. eine Verdoppelung der Rate von degenerativen Knorpelveränderungen am Humeruskopf bei Vorliegen eines RM-Defektes gegenüber intakten Manschetten. Hier stellt sich die Frage einer „natural history" sowie nach der pathophysiologischen Grundlage dieser Knorpeldegeneration. Yoshihara et al. zeigten eine signifikante Erhöhung von matrix-katabolen Substanzen wie MM-1 und MM-3 in der Synovialflüssigkeit von Patienten mit RM-Defekt, wobei eine eindeutige Korrelation zur Größe des Defektes vorlag. Allerdings erklärt dies nicht den destruktiven Verlauf bei einigen Patienten mit massivem Sehnendefekt, den Neer (1983) als „Cuff Tear Arthropathy" bezeichnete und der in ca. 4% aller RM-Defekte (70%Frauen) auftritt. Der Begriff wurde von Neer wie folgt definiert:
„It consists of severe glenohumeral joint disorganization and collapse of the humeral head developing with massive tears of the rotator cuff in the absence of other known etiological factors".

Für die Entstehung dieser Defektsituation stellte er zwei ätiologische Konzepte auf, indem er einerseits mechanische, andererseits biochemische Prozesse postulierte : Ein massiver RM-Defekt führt danach einerseits zur kranialen Migration des Kopfes mit folgender (Druck-) Erosion von Akromion, AC-Gelenk und Coracoid, andererseits zur Gelenkinstabilität auch in der a.p.-Ebene. Beide mechanischen Faktoren als „abnormal trauma" führen schließlich zum Kollaps des Humeruskopfes bzw. des Glenoids. Die biochemischen Veränderungen durch die Aufhebung der Funktion und eines intakten Gelenkraumes im Sinne einer Osteoporose und eines veränderten Knorpelmetabolismus sowie fehlender synovialer Diffusion führen ihrerseits über Knorpelatrophie und subchondralen Knochenkollaps zur Defektarthropathie.

McCarthy et al. beschrieben mit dem Krankheitsbild der "Milwaukee-Schulter" eine Ca-P-Kristall-induzierte Arthropathie mit entzündlicher Destruktion der Rotatorenmanschette. Andererseits fanden bereits Uthoff et al. 1976, dass sich solche Kristalle gerade im Zusammenhang mit einer degenerativen RM-Läsion bilden. Durch diese Ca-P-Kristalle kommt es zu einer Aktivierung von proteolytischen Enzymen wie Kollagenasen und Metalloproteinasen (Stromelysin) sowie zu einer fibrotischen Reaktion der Synovialmembran. Beide Krankheitsbilder, nämlich die Milwaukee-Schulter und die Defekt-Arthropathie werden heute in einem ätiologischen Zusammenhang gesehen [Antoniou et alAus klinischer Sicht definierten Zeman et al. 3 Gruppen von Patienten mit einer „rotatoren-defizienten arthritischen bzw. arthrotischen" Schulter :

1. „Cuff tear arthropathy"
2. Rheumatische Schulter mit Rotatorenmanschetteninsuffizienz
3. Glenohumerale Arthrose mit Rotatorenmanschetteninsuffizienz

Entsprechend ist die Ko-Inzidenz eines (massiven) Rotatorenmanschetten-defektes mit einer arthrotischen Veränderung des Gleno-Humeralgelenkes *nicht* automatisch mit einer Defekt-Arthropathie gleichzusetzen!

Klassifikationen

Seebauer et al. klassifizieren in 2 Gruppen in Abhängigkeit von der Stabilität bzw. Zentrierung des Gelenkes:

Ia: zentriert, stabil	II a: dezentriert „grenzstabil"
Ib: zentriert, mit medialer Erosion (Migration)	II b: dezentriert, instabil

Dabei wird der Begriff „grenzstabil" unter dynamischer klinischer Testung definiert als antero-superiore Migration des Humeruskopfes, wobei dieser jedoch das coraco-akromiale Kontaiment nicht verlässt, „instabil" als antero-superiore Luxation des Kopfes, der dann typischerweise subcutan tastbar wird.

Die geläufigste aktuelle Klassifikation der Defektarthropathie liegt derzeit von Favard et al. vor. Sie konnten in ihrem Patientengut 3 Gruppen differenzieren:

Gruppe 1 (51%) zeigte eine superiore Kopf-Migration mit Abnutzung („wear")
am oberen Glenoid und Akromion mit einem „Hüftgelenk-ähnlichen
Erscheinungsbild".

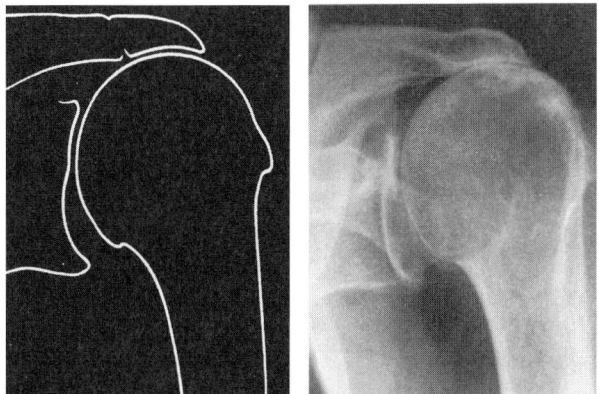

Abb. 1:
Defektarthropathie Gruppe 1 nach Favrad.

Gruppe 2 (19%) zeigte eine zentrale Verschmälerung des GH-Gelenkes ohne
wesentliche Veränderung am Akromion, sehr ähnlich einer primären
Osteoarthrose.

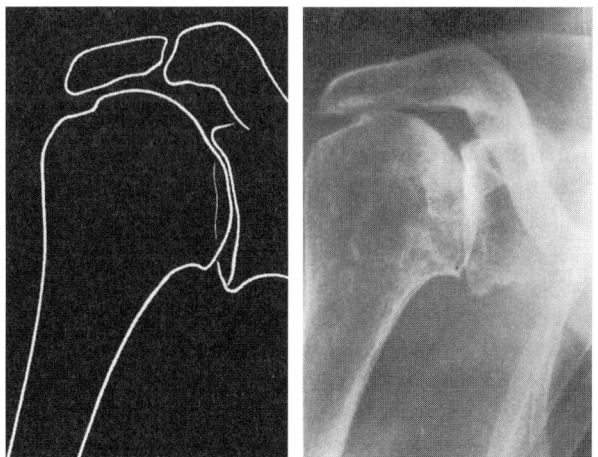

Abb. 2:
Defektarthropathie Gruppe 2 nach Favrad.

Gruppe 3 (30%) zeigte lytische Veränderungen vornehmlich am Humeruskopf bzw. am Akromion.

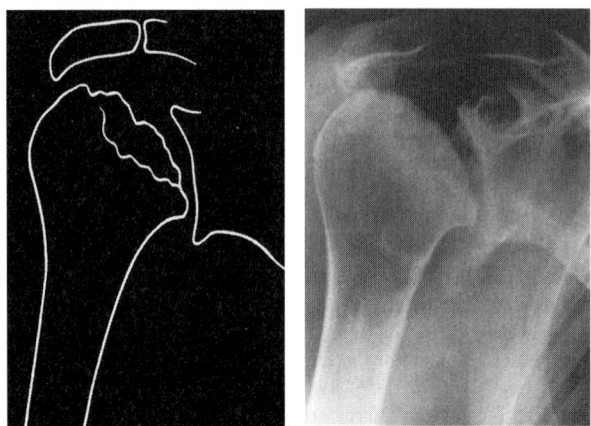

Abb. 3:
Defektarthropathie Gruppe 3 nach Favrad.

Therapie-Optionen

In der Literatur werden verschiedene Therapie-Optionen beschrieben: konservative Therapie, arthroskopische Lavage bzw. Debridement, Arthrodese, Hemi- und Bipolare Prothese sowie in jüngerer Zeit der Einsatz der reversen oder inversen Prothese. Die konservative und die minimal-invasive, arthroskopische Therapie haben ihren Stellenwert bei Patienten, die aus anderen Gründen für einen endoprothetischen Gelenkersatz nicht geeignet sind. Die Arthrodese stellt eine salvage-Operation bei Patienten mit einem insuffizienten Deltamuskel dar, ist jedoch nicht als allgemein gültiges Therpiekonzept bei der Defekt-Arthropathie anzusehen, insbesondere da aufgrund der die Defektarthropathie begleitenden Osteoporose hohe Pseudarthrosenraten zu erwarten sind. Verschiedene Autoren berichteten über die Ergebnisse der Hemi- und Bipolar-Prothese bei Cuff-Arthropathie. Zusammengefasst ist bei stabilen Verhältnissen mit einer guten Schmerzreduktion und einer durchschnittlichen Elevation von 80-90° zu rechnen. Neue Hemi-Prothesen-Designs wie die CTA®-Prothese können hier ggf. noch bessere Ergebnisse ermöglichen. Durch die Verwendung der inversen Delta-III®-Prothese nach Grammont wurden zuletzt der Hemi-Prothese überlegene Ergebnisse publiziert, allerdings wurden auch Komplikationsraten von bis zu 20% bei kurz- bis mittelfristigen

Nachuntersuchungszeiträumen berichtet. Derzeit wird die Indikation zur inversen Prothese hauptsächlich beim älteren Patienten und bei instabilen Formen der Cuff-Arthropathie gesehen.

Literatur

Tempelhoff et al., JSES 1999
Feeney et al., JSES 2003
Hsu et al., Acta Orthop Scand 2003
Yoshihara et al., J Orthop Res 2001
Neer CS et al, JBJS Am, 1983
McCarthy et al. ,J Clinical Aspects Arthr and Rheumat 1981
Uthoff et al., Clin Orthop 1976
Antoniou et al.: Milwaukee shoulder, Clin Orthop 2003
Zeman et al., J Am Acad Orthop Surg 1998
Favard et al., in: Walch, Boileau, Shoulder Arthroplasty 1999
Seebauer et al., Oper Orthop und Traumatol, in press

6.3   Erfahrungen und erste Ergebnisse bei arthroskopischen Rotatorenmanschettenrekonstruktionen mit dem Twin Fix Quick-T Fadenanker

Preis S

Die Zahl arthroskopischer Eingriffe am Schultergelenk, insbesondere die der so genannten rekonstruktiven Eingriffe, hat in den letzten Jahren deutlich zugenommen. Die Arthroskopie im Zusammenhang mit rekonstruktiven Eingriffen an der Rotatorenmanschette liefert häufig zusätzliche Informationen die bei einer offenen Operation verborgen bleiben. Insbesondere gelenkseitige Schäden der Rotatorenmanschette, vor allem des Rotatorenintervalls oder der Subscapularissehne, aber auch andere intraartikuläre Pathologien wie Synovialitiden, chondrale Läsionen, freie Gelenkkörper, Labrumschäden u.a. können so diagnostiziert und therapiert werden. Die rein arthroskopische Rotatorenmanschettenrekonstruktion bietet gegenüber offenen OP-Verfahren folgende Vorteile:

- Evaluation und Therapie intraartikulärer Pathologien
- geringe Weichteilverletzung
- kleine Inzisionen
- keine Ablösung des M. deltoideus
- weniger Schmerzen postoperativ
- einfachere Rehabilitation
- reduziertes Arthrofibrose-Risiko

Arthroskopische Rekonstruktionen der Rotatorenmanschette zeigen jedoch auch Nachteile. Hierzu zählen:

- schwierige Gesamtübersicht der Rupturgröße und der Rupturform
- operationstechnisch schwierig (flache learnig curve)
- relativ hoher instrumenteller Aufwand
- relativ lange Op-Zeiten

Durch die Entwicklung neuartiger Implantate wird versucht die Operationstechnik zu vereinfachen sowie den instrumentellen und zeitlichen Aufwand bei arthroskopischen Rekonstruktionen der Rotatorenmanschette zu reduzieren.

Eines dieser neu entwickelten Implantate ist der Twin Fix Quick-T Fadenanker der Firma Smith and Nephew. Es handelt es sich um einen Titananker mit Doppelhelixgewinde, der mit einem nichtresorbierbaren Faden, einem T-Streifen aus einem Kunststoff-Polymer und einem vorgelegten Rutschknoten versehen ist. Durch die Konstruktion des Fadenankers ist es möglich, mittels eines einzigen Operationsschrittes die abgerissene Sehne vergleichbar einer Matratzennaht an das vorbereitete knöcherne Lager zu fixieren.

In der Abteilung für Orthopädie und Sporttraumatologie der KLINIK am RING, Köln wird der Twin Fix Quick-T Fadenanker seit 10.2003 eingesetzt. Im Zeitraum von 10.03 bis 01.04 wurden 16 arthroskopische Rotatoren-manschettenrekonstruktionen mit Quick-T Fadenankern durchgeführt. Dabei wurden 32 Quick-T Fadenanker implantiert.

Die durchgeführte Anwendungsbeobachtung soll folgende Fragen beantworten:

- Wie lässt sich das Implantat handhaben?
- Bestehen Vorteile gegenüber anderen OP-Techniken?
- Bei welchen Indikationen lässt sich der Twin Fix Quick-T Fandenanker einsetzen.

Zudem werden die Fälle und OP-Ergebnisse dokumentiert, um sie später bei größeren Fallzahlen mit den Ergebnissen anderer Rekonstruktionsverfahren vergleichen zu können.

Im Rahmen der Anwendung des Twin Fix Quick-T Fadenankers zeigte sich, dass durch die Ein-Schritt-Technik mit vorgelegtem Rutschknoten nur einen minimalen technischen Aufwand erforderlich ist. Es werden lediglich eine Sehnenfasszange zur Reposition der Sehne und ein Knotenschieber benötigt. Die Operationstechnik ist leicht erlernbar. Die einfache Handhabung und insbesondere das fehlende Fadenmanagement und Knotenlegen ermöglicht eine zügige arthroskopischen Rekonstruktion der Rotatorenmanschette:

OP-Zeiten

Twin Fix Quick-T:	ca. 70 min. (n = 16)
Mini-Open:	ca. 90 min. (n = 19)
AC Fadenanker:	ca. 120 min. (n = 4)

(Beobachtungszeitraum: 4 sukzessive Monate, gleicher Operateur)

Durch einfache und schnelle Handhabung des Twin Fix Quick-T Fadenankers konnte in der Abteilung für Orthopädie und Sportraumatologie der KLINIK am RING, Köln ein deutlicher Zuwachs von arthroskopischen RM-Rekonstruktionen verzeichnet werden. So stieg der Anteil der arthroskopischen Rotatorenmanschettenrekonstruktionen von <10 % (n = 40) auf > 45 % (n=35) im Beobachtungszeitraum von 4 sukzessiven Monaten bei gleichem Operateur. Der Einsatz des Twin Fix Quick-T Fadenankers erfolgte in der KLINIK am RING, Köln zunächst bei kleineren und mittelgroßen RM - Läsionen (Bateman I u. II). Es wurden insbesondere Rupturen der Supraspinatussehne mit geringer Retraktion versorgt. Der zukünftige Einsatz auch bei größeren Rupturen ist vorgesehen. Zudem erscheint an der Schulter der Einsatz zur Bizepssehnentenodese sinnvoll möglich.

Die Fälle und Heilungsverläufe nach operativer Rekonstruktion bei Rotatorenmanschettenruptur werden dokumentiert. Das Studienprotokoll umfasst jeweils Patientenfragebögen und klinische Untersuchungen inklusive Constant score, präoperativ sowie 12 Wochen - und 6 Monaten postoperativ. Zielsetzung ist es unterschiedliche Operationstechniken in Hinblick auf ihre Effizienz objektiv und in ihrer Einschätzung durch den Patienten zu bewerten.

Aufgrund der Kürze des bisherigen Beobachtungszeitraumes stehen statistisch fundierte Ergebnisse hierzu noch aus.

6.4 Glenohumerale Chondromalazie bei Rotatorenmanschettenruptur

Matzer M, Kirschner S, Böhm DT, Barthel T

Fragestellung

Zeigt sich anlässlich der diagnostischen Arthroskopie des Schultergelenkes ein Unterschied des Chondromalaziegrades in Abhängigkeit von Größe und Ausmaß einer vorhandenen Rotatorenmanschettenruptur?

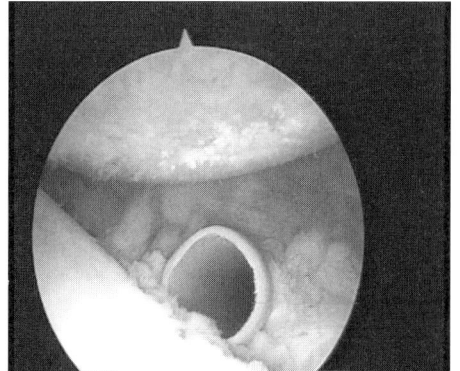

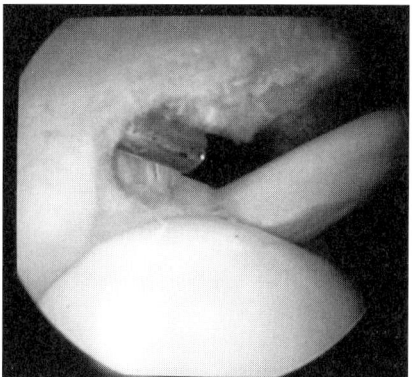

Abb. 1:
Chondromalazie Grad IV am Humerus-kopf.

Abb. 2:
Supraspinatussehnenpartialruptur.

Methodik

In dieser konsekutiven Serie von 199 Schulterarthroskopien wurden in einem prospektiven Studiendesign die strukturellen Veränderungen des Glenohumeralgelenkes bei Patienten mit Rotatorenmanschettenläsionen untersucht. Schweregrad und Lokalisation der Rotatorenmanschettenläsion wurden anhand der Snyder Klassifikation eingeteilt (Snyder et al. 1991). Die Bestimmung des Chondromlaziegrades von Humeruskopf und Glenoid erfolgte entsprechend der Outerbridge-Klassifikation in 4 Schweregraden.

Alle Berechnungen wurden mit SPSS 11.0 unter Windows 2000 ausgeführt. Wegen der zahlenmäßig deutlich unterschiedlichen Gruppengrößen erfolgte eine nicht parametrische Auswertung mit k unabhängigen Gruppen als Kruskall-Wallis Test. Ein p-Wert <0,05 wurde als signifikant bewertet.

Ergebnisse

In diesem Patientengut zeigte sich bei 117 Patienten ein normales Erscheinungsbild der Rotatorenmanschette (Snyder Schweregrad 0). Eine artikulär- bzw. bursalseitige Auffaserung (Snyder Schweregrad 1) konnte bei 30 Patienten gefunden werden. Eine Läsion der Rotatorenmanschette wurde bei 52 Patienten gesehen, 33 kleine (Snyder Schweregrad 2, < 2 cm), 9 mittlere (Snyder Schweregrad 3, 2 – 3 cm) und 10 große (Snyder Schweregrad 4, > 3 cm). Insgesamt zeigte sich das Glenoid im Ausprägungsgrad stärker von einer Chondromalazie betroffen als der Humeruskopf. Bei Zunahme des Schweregrades der Rotatorenmanschettenläsion zeigte sich eine statistisch signifikante Zunahme des Chondromalaziegrades von Glenoid (p=0,028) und Humeruskopf (p=0,005). Bei partieller Läsion (N=30) der Rotatorenmanschette (artikulär- bzw. bursalseitig, einschließlich Snyder Grad 1) konnte im Vergleich zu den Komplettrupturen (N=52) ein statistisch signifikant niedrigerer Chondromalaziegrad für das Glenoid (p=0,013), und lediglich ein Trend für den Humeruskopf (p=0,061), nachgewiesen werden.

Betrachtet man vorhandene Begleiterkrankungen, stellt man fest, dass Patienten mit Instabilität (N=47) keine verstärkte Chondromalazie aufwiesen, während Patienten mit freien Gelenkkörpern (N=3) oder chronischer Polyarthritis (N=9) die höchsten Chondromalaziegrade zeigten. Bei Patienten mit chronischer Polyarthritis zeigte sich der Humeruskopf stärker betroffen als das Glenoid.

Schlussfolgerung

Bei Patienten mit Rotatorenmanschettenläsionen steigt mit zunehmendem Schweregrad auch der Chondromalaziegrad an Humeruskopf und Glenoid, wobei das Glenoid insgesamt stärker von Knorpelschäden betroffen war als der Humeruskopf. Die Rotatorenmanschettenruptur kann auf Basis der analysierten Daten als Risikofaktor für die Entwicklung einer Omarthrose angesehen werden. Analog zum instabilen Kniegelenkgelenk mit Ruptur des vorderen Kreuzbandes wäre eine vorhandene Rotatorenmanschettenruptur als eine Präarthrose des Schultergelenkes zu diskutieren. Eine operative Versorgung könnte das Fortschreiten von Sekundärschäden im Sinne einer Arthroseentwicklung verhindern.

Bei Patienten, die als Begleiterkrankung eine chronische Polyarthritis haben oder im Rahmen einer Chondromatose freie Gelenkkörper aufweisen, ist eine frühzeitige operative Intervention (Synovektomie, Gelenkörperentfernung) zu erwägen, da es hierbei zu raschen Destruktionen der Gelenkpartner kommt.

Literatur

Feeney MS, O`dowd J, Kay EW, Colville J. Glenohumeral articular cartilage changes in rotator cuff disease. J Shoulder Elbow Surg. 2003 Jan-Feb; 12 (1): 20-3.

Hsu HC, Luo ZP, Stone JJ, Huang TH, An KN. Correlation between rotator cuff tear and glenohumeral degeneration. Acta Orthop Scand. 2003 Feb; 74 (1): 89-94.

Petersson CJ. Degeneration of the gleno-humeral joint. An anatomical study. Acta Orthop Scand. 1983 Apr; 54 (2): 277-83.

Umans HR, Pavlov H, Berkowitz M, Warren RF. Correlation of radiographic and arthroscopic findings with rotator cuff tears and degenerative joint disease. J Shoulder Elbow Surg. 2001 Sep-Oct; 10 (5): 428-33.

Snyder SJ, Pattee GA. Shoulder arthroscopy in the evaluation and treatment of rotator cuff lesions. In: Paulos LE, Tibone JE, eds. Operative techniques in shoulder surgery. Gaithersburg, MD: Aspen, 1991; 45.

6.5   Kraftverlust bei Supraspinatussehnenrupturen:
Eine in-vitro Studie

Halder A, O`Driscoll S, An KN

Rotatorenmanschettenrupturen haben häufig einen Kraftverlust der Schulter zur Folge. Trotzdem wurden die dafür verantwortlichen Charakteristika der Rotatorenmanschettenruptur bislang nicht identifiziert. Deshalb war das Ziel dieser Studie, die Auswirkungen einer insertionsnahen Ablösung der Supraspinatussehne, eines Sehnendefektes und einer Muskelretraktion auf die Kraftentfaltung des Humerus zu vergleichen.

Zehn Kadaverschultern wurden mit einem Schultertestgerät untersucht. Dazu wurde der Humerus mit einem Dreikomponenten-Druckkraftmesser verbunden. Dann wurden eine insertionsnahe Ablösung der Supraspinatussehne, ein Sehnendefekt und eine Muskelretraktion unterschiedlicher Größe simuliert. Danach wurden die Sehnen der Rotatorenmanschette proportional zur Querschnittsfläche ihrer Muskeln gespannt. Die Kräfte, die in 0° Abduktion und Neutralrotation auf den Humerus wirkten, wurden vom Druckkraftmesser registriert und ausgewertet.

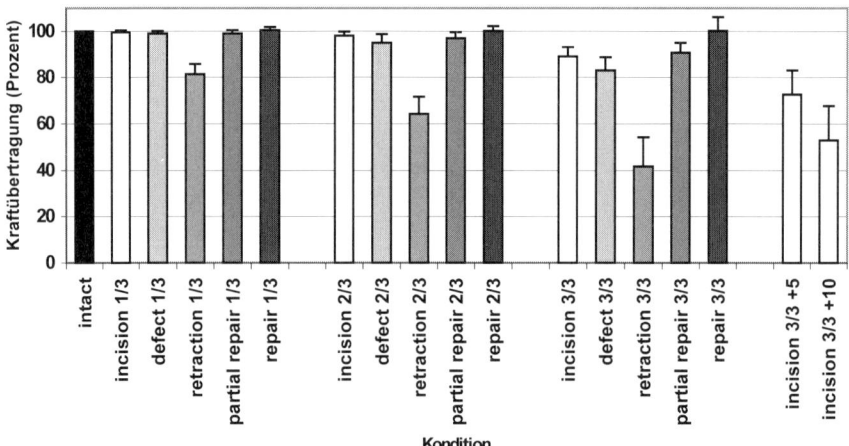

Abb. 1:
Kraftverlust bei Supraspinatussehnenrupturen

Insertionsnahe Ablösung und Defekt von einem Drittel und zwei Dritteln der Supraspinatussehne hatten nur einen geringen (<5%) Kraftverlust zur Folge, während bei Beteiligung der gesamten Supraspinatussehne moderate Kraftminderungen am Humerus (11% und 17%) gemessen wurden. Mit simulierter Muskelretraktion bei Sehnendefekten von einem Drittel (19%), zwei Dritteln (46%) und der gesamten Supraspinatussehne (58%) wurden hingegen erhebliche Kraftdefizite registriert. Seit-zu-Seit-Naht der Sehnendefekte von einem Drittel und zwei Dritteln der Supraspinatussehne stellten deren Fähigkeit zur Kraftübertragung nahezu wieder her (<5%), während nach Seit-zu-Seit-Naht eines Defektes der gesamten Supraspinatussehne ein Kraftdefizit verblieb.

Unsere Ergebnisse stimmen mit der klinischen Beobachtung überein, daß Patienten mit kleinen und mittleren Supraspinatussehnendefekten häufig kein Kraftdefizit aufweisen. Die Muskelretraktion ist der wahrscheinlich entscheidende Faktor in der Genese des Kraftverlustes der Schulter bei Vorliegen großer Rotatorenmanschettendefekte. Bei Vorliegen irreparabler Defekte erscheint Seit-zu-Seit-Naht zur Wiederherstellung der Muskelspannung und des Rotatorensehnenkabels sinnvoll.

6.6 Repair of retracted supraspinatus rotator cuff defects with infraspinatus and subscapularis musculotendinous transfer in a cadaver study

Kasten P; Rickert M, Loew M

Introduction

Retracted supraspinatus (SSP) tendon defects causing pain and functional deficits can be either treated by cuff debridement [Rockwood et al.] or repaired by tendon transfers [Blaine, Cofield, Dierickx, Gerber] The current cadaver study was performed to evaluate the use of infraspinatus (ISP) and subscapularis SCP) tendon transfers as repair for retracted supraspinatus rotator cuff defects.

Patients and methods

13 fresh frozen cadaver shoulders included in the study subsequently received a supraspinatus defect extending to the apex of the humeral head (Patte II). The defects were subsequently covered by the infraspinatus and subscapularis muscle/tendon unit. To achieve a shift of the subscapularis, the muscle had to be released up to 3 cm medial of the glenoid, the infraspinatus up to the glenoid. Parameters measured were the ability to perform the shift, the defect area uncovered by the shift, the necessary force to perform the shift and the lengthening within the muscles.

Results

The average ISP muscle length with 14.55 cm (standard deviation (SD) 1.21, min 13/ max 17) was significantly longer than the SCP muscle with 12.68 cm (SD 3.81, min 11/ max 14.5). In all cases a successful repair of a Patte II defect with the ISP and in 8 of 13 cases (61.53%) with the SCP was performed. The uncovered defect area by the ISP was significantly smaller than by the SCP, with 10.31% (SD 8.53, min 2.3 /max 29.03%) versus 68.41% (SD 31.19, min 26.44/ max 98.97%) (Fig. 1) The force necessary to perform the shift was significantly lower with the ISP (1.5 kg, SD 1.08, min 0.5/ max 3.63) than with the SCP (3.71kg, SD 1.5, min 0.775/ max 5.612) (Fig 2). There was no significant difference regarding muscle lengthening between the ISP and the SCP.

Conclusion

In the cadaver model the ISP is more favorable than the SCP to cover a Patte II SSP defect. Reasons for this finding may be the smaller size of the SCP muscle and the fact that the coracoid acts as hypomochlion after transposition of the SCP.

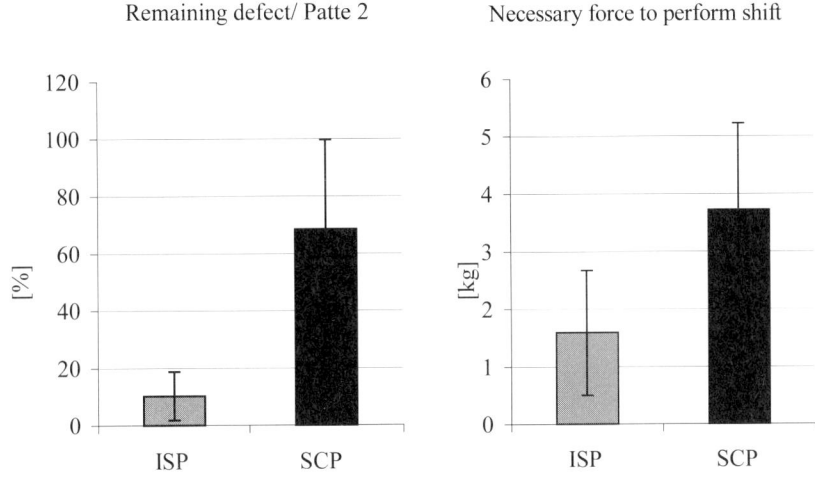

Fig. 1:
Remaining defect after Patte II

Fig. 2:
Force necessary to perform an ISP or SCP shift

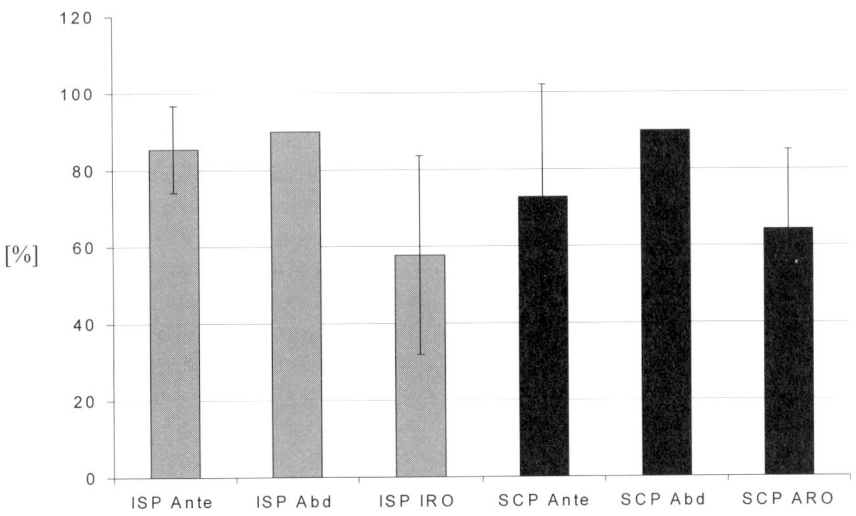

Fig. 3:
Relative muscle length of ISP and SCP.

References

Blaine, T. A., Freehill, M. Q., and Bigliani, L. U.: Technique of open rotator cuff repair. Instr. Course Lect. 50:43-52, 2001

Cofield, R. H.: Subscapular muscle transposition for repair of chronic rotator cuff tears. Surg. Gynecol. Obstet. 154:667-672, 1982

Dierickx, C. and Vanhoof, H.: Massive rotator cuff tears treated by a deltoid muscular inlay flap. Acta Orthop. Belg. 60:94-100, 1994

Gerber, C. and Hersche, O.: Tendon transfers for the treatment of irreparable rotator cuff defects. Orthop. Clin North Am. 28:195-203, 1997

Rockwood, C. A., Jr., Williams, G. R., Jr., and Burkhead, W. Z., Jr.: Debridement of degenerative, irreparable lesions of the rotator cuff. J. Bone Joint Surg. Am. 77:857-866, 1995

6.7 Die diagnostische Wertigkeit des „belly-off sign" in der klinischen Diagnostik von isolierten und kombinierten Subscapularisläsionen

Scheibel M, Magosch P, Lichtenberg S, Habermeyer P

Einführung

Die vorliegende deskriptive/explorative Studie vergleicht die diagnostische Wertigkeit des „belly-off sign" mit dem „lift-off test", „IRO-lag" Zeichen und „belly-press test"/Napoleon Zeichen in der klinischen Diagnostik von isolierten und kombinierten Subscapularisläsionen.

Das „belly-off sign" spiegelt die Unfähigkeit des Patienten wieder, die gestreckte Hand bei passiv flektiertem und maximal innenrotiertem Arm auf dem Bauch zu halten (Abb. 1 und 2).

Material and Methode

Sechzig Patienten (DA 55.3 Jahre) mit kernspintomographisch und/oder intraoperativ gesicherter Läsion der muskulotendinösen Einheit des Subscapularis wurden in diese Studie aufgenommen. Die klinischen Befunde wurden mit den intraoperativen oder kernspintomographischen Daten verglichen.

Ergebnisse

Für die klinische Diagnostik von Läsionen der oberen 25% der Subscapularissehne mit oder ohne zusätzliche Ruptur des Supraspinatus (Gruppe I und II) sowie für postoperative Subscapularisinsuffizienzen mit Atrophie des oberen Anteils des Subscapularismuskels (Gruppe IV) erschien das „belly-off sign" verlässlicher als alle anderen klinischen Tests und Zeichen. Bei Patienten mit kompletten Rupturen der Subscapularissehne mit oder ohne Supraspinatus- und Infraspinatusruptur (Gruppe IV, V und VI) war das „belly-off sign" von vergleichbarer diagnostischer Wertigkeit. Das „belly-off sign" verliert seine diagnostische Aussagekraft bei Läsionen der oberen 25% der Subscapularis- sehne und begleitender Insuffizienz der Aussenrotatoren (Gruppe III).

Zusammenfassung

Das „belly-off sign" repräsentiert ein neues klinisches Zeichen in der Diagnostik von isolierten und kombinierten Subscapularisläsionen. Bei suffizienten Aussenrotatoren eignet sich das Zeichen insbesondere zur Diagnostik subtiler Läsionen der kranialen Anteile der Subscapularissehne (obere 25%) und postoperativer Subscapularisinsuffizienzen, welche sich mit den herkömmlichen Tests nicht immer exakt diagnostizieren lassen. Das „belly-off sign" basiert auf einem Ungleichgewicht des „transverse force couple" (SSC und ISP/TM) weshalb es bei bestehender Insuffizienz der Aussenrotatoren an Wertigkeit verliert.

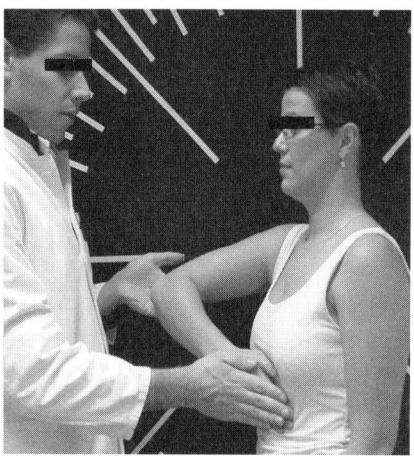 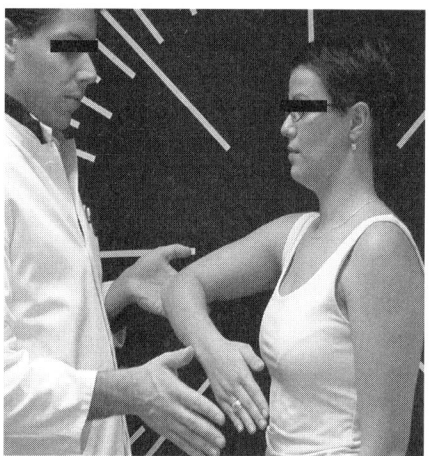

Abb. 1:
Ausgangsposition für das „belly-off sign": Der Arm wird vom Untersucher passiv flektiert, abduziert und maximal innenrotiert. Der Patient wird anschließend aufgefordert, diese Position aufrecht zu halten.

Abb. 2:
Bei Vorliegen einer Subscapularisläsion kann diese Position vom Patienten nicht gehalten werden und es kommt zu einem Abheben der Hand vom Bauch, was als positives „belly-off sign" interpretiert wird.

Literatur

Scheibel M., Lichtenberg S., Habermeyer P.: Das „belly-off sign" – ein neues klinisches Zeichen in der Diagnostik von Subscapularisläsionen. 10. Jahreskongress der Deutschen Vereinigung für Schulter- und Ellenbogenchirurgie 2003, Heidelberg

6.8 Das Ligamentum coracoacromiale Regenerat: Eine histologische Studie.

Theermann R, Hedtmann A, Hamper K, Hartwig C-H, Niendorf A

Fragestellung

Das Ligamentum coracoacromiale (LCA, CAL) ist ein meist trianguläres, anatomisch-morphologisch variables Band mit der Funktion eines Spannungsbandes. Nach anatomischen und biomechanischen Studien soll die Resektion des LCA eine erhöhte Biegebeanspruchung und eine Änderung der biomechanischen Abläufe in Höhe des Subacromialraumes zur Folge haben.

Neuere anatomische Studien sprechen vom LCA-Delta-Periost-Komplex. Dieser Komplex hat nach anatomisch-pathologischer Aussage eine stabilisierende Funktion auf das Acromion, Coracoid und das ACG und verhindert eine antero-superiore Kopfmigration. Bei der arthroskopischen subacromialen Dekompressionsoperation des Outlett-Impigements wird das LCA in der Regel acromial teilreseziert oder inzidiert (LCA-Release). Bei denen von uns in der Vergangenheit durchgeführten Revisionsarthroskopien war uns aufgefallen, dass regelhaft trotz primärer Inzision oder Resektion des LCA eine Bandstruktur von der Aromionvorderunterkante erkennbar war. Uns interessierte die Frage der Ligamentheilung nach primärer arthroskopischer Resektion des LCA und die histologische Qualität des Gewebes und die daraus folgende klinische Relevanz.

Material und Methodik

Hierzu wurden in einer prospektiven Studie bei 61 Primärarthroskopien bei klinisch diagnostiziertem Outlett-Impingement (27 Frauen, 34 Männer, Durchschnittsalter 52,9 (31,3-80,3) Jahre, dominanter Arm 39x, nicht-dominanter Arm 22x) das LCA in voller Breite und 0,5 cm Länge reseziert, ohne vor der Gewebegewinnung ein HF-Instrumentarium einzusetzen. Alle Patienten wurden intraoperativ photo-/videodokumentiert.

Bei 26 Revisionsarthroskopien (13 Frauen, 13 Männer, Durchschnittsalter 50,1[34,6-77,0] Jahre, 20x dominanter Arm 20x, nicht-dominanter Arm 6x, Zeitraum Erst-Revisionsarthroskopie durchschnittlich 27,4 (6-84) Monate, 9x intern, 17x extern vorarthroskopiert, Zeitraum Erst-/Revisionsarthroskopie 3x 0-6 Monate, 3x 7-12 Monate, 10x 13-24 Monate, 10x >25 Monate) wurde die intraoperative Situation photo-/videodokumentiert und das immer erkennbare

Regeneratgewebe in gleicher, oben beschriebener Weise entnommen. Alle Proben wurden in histologischen Serienschnitten aufgearbeitet (differente Färbungen; H.E., van Gieson, Astra, Eisen) und standardisiert pathologisch-anatomisch analysiert.

Ergebnisse

Bei den Primärarthroskopien zeigte das LCA makroskopisch 30 x eine Y-Form, 18x eine Rechteckform, 8x waren mehrere Bandanteile erkennbar, 5x war die Form nicht exakt definierbar. Bei den Revisionsarthroskopien war an der Vorderunterfläche regelhaft anheftendes Gewebe („Ligament-Regenerat/Neo-Ligament/Ligament-Reformation") erkennbar.

In der makroskopischen Klassifikation wurde das Gewebe 8x als normales LCA, 14x als Narbe, 4x als „dünn" eingeteilt. Nie fand sich Gewebe, welches keinen Kontakt zur Acromionvorderunterkante aufwies. Histologisch war bei den Erstarthroskopien regelhaft fibrosiertes Faserbindegewebe mit unterschiedlich ausgeprägten degenerativen Veränderungen erkennbar. Bei den Revisionsarthroskopien zeigte sich in zeitlicher Abhängigkeit vom Intervall Erst-/Revisionsarthroskopie fibrosiertes Faserbindegewebe mit teilweise erkennbaren fibroblastenreichen Reparationszonen oder/und mit Granulationsgewebe und/oder mit Rundzellinfiltraten. Die Kollagenfaserstuktur des Ligamentregenerates erscheint nicht immer so parallel wie die des Primärligamentes ausgerichtet zu sein.

12 Monate nach der Erstarthroskopie findet sich in der Histologie des Ligamentregenerates parallelfaseriges Bindegewebe, welches mikroskopisch nicht vom „Primär-LCA" zu unterscheiden ist (straffe Fibrose). Ossifikationen oder fibröse Metaplasien waren beim LCA-Regenerat nicht erkennbar.

Schlussfolgerung

Das LCA hat eine biologische Regenerationspotenz. Ein Ligamentregenerat war bei allen 26 Revisionsarthroskopien erkennbar. Das Ligamentregenerat scheint eine physiologische Antwort (normale Ligamentheilung) auf funktionellen Beanspruchungen des Glenohumeralgelenkes zu sein und nicht ein Indiz für eine fehlerhafte primäre arthroskopische subacromiale Dekompressionsoperation. Die histologische Qualität des Regenerates ist (in zeitlicher Abhängigkeit) mit dem „Primär-LCA" vergleichbar.

Die alleinige arthroskopische Ligmentinzision oder Teilresektion des LCA scheint eher über einen Denervierungseffekt als über einen

Dekompressionseffekt zu wirken und somit eine klinische Besserung zu ermöglichen. Aus diesem Grunde sollte generell bei der arthroskopischen Therapie von Pathologien im Subacromialraum HF-Geräte vermehrt eingesetzt werden. Das Ligamentregenerat ist kein Indiz für eine fehlerhafte arthroskopische Primäroperation.

Bei einer erweiterten arthroskopischen subacromialen Revisionsdekompression kann das Ligamentregenerat erneut inzidiert oder reseziert werden, falls eine erneute antero-inferiore Bearbeitung des Acromions nötig ist. Klinisch scheint weder durch die arthroskopische Ligamentincision oder Teilresektion im Rahmen der Primäroperation noch bei Revisionsoperationen eine antero-superiore Kopfmigration induzierbar zu sein. Inwieweit das Ligamentregenerat generell für eine persistiernde klinische Symptomatik mitverantwortlich sein kann bleibt zu diskutieren. Biomechanische Kadaverstudien mit Hinweisen auf eine mögliche Instabilität des Glenohumeralgelenkes nach antero-superior und posterior nach Resektion der LCA scheinen die biologischen Ligament-heilungsvorgänge bisher nicht berücksichtigt zu haben und kommen somit zu Aussagen, die auf die humane Situation nicht übertragbar sind.

Aus unserer klinischen Erfahrung sollte das LCA lediglich bei der arthroskopischen Therapie der Rotatorenmanschettendefektarthropathie nicht inzidiert oder teilreseziert werden. Prinzipiell sind diese Schlussfolgerungen auch auf die offenen schulterchirurgischen Eingriffe übertragbar. Die vorliegende Studie kann keine Aussagen zur biomechanischen Qualität oder zu viskoelastischen Eigenschaften des Ligament-Regenerates machen.

6.9   The Proximal Biceps Tendon: Pathology and Fixation

Mazzocca AD, Rios CG, Santangelo SA, Bicos J, Adams DJ, Romeo AA, Arciero RA,

Historical Perspective

Gilcreest first described tenodesis of the long head of the biceps to the coracoid process in 1926. Since then, a multitude of techniques have been described for biceps tenodesis. Previous investigations considered instability of the biceps tendon within the bicipital groove as the cause for pain and biceps tendinosis. Therefore, initial techniques were designed to secure the tendon within the groove. Froimson opposed to these techniques, arguing that leaving a proximal remnant of the biceps tendon could interfere with joint motion and be a persistent source of shoulder pain. In 1974 he developed the first technique employing an interosseous tunnel into which the knotted end of the biceps tendon could be secured. While this keyhole method demonstrated superior clinical efficacy, it was tedious and time consuming. Looking for a simpler and faster technique, Boileau and Walch in 1995 developed an interference screw fixation technique, securing the proximal biceps tendon within the bicipital groove after arthroscopic tenolysis.

Function of the Proximal Biceps Tendon

The function of the proximal biceps tendon in the shoulder is still largely unknown. Neer and Warner in different studies have proposed that it acts as a head depressor. Itoi and Rodosky have shown that in a cadaveric model it is a dynamic stabilizer if active. Yamaguchi and Levy both have shown that if the elbow is "locked" the biceps is not active in shoulder motion. Hitchkock and Bechtol (1948) in a comparative anatomical analysis report that the biceps has rotated from an over the top position to an anterior position. All are in agreement that the proximal biceps can fray and cause pain.

Evaluation of the Proximal Biceps Tendon

The diagnosis of proximal biceps tendon disease is challenging because of frequently associated pathology, proximity of the rotator cuff, acromioclavicular joint, superior labrum, and anterior capsule. Subjectively, the pain is at the anteromedial aspect of the shoulder in the area of the intertubercular groove. This differs from pain due to rotator cuff disease or pathology of the subacromial space, which is often localized to the anterolateral or lateral aspect of the shoulder. The shoulder pain of biceps tendinosis is often exacerbated by overhead activities and may "radiate" down the anterior arm into the biceps muscle.

Physical examination most commonly reveals tenderness over the intertubercular groove of the humerus, found by palpating the anterior shoulder approximately 7 cm below the acromion with the arm internally rotated 10° [Neer, 1983]. In proximal biceps tendinosis, tenderness over the intertubercular groove should move laterally with external rotation as the groove rotates, a technique that helps distinguish it from many other causes of anterior shoulder pain. Other tests which help discern causes of anterior shoulder pain include an active compression test of the biceps tendon in the bicipital groove, Speed's test (biceps tension test), O'Brien's test, and Yergason's test.

Subpectoral Biceps Tendon Test

Palpation of the biceps tendon under the proximal aspect of the pectoralis major tendon can also implicate the biceps tendon as part of the pathology. In this subpectoral biceps tendon test, the proximal biceps tendon is easily identified underneath the pectoralis tendon while the patient internally rotates against resistance. This maneuver may produce discomfort in a normal shoulder, so it is important to compare the side in question to the unaffected side. Pain greater on the affected side, which is alleviated by intrarticular injection of lidocaine, suggests pathology in the bicipital groove. Pain here can be associated with synovitis which, in our experience, may cause failure of the biceps tenodesis within the groove.

Indications for Biceps Tenodesis

The decision to surgically treat biceps pathology is predicated on a clinical presentation of bicipital groove pain, provocative tests, and response to injection that implicate the biceps tendon as a significant source of pain and disability. Proximal biceps pathology is frequently associated with rotator cuff disease, and infrequently an isolated entity.

Furthermore, significant proximal biceps pathology is confirmed by arthroscopic examination. Findings on arthroscopic exam may include biceps tendinosis occurring with or without concurrent rotator cuff problems, biceps tendinosis in association with superior labral pathology (SLAP), and tendinosis secondary to instability of the biceps tendon. Instability of the biceps tendon can occur with disruption of the lateral aspect of the superior glenohumeral ligament and coracohumeral ligament as observed with anterior supraspinatus tendon tears, or with the disruption of the medial aspect of the coracohumeral ligament often seen with a subscapularis tear.

Recently, it has been recognized that disruption of the coracohumeral ligament without associated rotator cuff tears may also lead to biceps instability. Attempts at stabilizing the biceps tendon have resulted in a secondary rupture of the tendon in at least 25% of the cases in one series, and have been associated with stiffness or loss of external rotation due to fixation of the biceps within the bicipital groove. Therefore, instability of the biceps tendon is generally treated with a biceps tenotomy or tenodesis, and not an attempt at reconstructing the coracohumeral ligament attachment on the humerus.

Subpectoral Biceps Tenodesis Technique

The subpectoral tenodesis technique involves an arthroscopic evaluation of the glenohumeral joint and an arthroscopic tenotomy of the biceps at its origin. The surgeon then proceeds with the rotator cuff or SLAP repair. At the completion of the repair a 2-3cm incision is made inferior to the pectoralis tendon in the axilla. The tendon is identified through this subpectoral approach, and tenodesed with bioabsorbable interference screw (Arthrex 8X12mm Screw) distal to the biceps groove, deep to the pectoralis tendon. This technique offers several advantages: First, this is an efficient and reproducible method with no violation of muscle-tendon units and preservation of soft tissue. The relevant anatomy is clearly identified, and the length-tension of proximal biceps tendon can be reproduced. Next, this technique removes the tendon from the confines of the intertubercular groove, a region lined with synovium and a possible source of continued tenosynovitis and pain. Finally, it offers the biomechanical advantages of interference screw and suture anchor construction

Complications of Tenodesis

No serious complications have been observed, but potential complications include failure of tenodesis resulting in a functional tenotomy, hematoma or seroma of the involved area, and infection. Reaction to the biodegradable screw, persistent pain, musculocutaneous or axillary nerve injury, and injury to the brachial artery can also occur. Fracture secondary to the stress riser created by the humeral bone socket is a potential complication that has yet to be reported.

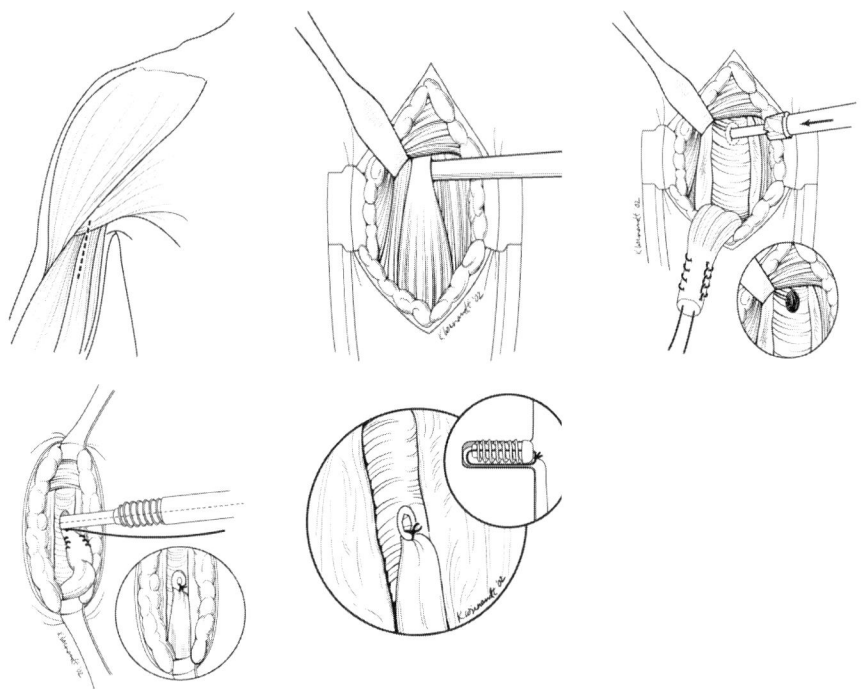

Fig. 1:
Subpectoral biceps tenodesis technique.

Biomechanics of Tenodesis Fixation

Various Tenodesis techniques were evaluated in a model that would replicate muscle tension in vivo. Two important clinical entities were examined, how strong the construct is (axial load to failure) and can it hold up to daily use for accelerated rehabilitation (cyclic displacement). The subpectoral (8x12 biointerference screw) tenodesis had superior cyclic load characteristics with small displacement over 5000 cycles at 100N load. All tenodesis techniques had favorable load to failure characteristics. This data allows accelerated rehabilitation and early return to work after a tenodesis.

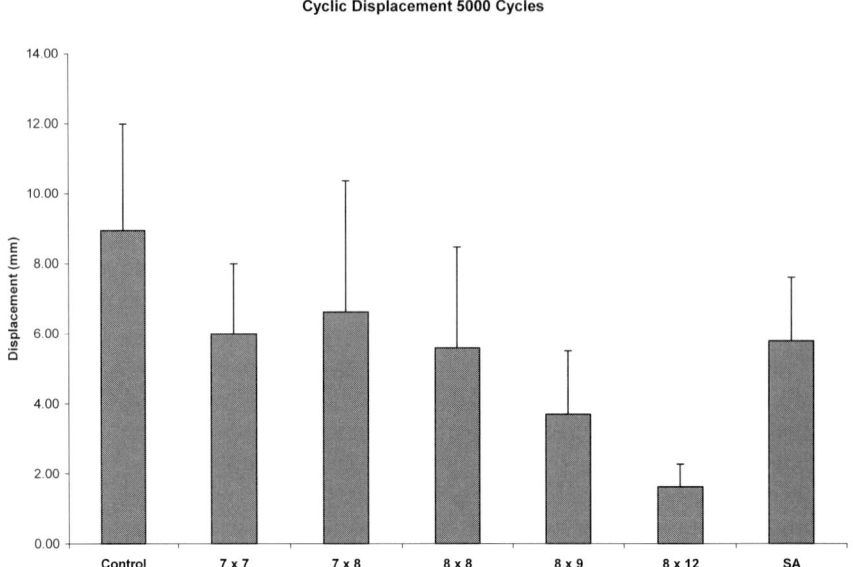

Fig. 2:
Results of biomechanical cyclic loading (5000 cycles) of biceps tenodesis
fixation.

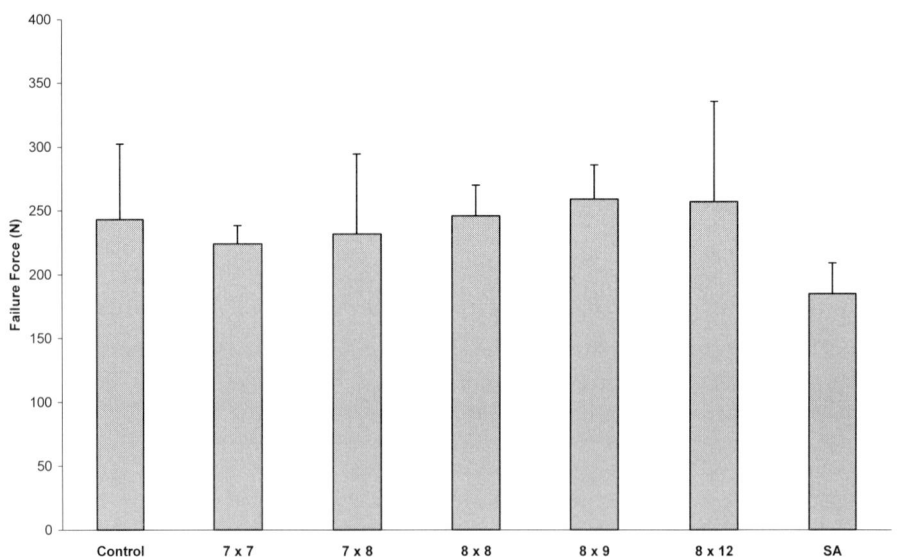

Fig. 3:
Results of biomechanical testing of biceps tenodesis fixation: Peak loads.

Conclusion

The value of any surgical procedure can be evaluated in terms of a risk/benefit ratio. Benefits of subpectoral biceps tenodesis include pain relief, the maintenance of the length tension ratio of the muscle, strength and cosmesis. The subpectoral tenodesis method is less technically demanding and current biomechanical data suggests it is less likely to fail or displace. The risk of the tenodesis is minimal with disruption or recalcitrant tenosynovitis as the most common complications. Our current series includes 22 cases (ages 30-65 y/o) with short term follow-up (2-10 months). These 22 cases have good to excellent clinical results and all returned to previous duty. None of the repairs have pulled out, and none of the patients report persistent pain or loss of function. Moreover, this procedure has not been associated with an increase risk of infection, nerve injury or wound complications.

References

Gilcreest EL. Two cases of spontaneous rupture of the long head of the biceps flexor cubiti. Surg Clin North Am. 1926;6:539-554

Froimson AI, Oh I. Kehole tenodesis of biceps origin at the shoulder. Clin Orthop 1974;112:245-249

Boileau P, Krishnan SG, Coste JS. Arthroscopic biceps tenodesis: A new technique using bioabsorbable interference screw fixation. Tech Shoulder Elbow Surg 2001;2:153-165

Neer CS II. Impingement lesions. Clin Orthop 1983;173:70-77

Mazzocca AD, Santangelo SA, Adams DJ, Romeo AA, Arciero RA. Mechanical evaluation of an arthroscopic interference screw, suture anchor, open subpectoral bone tunnel and subpectoral interference screw proximal biceps tenodesis techniques. Abstract accepted to ICSS for presentation 05/02/04.

6.10 Operative Therapie der Pectoralis major Ruptur

Ritsch M

Einleitung

Die Ruptur des Pectoralis major ist eine seltene Verletzung. In der Literatur sind knapp 200 Fälle dokumentiert. Die Verletzung tritt meist bei Kraftsportlern, insbesondere beim Bankdrücken auf. Die Schulter und ihre umgebenden Weichteile sind auch die häufigsten Verletzungslokalisationen im Kraftsport. Neben dem Bankdrücken sind Verletzungen in Abduktion und Außenrotation des Armes ursächlich. Viele Autoren haben sich mit der Therapie dieser Verletzung beschäftigt. Einige sind der Ansicht, dass eine operative Therapie nötig ist. Andere Autoren [Bak et al., Connell et al., Dodds et al. , Quinlan et al., Schepsis et al., Wolfe et al.] empfehlen die operative Therapie möglicht im akuten Stadium.

Es erfolgte die Auswertung der Behandlungsfälle eines Operateurs. Hierbei soll zwischen den verschiedenen Operationszeitpunkten und dem Ergebnis in Form der subjektiven Zufriedenheit und der Leistungsfähigkeit differenziert werden.

Material und Methode

30 Patienten mit 32 Pectoralis major Rupturen wurden zwischen 1997 und 2004 behandelt. Alle Patienten waren männliche Kraftsportler (Bodybuilder und Powerlifter). In 30 Fällen kam es beim Bankdrücken und hier besonders bei der Abwärtsbewegung zur Verletzung. Je einmal wurden Dips und Fliegende als Verletzungsursache angegeben. Der myotendinöse Übergang war 28-mal betroffen, der Muskel 3-mal und einmal die Sehne. Die Pars sternocostalis war in allen Fällen involviert. Zwei mal allein, 28-mal in Kombination mit der Pars abdominalis und 2-mal in Kombination mit der Pars clavicularis. Keine Ruptur war komplett und betraf alle 3 Anteile. Zweimal ergab sich ein Zusammenhang mit speziellen Bankdrückshirts und einmal durch die mangelnde Aufmerksamkeit von Hilfestellung leistenden Mitsportlern. Die Verteilung der Seite war mit 15 rechts zu 17 links annähernd gleich.

Eine operative Therapie erfolgte in 18 Fällen. 15 dieser Fälle bei 14 Athleten haben einen Follow-up von mehr als einem Jahr und wurden ausgewertet. Akut versorgt werden konnten 6 Athleten. Sieben mal lag die Verletzung bereits 3 – 24 Monate zurück und zweimal erfolgte eine Revision bei Voroperation. Das durchschnittliche Alter lag bei 31,5 (22-47) Jahren, die Körperhöhe bei 180 cm (168-193) und das Körpergewicht bei 107 kg (83-125). Die Athleten trainierten seit 12.4 Jahren (5-22) 4,2 mal (3-6) pro Woche. In allen Fällen erfolgte neben der klinischen Untersuchung eine Sonographie und ein MRT.

Die operative Therapie erfolgte über den deltoideo-pectoralen Zugang oder etwas medial davon. Die Ruptur und die Insertion wurden dargestellt. Bei den chronischen Rupturen musste der teils stark vernarbte Sehnen-Muskelstumpf mobilisiert werden. Es wurden 2er Vicrylfäden in einer modifizierten Kessler Naht sowie horizontale und vertikale U-Nähte vorgelegt. Nur einmal wurde eine zusätzliche knöcherne Readaption mit einem Nahtanker durchgeführt. In Adduktion des Armes erfolgte nun die Readaption. Die Faszie wurde zusätzlich gedoppelt. Anschließend erfolgte eine konsequente Ruhigstellung im Gilchrist für 6 Wochen. Während dieser Zeit war keine Schultermobilisation erlaubt. Im Anschluss erfolgte die krankengymnastische Mobilisation. Kraftsport war für weitere 6 Wochen nicht erlaubt. In 2 Fällen kam es zu einer Wundheilungsstörung.

Ergebnisse

Fast alle Rupturen zeigten sich distal am myotendinösen Übergang, einmal im Muskel und einmal der knöchernen Insertion. Alle Athleten zeigten im Follow-up freie Beweglichkeit, freie Funktion an den betroffenen Schultern und waren im Alltag beschwerdefrei. Das kosmetische Ergebnis fiel sehr unterschiedlich aus. Während alle primär operierten Patienten ein gutes kosmetisches Resultat zeigten war dies bei den chronischen Rupturen nur in 4 von 9 Fällen akzeptabel. 5 Athleten zeigten ein schlechtes Resultat. Hierbei war das Ergebnis in zwei Fällen aber noch besser als vor OP. Abhängig vom kosmetischen Resultat zeigte sich auch die Zufriedenheit der Athleten. Die alte Leistungsfähigkeit konnten 5 von den 6 akut operierten Athleten wieder erlangen. Dies dauerte immer über ein Jahr und eine gewisse „Unsicherheit" zeigte sich auch weiter. In der Gruppe der chronischen Rupturen war auch die Leistungsfähigkeit deutlich schlechter. Hier erlangten selbst bei den kosmetisch guten Ergebnissen nur 2 Athleten die alte Leistungsfähigkeit. Der Anspruch in dieser Gruppe war auch herabgesetzt. Ein Athlet war auswärts voroperiert worden und zeigte ein gutes Ergebnis bei der erneuten Intervention, ein anderer Athlet aber dasselbe schlechte Ergebnis wie vor der Revision.

Diskussion

Schepsis et al. untersuchten 17 Pectoralis major Rupturen nach. 10 Unfälle traten beim Gewicht Training, 8 davon beim Bankdrücken auf. 13-mal erfolgte eine operative Therapie. In 6 Fällen akut und in 7 Fällen später als 2 Wochen nach dem Riss. Die höchste subjektive Zufriedenheit fand sich mit 96% in der akuten Gruppe, 93% in der chronischen Gruppe und nur 51% in der nicht operativen Gruppe. In der isokinetischen Testung zeigten die Patienten in der akuten Gruppe mit 102% im Vergleich zur Gegenseite das beste Ergebnis gegenüber 94 % in der chronischen und 71% in der nicht operativen Gruppe. Die guten Ergebnisse in der akuten Gruppe konnten bestätigt werden. Die Resultate in der chronischen Gruppe waren in der vorliegenden Untersuchung schlechter. Dies kann an der besonderen Konstitution den Bodybuilder liegen, möglicherweise auch an der durch die Muskelmasse erschwerten Technik oder der Compliance der Ruhigstellung. In der Literatur werden mehr komplette und insertionsnahe Rupturen gerade beim Kraftsportler angegeben [Bak et al., 2000]. Dies kann hier ebenfalls nicht bestätigt werden. Die meisten dieser Verletzungen sind beim Ablassen der Hantel mit exzentrischer Belastung entstanden. Darüber liegen in der Literatur leider keine Vergleichsdaten vor. Der schwächste Anteil des Muskels ist die inferiore Portion, die auch am häufigsten reißt [Wolfe et al., 1992]. Die von Connell et al. beschriebene klare Evaluation der Ruptur durch das MRT kann an Hand der vorliegenden MRTs nicht nachvollzogen werden. Hier zeigt sich die Sonographie durch die dynamische Untersuchungsmöglichkeit überlegen. Die diagnostischen Aussagen der hier vorliegenden MRTs sind deutlich eingeschränkt.

Schlussfolgerung

Schlussfolgernd sollte bei der Pectoralis major Ruptur im akuten Stadium operiert werden weil dies neben dem kosmetischen auch einen Erhalt der Kraftleistungsfähigkeit für den Athleten bedeutet. Chronische Rupturen lassen sich durch eine operative Therapie verbessern, führen aber nicht immer zu einem guten Ergebnis. Auch die konservative Therapie hinterlässt im Alltag keine funktionellen Defizite, aber die Kraft bleibt herabgesetzt. Die Therapie gliedert sich nach dem Anspruch des Patienten.

Literatur

Bak, K.; E.A. Cameron; I.J. Henderson: Rupture of the pectoralis major. A meta-analysis of 112 cases. Knee Surg sports Traumatol Arthrosc. 8 (2000) 113-119

Connell, D.A.; H.G. Potter; M.F. Sherman; T.L. Wickiewicz: Injuries of the pectoralis major muscle: Evaluation with MR Imaging. Radiology 210 (1999) 785-791

Dodds, S.D.; S.W. Wolfe: Injuries to the pectoralis major. Sports Med. 32 (2002) 945-952

Quinlan, J.F.; M. Molley; B.J. Hurson: Pectoralis major tendon ruptures: when to operate. Br. J. Sports Med. 36 (2002) 226-228

Schepsis, A. A.; M.W. Grafe; H.P. Jones; M.L. Lemos: Rupture of the pectoralis major muscle – outcome after repair of acute and chronic injuries. Am. J. Sports Med. 28 (2000) 9-15

Wolfe, S.W.; T.L. Wickiewicz; J.T. Cavanaugh: Ruptures of the pectoralis major muscle: An anatomic and clinical analysis. Am. J. Sports Med. 20 (1992) 587-593

6.11 Die adhesive Kapsulitis:
Natürlicher Verlauf und Therapieoptionen

Jerosch J

Einführung

Die adhäsive Kapsulitis ist ein häufiges Problem, welches nach wie vor schwierig zu diagnostizieren und schwierig zu behandeln ist. Es werden unterschiedliche Entitäten mit jeweils unterschiedlichen Ätiologien und pathologischen Ursachen differenziert [Binder et al. 1984, Bridgman 1972, Fisher et al. 1986, Harryman 1993, Helbig et al. 1983, Moren-Hybbinette et al. 1987, Neviaser/Neviser 1987].

Definition: Chronischer Entzündungsprozess der Schultergelenkskapsel sowie deren Synovia, der zu einer Kontraktur und Verdickung der Strukturen führt, die daraufhin das glenohumerale Gelenk einengen.

Nach Pearsall/Speer (1998) werden dabei unter dem im Englischen verwendeten Begriff „Frozen Shoulder" Patienten mit der klinischen Vorgeschichte einer progredient schmerzhaften Bewegungseinschränkung von mindestens einem Monat, sowie dazu passender klinischer Bewegungsumfangsmessung zusammengefasst. Ein radiologischer Ausschluss anderer Ursachen wie z.B. Tumore ist dabei angeraten. Neviaser (1980) versucht, den seiner Auffassung nach unglücklichen Begriff „Frozen Shoulder" durch die Bezeichnungen „adhäsive Kapsulitis" und „schmerzhafte Schultersteife" zu ersetzen, um unter den jeweiligen klinischen Symptomen genauer zu differenzieren. Obwohl die Symptome und klinische Untersuchungen sehr ähnlich sein können, variieren die arthroskopischen Befunde und die jeweilige Therapie zwischen diesen beiden Entitäten so stark, dass eine Aufteilung sinnvoll erscheint. Die adhäsive Kapsulitis der Schulter ist in erster Linie durch eine Bewegungseinschränkung gekennzeichnet. Dabei sind sowohl die aktive als auch die passive Beweglichkeit betroffen. Definitionsgemäß spricht man von einer „steifen Schulter", wenn eine Abduktion über 100° nicht möglich ist, die Außenrotation weniger als 50% im Vergleich zur gesunden Gegenseite beträgt und die Innenrotation ebenfalls deutlich reduziert ist. Die vorwiegend betroffenen Bewegungsrichtungen sind Anteversion, Außenrotation und Abduktion.

In einer anderen Studie zum Bewegungsumfang an 10 Patienten konnte allerdings keine vorherrschendes Muster der Einschränkung festgestellt werden

[Rundquist et al. 2003]. Die Diagnostik an sich muss sich auf das klinische Bild beschränken, da mit bildgebenden Verfahren, wie Röntgen, Ultraschall und MRT, keine Aussage über das Vorliegen einer primären adhäsiven Kapsulitis zu treffen ist. Ausschlaggebend ist hingegen der arthroskopische Befund.

Ätiologie

Unter dem Begriff der adhäsiven Kapsulitis werden vier Krankheitsbilder mit ähnlichem Verlauf, jedoch unterschiedlichen Ursachen zusammengefasst, die man in primäre und sekundäre unterteilen kann. Als primär wird die idiopatisch adhäsive Kapsulitis bezeichnet, der bis heute kein eindeutiger Auslöser zugeordnet werden konnte. Der Krankheitsprozess kann dabei von degenerativen Erscheinungen oder isolierten Bursitiden beeinflusst werden. [Refior 1995]. In Zwillingsstudien konnte ein genetischer Einfluss auf die Entstehung der adhäsiven Kapsulitis nachgewiesen werden, da der Anteil gleichzeitig erkrankter monozygoter Zwillingspaare signifikant höher lag, als bei dizygoten [Hakim et al. 2993]. Eine Komorbidität mit der Dupuytrenschen Kontraktur konnte nachgewiesen werden [Smith et al. 2001]. Es gibt einzelne Fallbeschreibungen von Patienten, die eine adhäsive Kapsulitis nach der Einnahme von enzymhemmende Medikamenten entwickelten. Darunter waren synthetische Matrix Metalloproteinase Inhibitoren zur Behandlung inoperabeler Magentumoren und Proteinase Inhibitoren aus der HIV Therapie. Somit könnten Störungen dieser Enzyme zur Pathogenese der Erkrankung beitragen [Hutchinson et al. 1998, Zabranieki et al. 1998]. Sekundäre Ursachen sind posttraumatische und/oder postoperative Zustände sowie die diabetische Schultersteife.

Histologie/Pathologie

Als anatomisches – pathologisches Korrelat findet sich ein eingeschränktes Kapselvolumen der Schulter durch Kontraktur der Kapsel oder der umliegenden Sehnen der Rotatorenmanschette oder einer extraartikulären Verklebung der humeroscapulären oder scapulothorakalen Gleitlager. Dabei können diese Kontrakturen und Adhäsionen sowohl zusammen als auch unabhängig von einander auftreten [Goldberg et al. 1999]. Bei der arthroskopischen Untersuchung des Gelenkes lässt sich immer wieder eine Hyperämie der Synovia feststellen. Dies ließ sich auch durch Messung der Durchblutung mittels MRT sichern [Tamai/Yamato 1997]. Die Gelenkkapsel weist eine chronische Inflammation der Synovia und ihrer fibrösen Anteile auf, bei dem in über 50% der Fälle eine Synovialitis im oberen und vorderen Bereich der Schulterkapsel makroskopisch beobachtet wurde. Intraartikuläre Adhäsionen werden allerdings nicht gefunden [Kilian et al. 2001]. In histologischen Schnitten, die aus dem

Rotatorenmanschettenintervall gewonnen wurden, wird eine Vermehrung der fibrösen Fasern sowie eine Zunahme der Anzahl von Fibroblasten beobachtet. Diese Kapselfibrose ist den Veränderungen bei der Dupuytrenschen Kontraktur nicht unähnlich. Die Gefäßwände und die Oberfläche der Synovia waren verdickt. Eine Ansammlung von Entzündungszellen wie bei einer klassischen Inflammation lag nicht vor. Mit Hilfe eines Transmissions-Elektronen-Mikroskops (TEM) konnte ein Verlust der Ordnung und Ausrichtung der Kollagenfasern festgestellt werden [Kilian et al. 2001]. In anderen Untersuchungen wurden vor allem Fibroblasten und Myofibroblasten in der verdickten Schultergelenkskapsel gefunden, die eine dichte Matrix aus Typ-I und –III Kollagen bildeten. Der Versuch eine vermehrte Expression von Wachstums- oder Entzündungsmediatoren zu finden, die spezifisch für die adhäsive Kapsulitis sind, war nicht erfolgreich [Bunker et al. 2000].

Nicht nur das Weichgewebe des Schultergelenkes ist bei dieser Erkrankung betroffen, sondern es zeigen sich auch Veränderungen am Humeruskopf. In radioisotopischen Knochenscans zeigt sich eine vermehrte Anreicherung im betroffenen Areal, während in nativen Röntgenbildern bei fortgeschrittener Erkrankung eine Demineralisierung festzustellen ist. Bei Knochen-dichtemessungen (Bone-mineral-density BMD) zeigte sich eine Dekalzi-fizierung von um die 20% im Vergleich zur gesunden Gegenseite. Bei Kontrolluntersuchungen an Patienten mit aus anderen Gründen immobilisierten Schultern wurde nur in einem Fall eine solch hohe Dekalzifizierung gefunden. Der Autor vergleicht aufgrund dieser Ergebnisse die „Frozen Shoulder" mit der Sudeck Dystophie und weist auf eine Ähnlichkeit in Klinik und Diagnostik hin [Muller et al. 2000].

Eine weitere Studie konnte eine Abnahme der Kalzifizierung des proximalen Humerus nur bei weiblichen Patienten feststellen, während bei Männern keine Unterschiede zwischen der betroffenen und der gesunden Seite zu finden waren (Okamura/Ozaki 1999). Die Dekalzifizierung scheint aber nicht von Dauer zu sein und ist nach einigen Jahren nach der Erkrankung nicht mehr nachzuweisen [Leppala et al. 1998].

Inzidenz

Geschätzte 2-5% der Erwachsenen leiden unter einer „Frozen Shoulder". Die Patienten sind in Durchschnitt 40-60 Jahre alt [Ekelund 1998]. Bei der Untersuchung eines großen Patientenkollektives mit dem Symptomenkomplex „Periarthritis humeroscapularis" fand sich ein Anteil von 12,6% mit der sogenannten PHS adhäsiva. Das Durchschnittsalter der Patienten lag dabei höher als bei anderen Formen der PHS. Ein bevorzugtes Auftreten der Erkrankung auf einer Seite konnte nicht festgestellt werden [Hedtmann/Fett 1989].

Verlauf

Freezing Phase = schmerzhafte Phase
Am Beginn der Erkrankung beklagen sich die Patienten meist nur über einen nächtlichen Schmerz, der zu Beginn noch ohne eine eingeschränkte Beweglichkeit auftritt. Der Schmerzcharakter wird dabei als Entzündungsschmerz beschrieben. Erst einige Wochen bis Monate später kommt es dann zu einer progredienten Einsteifung des Schultergelenks. Diese Bewegungseinschränkung ist für die Patienten häufig nicht so sehr belastend, da sie sich langsam vollzieht und deshalb eher toleriert wird [Hertel 2000].
Frozen Shoulder = steife Phase
Thawing Phase = Erholungsphase

In der arthroskopischen Stadieneinteilung nach Neviaser ´87 wird die adhäsive Kapsulitis in vier Schweregrade eingeteilt:

  I. geringe Synovialitis vor allem im inferioren Recessus
 II. akute Synovitis mit Adhäsionen im axillären Recessus und deutlicher Reduktion des Kapselvolumens
III. nur schwache Synovialitis, Ausreifung der Adhäsionen, Verlust des Gelenkvolumens
 IV. keine Synovialitis, Verlust des Gelenkspaltes zwischen Humeruskopf und Glenoid

Als Ursachen für diese Bewegungseinschränkung sind folgende Vorgänge verantwortlich:
*   Fibrosierung des Lig. coracohumerale
*   Fibrosierung des Lig. glenohumerale superior
*   Fibrosierung der gesamten Gelenkkapsel; beginnend im Rotatorenmanschettenintervall

In den meisten Fällen kommt es auch ohne Therapie innerhalb von 12-30 Monaten zu einer selbständigen Limitierung der Krankheit mit einem Rückgang der Bewegungseinschränkung. Im Gegensatz zu älteren Veröffentlichungen findet man heute Hinweise darauf, dass dieser Rückgang der Erkrankung in 40 bis 60% der Fällen aber nicht vollständig ist und die Patienten eine anhaltende Bewegungseinschränkung behalten. Dabei ist die funktionelle Beeinträchtigung jedoch gering, da der Arm zusätzlich im Skapulothorakalen Gleitlager bewegt wird und so ein ausreichender Umfang der Bewegung erreicht werden kann [Vermeulen et al. 2002].

Die Arthroskopie des Schultergelenkes hat im letzten Jahrzehnt hinsichtlich der diagnostischen und therapeutischen Anwendungsbereiche erheblich zugenommen. Während die frühen Erfahrungen der arthroskopischen Therapie bei Patienten mit adhäsiver Kapsulitis eher enttäuschen waren [Jerosch et al. 1995] zeigt die neuere Literatur doch zunehmend bessere Ergebnisse [Andersen et al. 1996, Harryman 1997, Ogilvie-Harris et al. 1995, Ogilvie-Harris / Myerthall 1997, Pollock et al. 1994, Jerosch 2001].

Ein spezielles Problem beim arthroskopischen Kapselrelease stellt nach wie vor der Nervus axillaris dar. Dieser Nerv ist relativ nah an der Gelenkkapsel lokalisiert und ist der terminale Ast des posterioren Anteils des Plexus brachialis. Er verläuft unterhalb des M. subscapularis und liegt unmittelbar der inferioren Kapsel an, bevor er posterior in den quadrilateralen Raum einmündet [Hoppenfeld/de Boer 1984, Neer 1990]. Diese Nähe zur Gelenkkapsel macht ihn besonders vulnerabel bei Patienten, die ein arthroskopisches Kapselrelease benötigen [Ogilvie-Harris 1995, Jerosch et al. 2001, Segmuller et al. 1995].

Eigene OP-Technik

Im Folgenden wird die von uns verwendete Technik des arthroskopischen Kapselreleases dargestellt. Vor der Operation wird das passive Bewegungsausmaß sowohl in Ab-/Adduktion, Flexion/Extension sowie Außenrotation/Innenrotation getestet. Es wird präoperativ der Arm durchbewegt. Wenn hierbei bereits ein gutes Bewegungsausmaß erreicht wird, braucht kein arthroskopisches Kapselrelease durchgeführt werden. Findet man jedoch einen festen Anschlag, so ist das arthroskopische Release unseres Erachtens indiziert. Der Zugang erfolgt über den Standardzugang von posterior und der stumpfe Trokar wird in den posterior-superioren Zugang platziert. Ein Auffüllen der Kapsel erfolgt nicht. Der Trokar und das Arthroskop liegen dann im Dreieck zwischen Humeruskopf, langer Bizepssehne und Glenoid.

Die erste Inspektion zeigt häufig eine erhebliche Synovitis mit Einengung des Kapsellumens und teilweise abgeflachter langer Bizepssehne. Die Sicht wird erschwert, da aufgrund des geringen Kapsellumens die Spülflüssigkeit nur wenig Spülung ermöglicht. Nach Anlegen eines ventralen Zuganges, der zunächst mit einer Nadel in das Dreieck zwischen Subscapularissehne, langer Bizepssehne, Humeruskopf und Glenoid vormarkiert und dann mit einer Stichinzision durchgeführt wird, kommt es zu einer deutlichen Besserung der Sicht, nachdem ein entsprechender Fluss der Spülflüssigkeit erfolgt. Nun favorisieren wir ein bipolares Schneide- und Resektionsgerät (VAPR, Mitek Hamburg), um ventral ein sorgfältiges Release des Rotatorenmanschettenintervalles durchzuführen. Hierbei wird auch die komplette Synovitis in diesem Bereich entfernt. Das Release des coracohumeralen Ligamentes geht bis zur Basis des Coracoids, so dass die Spitze der Sonde den knöchernen Kontakt zum Coracoid findet und man diese Basis auch sehen kann. Gelegentlich kommt es aus diesem Bereich zu Blutungen aus kleinen Blutgefäßen, die jedoch durch Koagulation koaguliert werden können und später die Sicht nicht beeinträchtigen. Nach kompletter Synovektomie in diesem Bereich erfolgt eine Vaporisation der über der Bizepssehne gelegenen synovitischen Anteile, so dass hier auch eine komplette Synovektomie erfolgt, ohne die Rotatorenmanschette zu schädigen. Als nächstes wird die Subscapularissehne identifiziert. Diese ist häufig durch narbiges Gewebe und Synovitis eingemauert und wird schrittweise extra- und intraartikulär befreit. Mit dem VAPR erfolgt gleichzeitig die Rekonstitution des subscapularen Rezessus weit nach medial, so dass die Subscapularissehne wieder über einen guten Gleitweg verfügt.

Nun wird durch den 1. Assistenten der Arm leicht in Außenrotation gehalten, so dass das mediale glenohumerale Ligament zur Darstellung kommt. Hier wird das Release und die Synovektomie fortgesetzt. Dabei ist es wichtig, das Intervall zwischen Subscapularissehne und Gelenkkapsel zu finden. Im unteren Anteil der Subscapularissehne erkennt man einen deutlichen fleischigen Anteil des Muskels. Diese Schicht muss sorgfältig identifiziert werden und in dieser Schicht muss das Release durchgeführt werden, um ein entsprechendes Bewegungsausmaß zu erreichen. Der Übergang zum inferioren glenohumeralen Ligament ist häufig fließend und durch leichte Abduktion und Außenrotation erfolgt das Release mit dem VAPR hier nun nah am Glenoid. Die untersten Fasern ab der 5:30 bis 6 Uhr Position müssen häufig mit einem gebogenen Meniskuspunch durchtrennt werden, da der Aufsatz des VAPRs zu flexibel ist und nicht ausreichend um den Humeruskopf herumgeleitet werden kann. Zu diesem Zeitpunkt erfolgt nochmals die Inspektion des ventralen Releases. Ist dieses adäquat wird das Arthroskop umgesteckt und die weitere Inspektion erfolgt über den anterior-superioren Zugang und die Instrumentation über posterior-superioren Zugang. Nach Umstecken wird das Gelenk zunächst nochmals ausführlich gespült und das anteriore Release mit der Synovektomie von ventral überprüft. Dann wird von dorsal der VAPR eingebracht und es beginnt die Synovektomie und das Release ebenfalls weit kranial, knapp dorsal der langen Bizepssehne. Auch dorsal wird das Release nah am Glenoid durchgeführt. Die dorsale Kapsel erreicht gelegentlich auch erhebliche Stärke, so dass das Release sicher so weit durchgeführt werden muss, bis man eindeutig muskuläre Anteile des Infraspinatus erkennen kann. Dorsal wird das Release dann nach inferior komplettiert bis man eindeutig das inferiore Ende des ventralen Releases findet, so dass ein zirkuläres Release rings um das Glenoid herum erfolgt ist. Abschließend wird das Bewegungsausmaß wie präoperativ in den drei Funktionsebenen überprüft. Intraartikulär wird eine Redonsaugdrainage platziert. Über diese wird ein Gemisch von 10 ml Carbostesin mit Volon A injiziert.

Postoperative Therapie

Die Patienten bleiben postoperativ zwischen 2 und 5 Tagen stationär. Es werden unverzüglich Bewegungsübungen der Schulter durch den Physiotherapeuten begonnen. Dieses erfolgt bereits primär im Aufwachraum. Hierdurch ist sicherlich kein besseres Bewegungsausmaß zu gewährleisten, der Patient merkt jedoch, wie gut die Schulter schmerzarm beweglich ist und toleriert dann später die Bewegungen ebenso gut. Eine Immobilisation durch Gilchrist-Bandage oder sonstige Fixation erfolgt nicht. Die Patienten werden aufgefordert, alle Übungen aktiv und passiv unverzüglich durchzuführen. Häufig ist erstaunlich, wie wenig Beschwerden die Patienten im Vergleich zu der früher praktizierten Narkosemobilisation postoperativ haben.

Die eigenen Frühergebnisse [Jerosch 2001] zeigen an den ersten 28 Patienten mit primärer adhäsiver Kapsulitis eine erhebliche Funktionsverbesserung. Der Constant Score verbesserte sich um 39 Punkte (Range: 28 bis 62 Punkte). Alle Patienten zeigten eine signifikante Verbesserung des Bewegungsausmaßes. Die mittlere Verbesserung in der Flexion war 48 Grad (Range: 8 bis 69 Grad), in der Außenrotation bei adduziertem Arm 28 Grad (Range: 10 bis 45 Grad) und die Außenrotation bei abduziertem Arm 38 Grad (Range: 14 bis 75 Grad). In unserer Serie fanden sich keine klinisch nachweisbaren Läsionen des Nervus axillaris.

Diskussion

Bewegungseinschränkungen im Bereich der Schulter werden in vier verschiedene Kategorien eingeteilt, jede ist unterschiedlich in sich in der Ätiologie, Pathologie, der nicht operativen und operativen Therapie. Es handelt sich im Einzelnen um:

1. posttraumatische Bewegungseinschränkung
2. diabetische Schultersteife
3. idiopathische adhäsive Kapsulitis
4. postoperative Schultersteife

Wir selbst verwenden die Technik des arthroskopischen Kapselreleases bei allen vier Kategorien. Eine Aufarbeitung der Ergebnisse erfolgte bisher erst für die zweifellos günstigste Gruppe, die idiopathische adhäsive Kapsulitis. Bei den übrigen ist auch eine deutliche Besserung des Bewegungsausmaßes, insbesondere eine Reduktion des Schmerzes zu verzeichnen. Beides ist jedoch nicht so ausgeprägt wie bei der primären adhäsiven Kapsulitis.

Der klinische Verlauf dieses Krankheitsbildes zeichnet sich durch drei Phasen aus: die schmerzhafte Phase (freezing phase), die steife Phase (frozen phase) und die auftauende Phase (thawing phase). Jede Phase dauert durchschnittlich etwa vier Monate.

Im Rahmen der Diagnostik sind bereits wegweisend die Anamnese und die klinische Untersuchung. Ein Röntgenbild wird zum Ausschluss von Tumoren, insbesondere zum Ausschluss eines Pancoast-Tumors, sowie degenerativen Veränderungen des Schultergelenkes durchgeführt. Eine Arthrographie war früher Standard und bestätigte die Diagnose, ist jedoch heute nicht mehr indiziert. Eine Kernspintomographie ist ebenfalls nicht notwendig. Von internistischer Seite ist es sinnvoll, einen Diabetes mellitus oder eine Schilddrüsenerkrankung auszuschließen.

Es gibt verschiedene Behandlungsoptionen. Da der natürliche Verlauf der Erkrankung bei vielen gutartig ist, kann man durchaus nur eine behutsame begleitende Therapie (carefull neglection) durchführen. Antiinflammatorische Medikamente können den Schmerz nur kurzzeitig beherrschen. Orale Corticosteroide sind bei manchen Patienten in der ersten inflammatorischen Phase hilfreich, sollten jedoch nur für einen kurzen Zeitraum eingesetzt werden. Intraartikuläre Kortisoninjektionen können den Verlauf ebenfalls günstig beeinflussen.

Die Effektivität von krankengymnastischen Maßnahmen ist zweifelhaft. Intensive Dehnübungen intensivieren sogar den inflammatorischen Prozess und auch die Gelenksteife und haben eher einen kontraproduktiven Effekt. Hier ist eine sanfte, eher begleitende Therapie sinnvoll. Die Distensionsarthrographie des Gelenkes zum Aufsprengen der verengten Kapsel scheint unseres Erachtens nicht hilfreich. Die Kapsel wird im Bereich des schwächsten Punktes einreißen; dies ist überlicherweise der Rezessus subscapularis. Die Aufdehnung im sehr engen inferioren Rezessus gelingt jedoch keinesfalls.

Die geschlossene Manipulation wird nach wie vor in vielen Zentren durchgeführt und kann zweifellos die Verwachsungen aufbrechen. Arthroskopische Bilder nach Manipulationen zeigen jedoch, dass es zu erheblichen Sekundärschäden kommt. Bekannt ist sicherlich die Humerusfraktur aufgrund der großen Torsionskräfte, aber auch in den Weichteilen zeigen sich arthroskopisch dann nicht selten erhebliche Kapselzerreißungen, einschließlich Zerreißungen im Bereich der Rotatorenmanschette. Darüber hinaus kommt es zu einer großen Kompressionskraft auf den Humeruskopf und den Knorpel, so dass hier auch sekundäre Knorpelschäden zu erwarten sind.

Über einige Jahre, insbesondere vor der arthroskopischen Ära, wurde ein offenes Release propagiert. Dieses erreicht jedoch über den ventralen Zugang nur Teile der gesamten Gelenkkapsel. Zweifellos kann man das Rotatorenmanschetteninterval mit dem coracohumeralen Ligament lösen. Man wird auch den anterioren und inferioren Anteil der Gelenkkapsel inzidieren können. Die unseres Erachtens so wichtige komplette Synovektomie und das gesamte Kapselrelease (360°) ist jedoch über den vorderen Zugang nicht möglich.

Hier bietet das arthroskopische Kapselrelease erhebliche Vorteile:

1. es ist besonders hilfreich bei Patienten mit osteopenischen Knochen, die nicht oder nur ungern narkosemobilisiert werden
2. es ist nicht so zerstörend wie die Narkosemobilisation
3. es kann selektiv das Rotatorenmanschetteninterval, die anteriore Kapsel, die inferiore axillare Tasche, die posteriore Kapsel inzidiert werden
4. die Subscapularissehne intra- und extraartikulär von Verwachsungen gelöst werden und der Rezessus subscapularis erweitert werden
5. es ist eine ausgiebige Synovektomie möglich
6. der Patient kann postoperativ unverzüglich mit den Krankengymnastik beginnen.

Aus unserer Sicht ist insbesondere die Säuberung der Subscapularissehne einer der entscheidenden Schritte zur Erreichung einer guten Außenrotation. Pearsall et al. (2000) zeigten, dass der intraartikuläre Anteil der Sehne während eines arthroskopischen Releases durchaus inzidiert werden kann, ohne das sekundäre anteriore Instabilitäten auftreten. Die Autoren zeigten, dass der anterior-posteriore Durchmesser der intraartikulären Anteils der Subscapularissehne nur 5 mm beträgt und der kranio-kaudale Anteil, welcher intraartikulär sichtbar ist, nur 11 mm beträgt. Dieser Anteil repräsentiert 83% des sagittalen Durchmessers und 25% der Gesamthöhe des Subscapularis im Bereich des Releases. Die Autoren schlussfolgern, dass durchaus ein intraartikuläres Release des Subscapularis möglich ist. In unseren Händen musste dieses bisher nicht durchgeführt werden, da die Säuberung der Subscapularissehne völlig ausreichend ist.

Es ist unseres Erachtens ebenso wichtig, ein ausgiebiges Release der hinteren Kapsel durchzuführen, um eine gute Innenrotation zu erreichen. Warner et al. konnten zeigen, dass insbesondere die Kontraktur der hinteren Kapsel zu einem Verlust der Innenrotation führt, was wiederum zur subacromialen Problemen führen kann.

Die postoperative Schmerzkontrolle ist zweifellos ein wichtiger Grundsatz zur Erhaltung des freien Bewegungsausmaßes. Hier können Regionalanästhesien bessere Dienste leisten als eine Vollnarkose. Verglichen mit Patienten nach Narkosemobilisation ist der Schmerzmittelverbrauch nach arthroskopischem Kapselrelease deutlich geringer.

Ogilvie-Harris und Wiley (1986) beschrieben als Erste eine Technik des arthroskopischen Kapselreleases bei der adhäsiven Kapsulitis. Die vermieden das inferiore Release, um eine mögliche Schädigung des Nervus axillaris zu umgehen. Pollock et al. empfahlen ebenfalls die Arthroskopie, dies jedoch insbesondere um Begleitprobleme nach geschlossener Narkosemobilisation zu erkennen und zu beherrschen. Sie führen ein arthroskopisch geführtes Release des coracohumeralen Ligamentes bei den Patienten durch, die einen anhaltenden Verlust der Außenrotation hatten. Diese Autoren waren ebenfalls besorgt um den Nervus axillaris vom inferioren Release und führten kein Release unterhalb der Oberkante des Subscapularis durch. Dies ist unseres Erachtens jedoch wichtig, um ein gutes Bewegungsausmaß des Patienten zu erhalten. Unserer Erfahrung nach kann man glenoidnah dieses ohne weiteres durchführen, ohne den Nervus axillaris zu schädigen [Jerosch et al.2002].

In den letzten Jahren gibt es mehrere Autorengruppen, die das arthroskopische Release des glenohumeralen Gelenkes bei der adhäsiven Kapsulitis empfehlen [Andersen et al. 1996, Harryman et al. 1997, Ogilvie-Harris et al. 1995, 1997, Pollock et al. 1994, Segmuller et al. 1995]. In der anatomischen Literatur finden sich viele Hinweise zur räumlichen Beziehung zwischen den anterioren circumflexen Gefäßen, dem N.axillaris und dem M.subscapularis. Die spezifische Beziehung zwischen der glenohumeralen Gelenkkapsel und dem N.axillaris wurde bisher jedoch noch wenig dokumentiert. Eigene Untersuchungen bestätigten wie in anderen Untersuchungen vorher erneut die enge räumliche Beziehung zwischen Gelenkkapsel zwischen der 5 und 7 Uhr Position. Eine wichtige zusätzliche Informationen ist jedoch, dass der N.axillaris regelhaft näher an der humeralen als an der glenoidalen Insertion verläuft. Dieses hat erheblichen Einfluß auf die Lokalisation der Kapseldurchtrennung von intraartikulär.

Die zweite wichtige Information dieser Studie [Jerosch et al. 2002] ergab sich aus der Relativbewegung zwischen Kapsel und Nerv in den unterschiedlichen Positionen. Hierauf wurde in früheren Untersuchungen zum Teil bereits eingegangen. Es ist bekannt, dass sich der N.axillaris in Abduktion anspannt. Es ist weiterhin bekannt, dass im Rahmen von ventralen offen Eingriffen am Schultergelenk der N.axillaris besonders gefährdet ist, wenn der Arm in Abduktion und Innenrotation gehalten wird. Adduktion und Außenrotation scheint eine sicherere Position zu sein. Die Relation des Nervs zur Gelenkkapsel war bisher jedoch noch nicht spezifisch geklärt. Wir konnten aufzeigen, dass der Abstand zwischen Nerv und Kapsel in Adduktion und Innenrotation an der humeralen Insertionsstelle am geringsten ist. Der Nerv verschiebt sich nach anterior und lateral weg von der glenoidalen Kapselinsertion in Abduktion und Außenrotation. Die Sicherheitszone bei der arthroskopischen Inzision der Kapsel steigt erheblich bei einer möglichst glenoidnahen Durchtrennung.

Beaufils et al. (1999) präsentierten die Ergebnisse einer repräsentativen Multicenter Studie der französischen Arthroskopiegesellschaft. Sie dokumentierten Schultergelenke bei 25 Patienten, die mit einem mittleren Nachuntersuchungszeitraum von 21 Monaten nach arthroskopischem Release nachuntersucht wurden. Es fanden sich 13 primäre adhäsive Kapsulitiden, 3 Patienten mit Restriktion aufgrund der Rotatorenmanschette und der Gelenkkapsel sowie 10 Fälle posttraumatisch oder postoperativ. Bei diesen Patienten wurde lediglich ein anteriores und inferiores Release durchgeführt. Es fanden sich keine intraoperativen Komplikationen. Die mittlere Zunahme des Bewegungsausmaßes betrug 86° für die Elevation, 42° für die Abduktion, 34° für die Außenrotation und 6 Wirbelkörpersegmente für die Innenrotation. Der Constant Score nahm 40 Punkte zu. Die Bewegungszunahme war unabhängig von der Ursache der präoperativen Bewegungseinschränkung. Pearsall et al. (1999) behandelten 43 Patienten mit primärer und sekundärer frozen shoulder, die im Durchschnitt 12 Monate Symptome bei fehlendem Erfolg einer konservativen Therapie hatten. Intraartikulär erfolgte ein komplettes Release der anterior-inferioren Kapsel, der intraartikulären Portion des Subscapularis sowie des mittleren glenohumeralen und und superioren glenohumeralen Ligamentes sowie des Lig. coracohumerale. Sie führten kein Release der posterioren Kapsel oder der inferioren Tasche durch. Bei allen Patienten wurde eine subacromiale Inspektion durchgeführt. Bei 18 Patienten fand sich subacromial eine extensive Fibrose. Eine subacromiale Dekompression wurde nur bei den Patienten durchgeführt, die einen signifikanten Knochensporn bei der Arthroskopie aufwiesen. Postoperativ hatten alle Patienten einen deutlichen Zugewinn im Bewegungsausmaß und eine Reduktion des Schmerzes. Während einer Telefonbefragung gaben 83% der Patienten an, dass die Schulter hinsichtlich der Funktion normal oder nur gering eingeschränkt war.

Harrymann et al. (1997) berichteten über 30 Patienten, welche 6 Monate frustran konservativ wegen einer unilateralen Schultersteife behandelt wurden. 14 Patienten hatten einen Diabetes mellitus. Der mittelere Nachuntersuchungszeitraum betrug 33 Monate. Bereits am Tag nach der Operation nahm das Bewegungsausmaß erheblich zu. Zum Zeitpunkt der Nachuntersuchung fand sich eine Bewegungsausmaß von 93% im Vergleich zur Gegenseite. Auch bei den Aktivitäten des täglichen Lebens zeigte sich eine signifikante Verbesserung. Harryman et al. (1997) fanden keinen Unterschied zwischen diabetischen und nicht diabetischen Patienten.

Bennett (2000) berichtet über 31 Patienten mit adhäsiver Kapsulitis und frustranem konservativen Therapieversuch. Bei 18 Patienten wurde ein partielles Kapselrelease und bei 13 Patienten ein komplettes Kapselrelease durchgeführt. Die Autoren fanden, dass eine Resektion des Rotatorenmanschettenintervalles zu einem Zugewinn der Außenrotation führt und dass eine Resektion der inferioren Kapsel (anterio-inferior und posterio-inferior) zu einer Zunahme der Außenrotation, Flexion und Innenrotation führt. Eine Resektion der posterio-superioren Kapsel führte zu einer Zunahme der Innenrotation.

Ogilvie-Harris und Myerthall (1997) untersuchten besonders die Frozen Shoulder bei diabetischen Patienten. Die Operation beinhaltete ein progressives Release der anterioren Strukturen von superior nach inferior, beginnend im Rotatorenmanschettenintervall, über das anteriore superiore glenohumerale Ligament, den intraartikularen Anteil der Subscapularissehne, die anteriore Kapsel und die inferiore Kapsel. Postoperativ kam es zu einer signifikanten Verbesserung aller Funktionen des Schultergelenkes, welche auch beim Nachuntersuchungszeitraum 1 bis 5 Jahre nach der Operation noch Bestand hat.

Warner et al. (1996) berichteten über 23 Patienten mit idiopathischer adhäsiver Kapsulitis und nicht ansprechen auf konservativer Therapie oder Narkosemobilisation. Die Patienten erhielten ein arthroskopisches Kapselrelease und frühfunktionelle Physiotherapie. 6 Patienten bekamen zusätzlich eine arthroskopische Akromioplastik. Bei einem mittleren Nachuntersuchungs-zeitraum von 39 Monaten fand sich eine Verbesserung des Constant score von 48 Punkten. Die durchschnittliche Verbesserung der Flexion betrug 49°, der Außenrotation in Adduktion 42° und der Außenrotation in Abduktion 53°. Die Innenrotation nahm signifikant zu.

Ogilvie-Harris et al. (1995) verglichen Narkosemobilisation mit arthroskopischem Release. Bei den ersten 20 Patienten wurde eine Narkosemobilisation vor und nach einer Arthroskopie durchgeführt. Bei den zweiten 20 Patienten wurden die kontrakten Strukturen arthroskopisch durchtrennt. Beim arthroskopischen Release wurden 4 Schritte durchgeführt:

1. die Resektion des entzündlichen Gewebes im Rotatoren-manschettenintervall zwischen Subscapularis und Supraspinatus
2. eine progressive Durchtrennung des anterior-superioren gleno-humeralen Ligamentes und der anterioren Kapsel
3. die Durchtrennung der Subscapularissehne, jedoch nicht des muskulären Anteiles
4. die Durchtrennung der inferioren Kapsel.

Nach einem mittleren Nachuntersuchungszeitraum von 2 bis 5 Jahren fand sich zwischen den Patienten, die eine Mobilisation mit Arthroskopie und den Patienten, die ein arthroskopisches Release bekamen, kein Unterschied hinsichtlich des Bewegungsausmaßes. Die Patienten mit arthroskopischem Release hatten jedoch eine signifikant bessere Schmerzreduktion und Funktionsverbesserung. 15 Patienten der Release-Gruppe hatten ein sehr gutes Ergebnis verglichen zu 7 Patienten der Gruppe mit Narkosemanipulation und Arthroskopie. Patienten mit Diabetes mellitus hatten anfangs einen schlechteren Verlauf. Von der Nachuntersuchung her waren die Ergebnisse vergleichbar zu der anderen Gruppe.

1997 berichteten Warner et al. über ein arthroskopisches Release nach postoperativer Gelenksteife. Der deutliche Zugewinn im Constant Score betrug 43 Punkte. Die Flexion stieg durchschnittlich um 51°, die Außenrotation in Adduktion um 31°, die Außenrotation in Abduktion um 40°. Auch die Innenrotation in Abduktion nahm 41° zu.

Man kann somit festhalten, dass das arthroskopische Kapselrelease nicht nur bei der primären adhäsiven Kapsulitis, sondern auch bei der adhäsiven Kapsulitis bei diabetischen Patienten sowie nach Trauma und Operation zu einem deutlichen Zugewinn der Funktion führt. Verglichen zum offenen Release erlaubt das arthroskopische Release eine komplette Synovektomie sowie ein komplettes Kapselrelease ohne Ablösen von Sehnenansätzen, insbesondere der Subscapularissehne. Dieses erlaubt die unmittelbar postoperativ durchgeführte Frührehabilitation ohne einen sekundären Sehnenabriss zu befürchten.

Zusammenfassend kann man festhalten, dass das 360° arthroskopische Kapselrelease in Kombination mit der ausgiebigen Synovektomie ein effektives Behandlungsverfahren bei der adhäsiven Kapsulitis darstellt.

6.12 Schultersteife – Mobilisation in Narkose ausreichend?

Schaal O, Schmidt-Wiethoff R, Schneider T

Die Schultersteife oder frozen shoulder wird nach wie vor als eines der Rätsel der Schulterchirurgie angesehen. Seit Codman den Begriff der frozen shoulder im Jahr 1934 geprägt hat, sind zahlreiche Veröffentlichungen zur Therapie dieses Krankheitsbildes erschienen. In den letzten Jahren rückte mit Verbesserung der arthroskopischen Techniken zunehmend die arthroskopische Arthrolyse in den Blickpunkt des Interesses. Aber auch nicht-invasive Verfahren erleben eine Renaissance. Ziel dieser Arbeit ist es, die eigenen Ergebnisse nach Narkosemobilisation der frozen shoulder darzustellen und deren Stellenwert im Literaturvergleich zur ermitteln.

Patienten und Methode

Von Sept. 1999 bis Sept. 2002 wurden im Dreifaltigkeits-Krankenhaus Köln 46 Patienten mit der Diagnose 'frozen shoulder' einer Narkosemobilisation zugeführt. Ausgeschlossen wurden Patienten mit einem auffälligen Röntgenbild bzw. postoperativer oder posttraumatischer Schultersteife. Der Eingriff wurde ausschließlich in Maskennarkose durchgeführt. Nach Überprüfung der passiven Beweglichkeit der betroffenen Schulter erfolgte die Mobilisation mit kurzem Hebel unter Fixation der Skapula. Hierbei wurde zunächst in Anteversion- und Abduktions-, dann in Rotationsrichtung mobilisiert. Beim Überwinden des Kapselwiderstandes kam es typischerweise zu einem spür- und hörbaren Einrissphänomen der Kapsel. Abschließend erfolgte eine intraartikuläre oder subacromiale Injektion von 10 ml Bupivacain 0,25% mit 10 mg Triamcinolon. Noch im Aufwachraum erhielten die Patienten die erste physiotherapeutische Übungseinheit, welche bis zum Entlassungstag mindestens zweimal täglich fortgesetzt wurde.

32 Patienten konnten für die Nachuntersuchung gewonnen werden. Es handelte sich um jeweils 16 Männer und Frauen. 18mal war die dominante Schulter betroffen. Ein Diabetes mellitus lag bei 5 Patienten vor, davon viermal insulinpflichtig. Das Mindestnachuntersuchungsintervall betrug 13 Monate, durchschnittlich waren es 30 Monate (Spannweite 13-51 Monate). Die präoperative Anamnese wurde mit durchschnittlich 10 Monaten angegebenen (Spannweite 3-24 Monate). Alle Schultern wurden prä- und postoperativ nach dem modifizierten Constant-Murley Score mit einer maximal erreichbaren Punktzahl von 75 (unter Ausschluss der 25 Punkte für Kraft) eingestuft. Darüber

hinaus erfolgte zur Nachuntersuchung eine Befragung aller Patienten zur subjektiven Beurteilung des Verfahrens sowie des Resultats.

Ergebnisse

Zum Nachuntersuchungszeitpunkt hatte sich das Bewegungsausmaß der beurteilten Schultern bzgl. der Abduktionsfähigkeit von durchschnittlich 61 auf 163 Grad und bzgl. der Außenrotationsfähigkeit von durchschnittlich 9 auf 51 Grad verbessert. Der modifizierte Constant Score war von durchschnittlich 22 (Spannweite 15-35) auf 68 (Spannweite 29-75) angestiegen. Dies entspricht bezogen auf das Gesamtkollektiv jeweils einer hochsignifikanten Änderung (verbundener T-Test, Tab. 1).

Tab. 1:
Ergebnisübersicht Schultermobilisation.

	ø prä-op	ø post-op	ø Änderung	Signifikanz
Abduktion	61°	163°	102°	p<0,0001
Außenrotation	9°	51°	42°	p<0,0001
Mod. Constant Score	22	68	46	p<0,0001

Subjektiv beurteilten 20 Patienten das Ergebnis der Narkosemobilisation als sehr gut, 9 als gut und drei als schlecht. Unter den drei Patienten, welche die Note schlecht vergaben, fand sich eine Patientin mit Rentenbegehren, eine Diabetikerin mit einer contralateral ebenfalls eingesteiften Schulter sowie ein Patient, welcher mit der Länge des Krankenhausaufenthaltes unzufrieden war, aber die volle Punktzahl erreichte. Abgesehen von diesen 3 Patienten würden alle Befragten den Eingriff bei ähnlichen Beschwerden wiederholen lassen. Objektiv fanden sich bei insgesamt 6 Patienten (18,8%) moderate Bewegungseinschränkungen ohne funktionelle Beeinträchtigung sowie bei 3 Patienten (9,4%) deutliche Einschränkungen. Mit dem T-Test für unabhängige Stichproben wurde eine mögliche Einflussnahme verschiedener Parameter auf die Änderung des Constant Scores getestet. Hierbei konnte ausgeschlossen werden, dass weder die Dauer der präoperativen Beschwerden noch das Vorliegen eines Diabetes mellitus einen relevanten Einfluss auf das Ergebnis hatte. Ebenso ließ sich kein signifikanter Unterschied im Hinblick auf die verwendete Injektionstechnik (subacromial oder intraartikulär) nachweisen. Nennenswerte Komplikationen wie Frakturen, Nervenläsionen oder Infektionen traten im Rahmen der Narkosemobilisation nicht auf.

Diskussion

Die Schultersteife ist eine selbstlimitierende Erkrankung, welche üblicherweise in drei konsekutiven Phasen verläuft: 1. freezing-phase 2. frozen-phase 3. thawing-phase. Während die Phase 1 vorwiegend durch Schmerzen gekennzeichnet ist, stehen in Phase 2 und 3 die Bewegungseinschränkungen im Vordergrund. Trotz hoher Variabilität der Zeitdauer in den einzelnen Stadien beansprucht der Spontanverlauf der Erkrankung durchschnittlich 2-3 Jahre. Nach diesem Zeitraum bestehen bei über 90% der Erkrankten keine funktionellen Einschränkungen mehr. Sämtliche therapeutische Verfahren müssen sich an diesem natürlichen Verlauf messen lassen.

Zahlreiche Untersuchungen zur konservativen Behandlung mit verschiedenen Übungsprogrammen, physikalischen Maßnahmen oder Injektionsverfahren konnten keine signifikanten Unterschiede zum Spontanverlauf nachweisen. Eine Ausnahme scheint die orale Gabe von Glukokortikoiden nach einem Stufenschema in Verbindung mit einer Übungspause darzustellen, welche aufgrund eines antiproliferativen Effektes an der Gelenkkapsel die Rekonvaleszenz beschleunigen soll.

Gesicherte Daten liegen zu der in unserem Vorgehen verwendeten Narkosemobilisation vor. Diese führt zu einer signifikanten Verkürzung des natürlichen Verlaufs. Eine Einschränkung des Verfahrens auf primäre Schultersteifen besteht nicht. Wir konnten in unserem Kollektiv zum Nachuntersuchungszeitpunkt eine hochsignifikante Verbesserung des modifizierten Constant Scores nachweisen. 91% der erreichten Patienten waren mit dem Eingriff zufrieden. Die Narkosemobilisation wird vorwiegend aufgrund der möglichen Komplikationen bedingt durch die Krafteinleitung kritisiert. An erster Stelle werden Frakturen, Nervenläsionen und unkontrollierte Einrisse am Kapsel-Labrum-Komplex aufgeführt. Dem stehen Arbeiten gegenüber, welche die Narkosemobilisation mit einer anschließenden Arthroskopie kombinieren. Hierbei wurden lediglich Einblutungen oder die gewünschten anteroinferioren Kapseleinrisse gefunden. Bei sachgemäßer Anwendung der Mobilisations-technik mit kurzem Hebel scheinen die aufgeführten Komplikationen vermeidbar.

Eine weitere Alternative stellen chirurgische Maßnahmen dar, welche ein gezieltes Release der verkürzten Kapsel-Band-Strukturen ermöglichen. Neben offenen Verfahren, welche sich durch einen großen Flurschaden auszeichnen, werden heute arthroskopische Techniken bevorzugt verwendet. Diese wiederum variieren erheblich. Zudem kombinieren viele Autoren das arthroskopische Release mit einer Narkosemobilisation. Die Ergebnisse nach arthroskopischem

Release unterscheiden sich nicht wesentlich von denen der Narkosemobilisation. Im direkten Vergleich scheint das arthroskopische Release ein leicht verbessertes Outcome bei gleichen Bewegungsumfängen gegenüber einer Narkosemobilisation mit diagnostischer Arthroskopie zu bewirken.

Fazit

Aufgrund der vorliegenden Daten schlagen wir folgendes therapeutisches Vorgehen vor: In Phase 1 Versuch einer oralen Cortison-Stufentherapie (cave Kontraindikationen), in Phase 2 Narkosemobilisation mit anschließender intensiver Krankengymnastik, begleitend Analgesie durch Plexus-Katheter. Bei Misserfolg der Narkosemobilisation: arthroskopisches Release.

Zusammenfassend kann die Narkosemobilisation bei der Schultersteife nach wie vor als Therapie der Wahl angesehen werden, zumal es sich um ein einfaches und risikoarmes Verfahren handelt.

Literatur

Chambler AFW, Carr AJ: The role of surgery in frozen shoulder. J Bone Joint Surg [Br] 2003 Aug;85-B(6):789-95

Dodenhoff RM, Levy O, Wilson A, Copeland SA: Manipulation under anaesthesia for primary frozen shoulder: effect on early recovery and return to activity. J Shoulder Elbow Surg 2000; 9: 23-6

Reeves B: The natural history of the frozen shoulder syndrome. Scand J Rheumatol 1975;4:193-6

Habermeyer P: Schulterchirurgie. 2002 Urban & Fischer Verlag, München: 266

Ogilvie-Harris DJ, Biggs DJ, Fitsialos DP, MacKay M: The resistant frozen shoulder. Manipulation versus arthroscopic release. Clin Orthop 1995; 319: 238-248

6.13 AMSA – Ein Instrument zur Beurteilung von Alltagsaktivitäten bei Schulterverletzungen und -Erkrankungen

Hetzel C, Wilke C

Hintergrund

Muskuloskelettale Schulterverletzungen/-erkrankungen führen häufig in einen Kreislauf aus Schmerzen, pathologischen Bewegungsmustern, Kompensationsstrategien und Leistungseinschränkungen. Ziel jedes Rehabilitationsprozesses ist es, die optimale und möglichst uneingeschränkte Leistungsfähigkeit des Patienten wiederherzustellen, um Beeinträchtigungen im Alltagsleben zu vermeiden oder zu mindern. Demnach sollten Behandlungsergebnisse auf der ICF-Ebene der Aktivitäten und Partizipation nachgewiesen werden. Jedoch werden in der klinischen Praxis nahezu ausschließlich Funktions- und Strukturassessments zur Operationalisierung des Therapieerfolgs angewendet [Green et al. 1998]. Diese helfen zwar die Krankheitsursache aufzudecken, erlauben aber kaum Rückschlüsse auf konkrete Aktivitäten oder gar Partizipation. Assessments in diesen Dimensionen existieren nur als aufwändige Verfahren (z.B. EFL, ERGOS) oder als Fragebögen [u.a. Michener et al. 2001], bei denen zudem zwangsläufig die Fremdbeobachtung bezüglich Kompensationsstrategien und pathologischen Bewegungsmustern entfallen muss.

Das Instrument

In diese Lücke ist das Assessmentinstrument für muskuloskelettale Schulterverletzungen/-erkrankungen bei Alltagsaktivitäten (AMSA) einzuordnen [Hetzel 2002]. Der AMSA quantifiziert die Beeinträchtigung bei Aktivitäten des Alltags sowie damit verbundene Kompensationsstrategien und dient damit der Evaluation der Behandlungsergebnisse. Therapeut und Patient definieren in einem dialogischen Prozess Therapieziele.

Das Instrument ist eine Kombination aus Leistungstest und Fragebogen. Dadurch kann auf eine effiziente Weise ein breites und realitätsnahes Spektrum an Alltagsaktivitäten abgebildet werden. Der Leistungstest beinhaltet insgesamt zwölf Aufgaben – fünf obligatorische, 7 fakultative – zu Aktivitäten des Alltagslebens (Reichen, Heben, Halten, Stützen, Ziehen, Schieben, Autolenkrad drehen, Ergometer fahren). Die Aufgaben werden standardisiert durchgeführt, können aber in ihren Belastungsnormativa individuell an die Ressourcen des Patienten angepasst werden. Die Parameter des Leistungstests sind erstens die subjektive Schmerzwahrnehmung in Intensität und Lokalisation und zweitens die Fremdbeurteilung von Kompensationsstrategien. Dazu analysiert der Therapeut anhand definierter Kriterien die Ausweichbewegungen von Skapula, Schultergürtel und Wirbelsäule, ferner die Kompensationsfähigkeit durch die kontralaterale Seite. Insgesamt wird damit die Leistung sowohl produkt- als auch prozessorientiert betrachtet, d.h. es werden Resultat der Leistung (z.B. bewältigtes Gewicht) und Leistungsvollzug (Kompensationsstrategien) erfasst.

Der Fragebogen besteht aus zwölf Fragen, neun zu Aktivitäten des Alltagslebens (Schreiben, Tastatur bedienen, Kleiden, Feinmotorik, Essen schneiden, Schlafen, Auto, Fahrrad) und drei zu Lebensbereichen (Alltag, Beruf, Freizeit). Im Fragebogen wird die subjektive Wahrnehmung der Beeinträchtigung erfasst. Alle Parameter des AMSA werden auf numerischen Rating-Skalen dokumentiert. Dies ist die Basis für die gemeinsame Auswertung von Leistungstest und Fragebogen (Beeinträchtigung im Alltag). Therapieverläufe können mithilfe eines Polardiagramms visualisiert werden. Der Test ist innerhalb von 10-20 min von einem Therapeuten durchzuführen und erfordert lediglich Standardmaterialien einer Therapieeinrichtung. Die objektive Beurteilung der Ausweichbewegungen setzt routiniertes Bewegungssehen eines Therapeuten voraus.

Testgütekriterien

Schneider und Reißen (2003) überprüften Praktikabilität und Hauptgütekriterien des AMSA anhand einer Stichprobe von 130 überwiegend unverletzten Probanden (Alter in Jahren: 21-91, im Mittel 44; 47,7% Männer). Mithilfe der Ergebnisse der Praktikabilitätsanalyse wurde der AMSA optimiert und liegt nun in der oben beschriebenen Form vor.

Zur Bestimmung der Konstruktvalidität wurde der DASH [Germann et al. 2003] herangezogen. Zur Berechnung der Objektivität und Reliabilität wurde die Intraklassenkorrelation und für die Validität die Produkt-Moment-Korrelation nach Pearson eingesetzt (Tab. 1).

Zu diskutieren ist die geringe Anzahl von verletzten Probanden. Anhand der Ergebnisse der Evaluation von überwiegend unverletzten Probanden kann man darauf schließen, dass der AMSA objektiv, reliabel und valide ist

Tab. 1:
Hauptgütekriterien des AMSA [Schneider, Reißen 2003].

	Anzahl	Statistik	Korrelationskoeffizient
Objektivität	$n_{unv}=80$ $n_{verl}=16$	ICC (Gutachter A,B,C)	$r_{unv}= 0,75$ $r_{verl}= 0,97$
Reliabilität	$n_{unv}=107$ $n_{verl}=23$	ICC (Test-Retest)	$r_{unv}= 0,91$ $r_{verl}= 0,91$
Validität	$n_{unv}=107$ $n_{verl}=23$ $n_{ges}=130$	Pearson (AMSA-DASH)	$r_{unv}= 0,79$ $r_{verl}= 0,56$ $r_{ges}= 0,79$

Resümee

Als Instrument der schulterspezifischen Aktivitätsdiagnostik ist der AMSA eine Ergänzung zur Funktions- und Strukturdiagnostik. Er deckt auf eine ökonomische Weise ein breites Spektrum an Alltagsaktivitäten ab und fokussiert auf Bewegungsanalyse, Schmerzen und Beeinträchtigung. In dialogischer Weise unterstützt er die Therapiezieldefinition und dient der Evaluation der Behandlungsergebnisse. Die Testgüte wurde anhand einer Stichprobe von überwiegend unverletzten Probanden nachgewiesen. Gegenwärtig wird die Testgüte an einer größeren Anzahl von verletzten bzw. erkrankten Probanden überprüft und die Akzeptanz der Therapeuten evaluiert, so dass einer breiten Anwendung in (teil-)stationären und ambulanten Einrichtungen nichts im Wege steht und dadurch der AMSA als Instrument zur Qualitätskontrolle genutzt werden kann.

Literatur

Green, S., Buchbinder, R., Glazier, R., Forbes, A. (1998): Systematic review of randomised controlled trials of interventions for painful shoulder: selection criteria, outcome assessment and efficacy. Br. Med. J. 316, 354-60

Hetzel, Chr. (2002): Konzeptionelle Entwicklung eines Assessment-instrumentes für muskuloskelettale Schulterverletzungen/-erkrankungen bei Alltagsaktivitäten (AMSA). Diplomarbeit Deutsche Sporthoch-schule Köln

Michener, L.A., Leggin, B.G. (2001): A review of self-report scales for the assessment of functional limitation and disability of the shoulder. J. Hand Ther. 14, 68-76

Schneider, S.; Reißen J. (2003): Überprüfung der Gütekriterien Objektivität, Reliabilität und Validität des Assessmentverfahrens AMSA (Assessmentinstrument für muskuloskelettale Schulter-verletzungen/-erkrankungen bei Alltagsaktivitäten). Diplomarbeit Deutsche Sporthochschule Köln

Germann, G.; Harth, A.; Wind, G.; Demir, E. (2003): Standardisierung und Validierung der deutschen Version 2.0 des „Disability of Arm, Shoulder, Hand" (DASH)-Fragebogens zur Outcome-Messung an der oberen Extremität. Der Unfallchirurg Vol.106, 13-19

7 Schulterinstabilität

7.1 Unterschiedliche operative Behandlungsstrategien bei der posterioren Schulterinstabilität

Kessler MA, Weis M, Martinek V, Imhoff AB

Einleitung

Die posteriore Schulterinstabilität stellt ein komplexes Problem im diagnostischen und therapeutischen Vorgehen dar. Ursache ist oftmals die Summe verschiedener pathologischer Erscheinungsformen und die operative Therapie mit einer hohen Rezidivrate verbunden. Die Schwierigkeit besteht in der exakten Differenzierung zwischen Luxation und Subluxation, traumatischer vs. atraumatischer Genese, Versehrtheit des Labrums und Bizepssehnenankers und führt zu einem oftmals undifferenzierten Mischkrankheitsbild ohne pathologiekonformes Behandlungskonzept. Trotz Weiterentwicklung der diagnostischen Möglichkeiten in den letzten Jahren gelang nur ein kleiner Fortschritt im besseren Verständnis über den Zusammenhang der pathologischen Mechanismen der dorsalen Instabilität. Ziel dieser Studie war es die mittelfristigen klinischen Ergebnisse bei verschiedenen operativen Stabilisierungsmethoden an einer Serie von 30 Patienten zu untersuchen.

Methodik

Im Zeitraum von 1/96 bis 5/02 wurden 30 Patienten (16 männliche, 14 weiblich) in diese Studie integriert. Bei einem mittleren Nachbeobachtungszeitraum von 2 Jahren (6 Mo bis 6,3 J) lag das Durchschnittsalter der Patienten (16 – 61 J) bei 30,1 Jahren. Bei 24 von 30 Patienten wurde erstmalig eine operative Stabilisierung durchgeführt, wohingegen bei weiteren 6 Patienten bereits auswärts ein Stabilisierungsversuch unternommen und im Hause ein Revisionseingriff durchgeführt wurde. Bei den untersuchten 30 Patienten befanden sich 8 willkürliche und 22 nicht willkürliche Luxierer. Die Ursache der Instabilität wurde differenziert und operative Versorgt wie folgt:

1. posttraumatisch (14 Patienten):
   Kapselshift mit Knochenspan: 6 Patienten
   Kapselshift ohne Knochenspan: 7 Patienten
   Arthroskopische Stabilisierung: 1 Patient

2. habituell (6 Patienten):
    Kapselshift mit Span   1 Patient
    Shrinkage(ETACS)   3 Patienten
    Arthroskopische Stabilisierung: 2 Patienten

3. SLAP-Läsionen (4 Patienten):
    SLAP-Refixation   4 Patienten

4. Revisionseingriffe (6 Patienten)
    Kapselshift mit Span   3 Patienten
    Kapselshift ohne Span   2 Patienten
    Shrinkage, ETACS   1 Patient

Zur Quantifizierung des postoperativen Resultats wurde der Score nach Rowe und der folgende Score verwendet:

Luxation(0 Pkt)	vs.	nicht luxiert(1 Pkt)
Instabilitätsgefühl(0 Pkt)	vs.	stabiles Gefühl (1 Pkt)
Schulterschmerz(0 Pkt)	vs.	nie Schulterschmerz (1 Pkt)
unzufrieden(0 Pkt)	vs.	voll zufrieden (1Pkt)

(0 Pkt = sehr schlecht, 1 Pkt = schlecht, 2 Pkt = mäßig, 3 Pkt = gut, 4 Pkt = sehr gut)

Ergebnisse

Insgesamt wurde eine Reluxation bei 2 Patienten (6%) beobachtet. 8 weitere Patienten (26%) gaben postoperativ weiterhin ein Instabilitätsgefühl an. Bei primären Stabilisierungen wurde jedoch keine Reluxation und nur in 4 Fällen (13%) ein persistierendes Instabilitätsgefühl beschrieben. Alle Patienten mit Reluxation wurden mittels Kapselshift und Knochenspan versorgt. Die maximale Score-Punktzahl konnte nach arthroskopischer Stabilisierung erreicht werden (4 Punkte). Die restlichen Operationsverfahren zeigten kaum Unterschiede in der Score Punktwertung: Shift mit Span(2.9), Shift ohne Span (2.8), SLAP-Refixation (3.0), ETACS (2,75). Die durchschnittlich besten Ergebnisse wurden bei Patienten nach traumatischer Instabilität erreicht (Mittel: 3,5 Punkte), dicht gefolgt von Patienten mit ursprünglich habitueller Luxation (Mittel: 3,3 Punkte). SLAP-Läsionen konnten ebenfalls mit gutem Ergebnis operativ behandelt werden (Mittel: 3,0 Punkte). Schlechte Ergebnisse wurden bei den Revisionen erzielt (Mittel 1.8 Punkte). Die nicht willkürlichen Luxierer zeigten postoperativ bessere Score-Punktwerte (Mittel 3.1) im Vergleich zu Patienten mit willkürlicher Komponente (Mittel: 2.6).

Diskussion

In nur wenigen Studien mit kleinen Patientenzahlen oder Fallbeschreibungen wurde die posteriore Schulterinstabilität untersucht. C. Rowe beschrieb 1982 die Ergebnisse von 12 Fällen mit traumatischer posteriorer Luxation. Das operative Verfahren reicht vom prothetischen Ersatz bis zur Resektion des Humeruskopfes (Jones-Procedure). Das Resultat war bei 2 sehr gut, bei 4 gut und bei 7 mäßig, konnte jedoch kein Operationsverfahren als überlegen nachweisen. Wirth et al. erzielten bei atraumatischer posteriorer Instabilität mit multidirektionaler Laxität mittels arthroskopischer Kapselraffung fünf sehr gute, vier gute und ein schlechtes Ergebnis. Auch andere Autoren [Jerosch et al., Seebauer et al.] empfehlen nicht nur die reine Knochenspananlage sondern auch mindestens einen posterioren Kapselshift in Kombination durchzuführen. In unserer Studie zeigte sich jedoch im Gegensatz dazu ein Vorteil bei Patienten mit traumatischer Genese, welche mit Kapselshift und Knochenspan versorgt wurden.

Schlussfolgerung

Revisionseingriffe zeigen deutlich schlechtere Ergebnisse. Besteht die Indikation zur SLAP-Refixation kann mit guten Ergebnissen gerechnet werden. Patienten mit traumatischer Genese zeigen bessere Ergebnisse bei einer Versorgung mit Knochenspananlage vs. ohne Span. Patienten mit willkürlicher Komponente haben postoperativ schlechtere Ergebnisse im Vergleich zu Patienten mit traumatischer Genese. Die Operationsverfahren können nicht beliebig gewählt werden. Ob ein anderes Operationsverfahren bei gleicher Indikationsstellung eine Verbesserung erzielt, kann basierend auf dieser Studie nicht beurteilt werden.

Literatur

Jerosch J, Steinbeck J, Schaphorn G: Ergebnisse des posterioren Kapselshiftes bei hinterer Schulterinstabilität, Unfallchirurg 1998, 101: 755-761

Seebauer L, Keyl W: Die hintere Schultergelenkinstabilität, Orthopäde, 1998, 27:542-55

Rowe CR, Zarins B: Chronic Unreduced Dislocation of the Shoulder; JBJS, Vol. 64-4, 4, April 1982, p. 494-505

Wirth MA, Groh G, Rockwood CA: Capsulorrhaphy Through an Anterior Approach for the Treatment of Atraumatic Posterior Glenohumeral Instability with multidirectional Laxity of the Shoulder, JBJS, Vol 80- A, 11, Nov 1998, p: 1570-1578

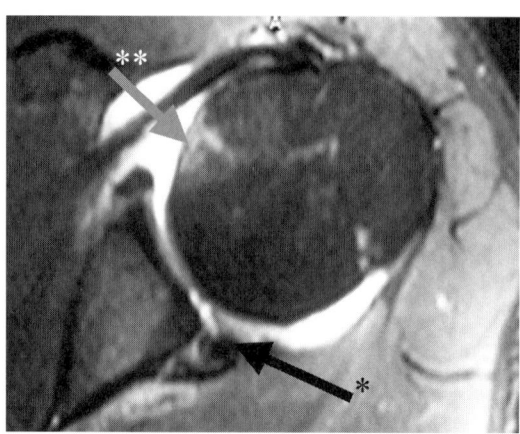

Abb. 1
Die MRI-Untersuchung zeigt eine Fraktur des
dorsalen Glenoid mit Ablösung des dorsalen
Labrums (**), zudem ein Knochenmarksödem im
korrespondierenden ventralen Areal des
Humeruskopfes (*).

7.2 Ergebnisse nach postero-inferiorem Kapselshift bei hinterer Schulterinstabilität

Garmann S, Schmedt A, Steinbeck J

Einleitung

Das Ziel dieser prospektiven Studie war die Überprüfung des aktuellen Therapiekonzeptes nach Versagen eines konservativen Ansatzes bei hinterer Schulterinstabilität anhand der Ergebnisse nach operativer Versorgung mittels medial basiertem postero-inferiorem Kapselshift.

Methodik

Im Zeitraum vom Juli 1994 bis Juli 2001 wurde das Beschwerdebild von 17 Patienten, die sich im Rahmen einer dorsalen Schulterinstabilität in der Schulterambulanz der Klinik und Poliklinik für Allgemeine Orthopädie des Universitätsklinikums Münster vorstellten und bei denen ein konservativer Behandlungsversuch erfolglos blieb, präoperativ prospektiv erfasst und in einem Nachuntersuchungszeitraum von 46,3 (14-87) Monaten beobachtet. Das Durchschnittsalter der Patienten lag bei 24,9 (14-36) Jahren zum Zeitpunkt der Operation und bei 29,2 (17-43) Jahren zum Zeitpunkt der Nachuntersuchung.

Grundlage dieser prospektiven Studie bildete, neben der eingängigen körperlichen Untersuchung, ein mittels verschiedener Frage- und Untersuchungsbögen standardisiertes Schema. Anhand der Untersuchungs-ergebnisse wurden im Anschluss folgende internationale Scores ermittelt: Der ASES-Score, der Constant-Murley-Score, der Rowe-Score und der SF-36-Health-Survey. Auf visuellen Analogskalen wurden jeweils die postoperative Zufriedenheit, der aktuelle subjektive Schmerzstatus, das aktuelle subjektive Instabilitätsgefühl, sowie eine Einschränkung in Berufs- oder Sportausübung erhoben. Als Kriterien für die Studienteilnehmer galten ein Nach-untersuchungszeitraum von mindestens einem Jahr sowie das Versagen eines 6-monatigen präoperativen konservativen Behandlungsversuches. Alle 17 Patienten erhielten postoperativ eine standardisierte Nachbehandlung bestehend aus einer 6-wöchigen Immobilisation mittels Hand-Shake-Gips und einer anschließenden krankengymnastischen Beübung und Anleitung zum eigenen Muskelaufbauprogramm. 3 Monate erfolgte keine Überkopf-arbeit und 6 Monate keine Überkopfsportarten.

Ergebnisse

Bei 5 Patienten traten Subluxationen auf und 1 Patient erlitt eine Luxation. Insgesamt fanden wir in 76,5 % der 17 Patienten zufriedenstellende Ergebnisse (über 51 Punkte) zum Zeitpunkt der Nachuntersuchung, davon bei 53 % exzellente (über 90 Punkte) Ergebnisse im Rowe-Score. Im Constant-Score sahen wir bei 82,4 % der Patienten gute Ergebnisse (über 80 Punkte). Der ASES-Score zeigte in 70,6 % der Patienten Werte über 80 Punkten (Abb.1). Maximalwerte fanden wir in allen Scores zum Zeitpunkt 6 Monate nach der Operation, da die zum Nachuntersuchungszeitpunkt manifesten Instabilitäten erst nach dem ersten Jahr auftraten.

Insgesamt verbesserten sich alle Patienten im Durchschnitt von präoperativ zum Nachuntersuchungszeitpunkt in den drei Scores um 48,95 %. Den größten Zugewinn vermag man mit 60 % im ASES-Score festzustellen. Die Ergebnisse im Patientenkollektiv für den SF-36-Score zeigen im Vergleich mit einer dem Durchschnittsalter der Patienten entsprechenden Referenzgruppe [Bullinger et al.] eine Ambivalenz: In den vier körperlichen Summenskalen ergeben sich niedrigere Werte als die Referenz, in den vier psychischen Summenskalen gleiche oder höhere Werte.

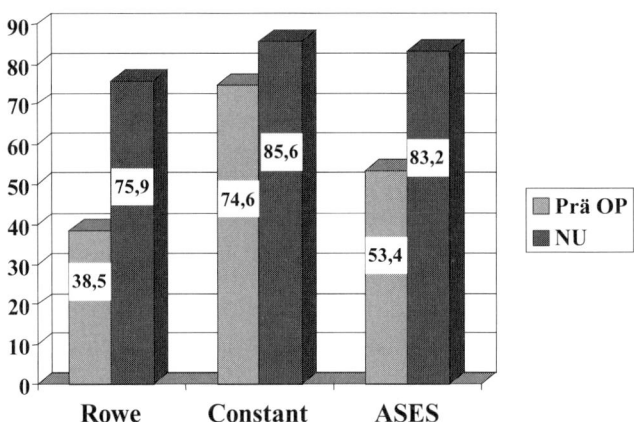

Abb. 1:
Werte prä Op und zum Zeitpunkt der Nachuntersuchung (NU)
(46,3 Monate).

Diskussion

Eine Mehrheit der Autoren in der einschlägigen Literatur bevorzugt den postero-inferioren Kapselshift als das etablierte Verfahren unter den Weichteileingriffen. Ein großer Vorteil dieses operativen Eingriffs ist das Miteinbeziehen einer oft zumindest bidirektionalen Komponente bei der atraumatischen hinteren Schulterinstabilität. Bigliani et al. konnten zeigen, dass eine erfolgreiche Therapie mittels postero-inferiorem Kapselshift vor allem unter Beachtung der Ätiopathogenese erfolgen kann. Sie fanden in einer prospektiven Studie unter 35 mit einem lateral basierten postero-inferioren Kapselshift behandelten Patienten in 60 Monaten Follow-up 4 Rezidive. Hawkins und Janda operierten 17 Patienten mit einem postero-inferioren Kapselshift, von denen sie nach 44 Monaten 14 Patienten anhand der Parameter Schmerz in Ruhe und bei Aktivität, sowie Bewegungsumfang und Operationszufriedenheit nachuntersuchen konnten. Sie fanden kein Rezidiv und 13 der 14 Patienten waren mit dem Operationsergebnis zufrieden. Fronek et al. verglichen 16 mit einem Muskelaufbauprogramm behandelten Patienten mit 11 mittels postero-inferioren Kapselshift versorgten Patienten und fanden bei Ersteren ein gutes Ergebnis in 63 %, bei Letzteren hingegen in 91 % der Fälle. Sie mussten in einem Nachuntersuchungszeitraum von 5 Jahren 1 Rezidiv unter den 11 Patienten feststellen, von denen 4 zuvor erfolglos operativ versorgt worden waren.

Die Langzeitergebnisse sowohl in den Scores, als auch in den visuellen Analogskalen lassen die Aussage zu, dass der postero-inferiore Kapselshift eine adäquate operative Therapie zur Behandlung der posterioren Schulterinstabilität ohne knöcherne Strukturveränderungen darstellt.

Literatur

Antoniou, J. and Harryman, D. T. 2nd. Posterior instability. Orthop Clin North Am, 2001; 32: 3:463-73, ix

Bigliani, L. U., Pollock, R. G., McIlveen, S. J., Endrizzi, D. P., and Flatow, E. L. Shift of the posteroinferior aspect of the capsule for recurrent posterior glenohumeral instability. J Bone Joint Surg Am, 95; 77: 7:1011-20

Bullinger, M., Kirchberger, I., and Ware, J. Der deutsche SF-36 Health Survey. Z f Gesundheitswiss, 95; 3. Jg.: H 1:21-36

Fronek, J., Warren, R. F., and Bowen, M. Posterior subluxation of the glenohumeral joint. J Bone Joint Surg Am, 89; 71: 2:205-16.

Hawkins, R. J. and Janda, D. H. Posterior instability of the glenohumeral joint. A technique of repair. Am J Sports Med, 96; 24: 3:275-8

7.3   Die SLAP-Läsion als Ursache der posterioren Instabilität

Kessler MA, Burkart A, Weis M, Imhoff AB

Einleitung

SLAP-Läsionen, erstmalig von Snyder beschrieben, sind bekannt als mögliche Ursache für die anteriore oder anterior-inferiore Instabilität. Eine SLAP-Läsion als Ursache einer posterioren Instabilität ist in der Literatur nach unserem Kenntnisstand bisher nicht beschrieben. Bei einer von uns durchgeführten Studie fanden wir überraschenderweise eine isolierte SLAP–Läsion als Ursache für eine posteriore Instabilität und konnten diese operativ mittels Refixation des Bizepssehnenankers behandeln.

Methodik

In einer Untersuchung bei 30 Patienten mit isolierter posteriorer Instabilität zeigten drei Patienten eine Pathologie des Bizepssehnenankers im Sinne einer SLAP-Läsion (je einmal Typ II, Typ III und Typ IV). Anamnestisch wurde bei allen drei Patienten ein adäquates Trauma mit sofort einsetzender Instabilität jedoch ohne Gelenksluxation ermittelt (2x Skifahren, 1x Windsurfen). Die drei Patienten waren allesamt männlich, und das Durchschnittsalter betrug zum Operationszeitpunkt 40 Jahre (29, 36, 55). In der klinischen Untersuchung zeigte sich bei allen Patienten ein positiver Jerk-Test sowie ein positiv posteriorer Apprehension-Test.

Ergebnisse

Ein Patient (SLAP-Läsion Typ II) zeigte weder eine Luxations- noch eine Subluxationstendenz bei negativem Apprehension- und Jerk-Test, sowie freiem ROM. Bei der Durchführung des Tests nach O´Brien gab der Patient jedoch noch Schmerzen an. Subjektiv war der Patient uneingeschränkt zufrieden und erreichte das gleiche Aktivitätsniveau wie vor dem Trauma. Ein Patient (SLAP-Läsion Typ IV) beklagte eine leichtes Instabilitätsgefühl bei Bewegungen in der Überkopfebene. Zudem bestand ein reproduzierbarer Schmerz bei Hyper-flexionsbewegungen. Ein positiver Apprehension-Test konnte jedoch ebenso wenig wie ein positiver Jerk-Test ausgelöst werden. Im Vergleich zum präoperativen Status berichtete der Patient jedoch über eine Verbesserung bezüglich der Stabilität und eine Reduktion der Schmerzsymptomatik. Ein Patient (SLAP-Läsion Typ III) zeigte sich vollkommen beschwerdefrei. Es bestand weder eine Einschränkung des Bewegungsumfangs noch Schmerzen oder ein Instabilitätsgefühl. In der klinischen Untersuchung konnte weder ein positiv posteriorer Apprehension-Test noch ein positiver Jerk-Test provoziert werden. Subjektiv war der Patient voll zufrieden und konnte das Schultergelenk uneingeschränkt belasten.

Diskussion

Die posteriore Instabilität kann in sehr unterschiedlicher Ausprägung vorliegen. Die operative Therapie der posterioren Schulterinstabilität wird kontrovers diskutiert. Viele Patienten kommen im alltäglichen Leben ohne Operation gut zurecht, daher sollte das nichtoperative Behandlungskonzept vor einem Eingriff komplett ausgeschöpft werden [Burkhead et al., Fuchs et al., Hurley et al.]. Der Erfolg von stabilisierenden Verfahren ist unterschiedlich und verschiedene Operationstechniken von Kapselshift bis zur Keilosteotomie sind beschrieben. Es gibt bislang jedoch noch keinen Bericht über eine SLAP-Läsion, welche eine posteriore Instabilität verursacht oder dass ein posteriore Instabilität durch eine SLAP-Refixation erfolgreich therapiert wurde.

In einem Tierversuchsmodell konnte gezeigt werden, dass eine SLAP-Läsion mit inferiorer Subluxation des Humeruskopfes und Veränderung der Zugrichtung der Langen Bizepssehne resultiert [Bey et al.]. In experimentellen Studien wurde die glenohumerale Translation mit und ohne Läsionen des superioren Labrums untersucht [Pagnani et al.]. Pagnani et al. konnten zeigen, dass eine komplette Läsion des superioren Labrums eine signifikante Erhöhung der anteroposterioren und inferioren glenohumeralen Translation in 0°, 45° und 90° Elevation bewirkt. Rodosky et al. zeigten in einer experimentellen Studie, dass ein Ablösen des superioren Anteil des Labrums eine anteriore Schulterinstabilität auslösen kann. Transformieren wir diese Ergebnisse auf unsere Studie, so ist vorstellbar, dass bei Patienten mit einer kompensierten Instabilität durch Ablösung des Bizepssehnenankers eine posteriore Schulterinstabiltät ausgelöst wird. Ob eine isolierte SLAP-Läsion ausreicht um eine dorsale Instabilität auszulösen, oder ob eine kompensierte Instabilität mit einer zusätzlichen SLAP-Läsion dekompensiert, konnte jedoch nicht geklärt werden.

Fazit

Die posteriore Instabilität des Schultergelenks kann durch viele Faktoren verursacht werden. Ein erfolgreiches therapeutisches Konzept vorzugeben ist schwierig und oftmals werden trotz operativem Vorgehen Reinstabilitäten beobachtet. Eine SLAP-Läsion als Ursache einer posterioren Instabilität ist bisher nicht beschrieben obwohl Läsionen des Bizepssehnenankers als Ursache einer anterioren Instabilität wohl bekannt sind. Die vorgestellten Fälle zeigen, dass SLAP-Läsionen eine Ursache der posterioren Instabilität sein können. Die posteriore Schulterinstabilität verursacht durch eine SLAP-Läsion konnte erfolgreich mittels arthroskopischer Refixation des Bizepssehnenankers therapiert werden. Bei der Behandlung der posterioren Schulterinstabilität sollte ein SLAP-Läsion als mögliche Ursache in Betracht gezogen werden.

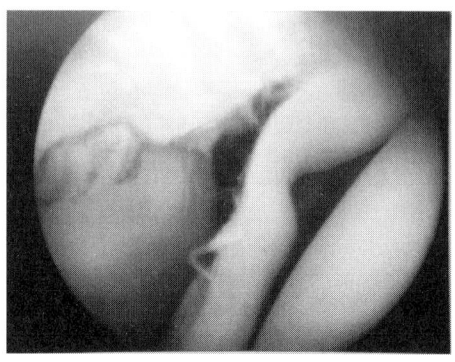

Abb. 1:
Arthroskopischer Befund einer SLAP IV-Läsion. Nach arthroskopischer Refixation mittels Fadenanker konnte eine deutliche Reduktion der posterioren Instabilität erreicht werden.

Tab. 1:
Patientenübersicht und Therapie nach SLAP-Läsion.

Pat.	Alter	SLAP Typ	Ätiol.	Therapie	Postop. Instabilität	ROM	Appreh.	Schmerz
1	36	II	Ski	Refixation (3 Fastak)	nein	frei	nein	nein
2	55	IV	Ski	Refixation (4 Suretac)	leicht	Reduziert in FX/ER	nein	leicht
3	29	III	Winds.	Refixation (3 Suretac)	nein	frei	nein	nein

Literatur

Bey MJ et al., The mechanism of creation of superior labrum, anterior, and posterior lesions in a dynamic biomechanical model of the shoulder: the role of inferior subluxation. J Shoulder Elbow Surg, 1998. 7(4): p. 397-401

Burkhead WZ Jr. and Rockwood CA Jr: Treatment of instability of the shoulder with an exercise program. J Bone Joint Surg [Am], 1992. 74(6): p. 890-6

Fuchs B, Jost B, Gerber C: Posterior-inferior capsular shift for the treatment of recurrent, voluntary posterior subluxation of the shoulder. J Bone Joint Surg Am, 2000. 82(1): p. 16-25

Hurley JA et al.: Posterior shoulder instability. Surgical versus conservative results with evaluation of glenoid version. Am J Sports Med, 1992. 20(4): p. 396-400

Pagnani MJ et al.: Role of the long head of the biceps brachii in glenohumeral stability: a biomechanical study in cadavera. J Shoulder Elbow Surg, 1996. 5(4): p. 255-62

Rodosky MW, Harner CD, Fu FH, The role of the long head of the biceps muscle and superior glenoid labrum in anterior stability of the shoulder. Am J Sports Med, 1994. 22(1): p. 121-30

8 Ellenbogen

8.1 Anatomical geometry of the elbow – new aspects

Natsis K

In recent years the design of prosthetic implants has been improved because of a better understanding: 1.of the elbow anatomy, 2. of the elbow motion and 3. of the forces applied to the joint surfaces.

The elbow joint consists of three subjoints and two types of articulations. The humeroulnar joint (gynglimus) allows for flexion and extension. The humeroradial and proximal radioulnar joint allows for axial rotation or a pivoting (trochoid) type of motion. Therefore the joint articulation is classified as a trochogynglimoid joint and is one of the most congruent joints of the body. The anterior joint line is not easily recognized in vivo because of its obliquity and the amount of overlying muscles. It is represented by a line crossing the elbow from a point about 1 cm below the lateral epicondyle to a point about 2.5 cm below the medial epicondyle. The palpable landmarks of the tip of the olecranon and the medial and lateral epicondyles form an inverted triangle posteriorly when the elbow is flexed 90 degrees but are in line when the elbow is fully extended. The articular surface consists of the distal end of the humerus, of the proximal ulna, and of the proximal radius.

Humerus

The distal humerus consists of two condyles, forming the articular surfaces of the trochlea and of the capitulum. Proximal to the trochlea, the prominent medial epicondyle serves as a source of attachment of the ulnar collateral ligament. The lateral epicondyle is located just above the capitulum and is much less prominent than the medial epicondyle. The lateral collateral ligament originates from the flat, irregular surface of the lateral epicondyle. Anteriorly, the radial and coronoid fossae of the humerus accommodate the radial head and the ulnar coronoid process during flexion. Posteriorly, the olecranon fossa receives the tip of the olecranon during full extension. Proximal to the medial epicondyle (5-7 cm) a supracondylar process is observed in 1-3% of individuals. We measured 750 dried bones and found 10 (=1.33%) supracondylar processes (9 on the left arm and only 1 on the right arm). The mean length of the supracondylar process was 9.45 mm and the mean distance from the medial epicondyle was 59.75 mm (Natsis et al 2004a). A fibrous ligamentous band, the so-called ligament of

Struthers, may originate from this process and attach to the medial epicondyle. Various pathologic processes have been associated with the incidence of a supracondylar process, including fracture, and median and ulnar nerve entrapment.

The trochlea is a hyperbolic, pulley-like surface that articulates with the seminular notch of the ulna covered by articular cartilage across an arc of 300 degrees. The medial lip is larger and projects more distally than the lateral margin. The two surfaces are separated by a groove which lies in the sagittal plane but in fact is oriented obliquely and not vertically. Its obliquity shows individual variations as follows:

Type I is the most frequent; the groove anteriorly is vertical, posteriorly runs obliquely and laterally and it runs as a whole in a spiral around the axis of the bone. The functional consequences of this type are: (i) During extension the forearm has a slight valgus-like obliquity and its axis forms an obtuse angle with the arm (carrying angle). (ii) During flexion the forearm comes to rest anteriorly in the same plane as the upper arm.

Type II is less common. The groove anteriorly runs obliquely proximally and laterally, and posteriorly runs obliquely distally and laterally, and as a whole it runs as a true spiral around the axis of the bone. The functional consequences of this type are: (i) During extension the forearm has a slight obliquity distally and laterally with a similar carrying angle as type I. (ii) During flexion the forearm comes to rest slightly lateral to the arm.

Type III is very rare. The groove anteriorly runs obliquely and medially, posteriorly runs obliquely distally and laterally and as a whole it forms a very closed spiral pointing medially. The functional consequences of this type are : (i) During extension the carrying angle of the arm is normal. (ii) During flexion the forearm comes to rest medially to the arm.
The capitulum is almost spherical in shape and is covered by hyaline cartilage, which is about 2 mm thick in its anterior aspect. The medio-posterior limit of capitellum is marked by a prominent tubercle. A groove separates the capitulum from the trochlea, and the rim of the radial head articulates with this groove throughout the arc of flexion and during pronation and supination. (Kapandji, 1982). In the lateral plane, the orientation of the articular surface of the distal humerus is rotated anteriorly about 30° (Moorey 2000) to 45° (Kapandji 1982) with respect to the long axis of the humerus. Our measurements in 200 (100 right and 100 left) cadaver specimens revealed a mean angle of 30.67° (SD=3.26) for the right side and 30.30° (SD=3.00) for the left side, with no statistical difference between the sides (Natsis et al, 2003, 2004b). In the

transverse plane, the articular surface of the humerus in reference to the midportion of the epicondyles is rotated inward approximately 5° (Tanaka et al 1998). Our measurements showed a mean angle of 5.12° (SD=1.18) for the right side and 5.02° (SD=1.15) for the left side (n.s.). In the frontal plane the articular surface of the distal humerus is tilted approximately 6° in valgus (Olsen et al 1996). Our own measurements revealed a mean angle a mean angle of 7.94° (SD=1.61) for the right side and 7.52° (SD=1.39) for the left side, being n.s. different (Natsis et al, 2003,2004b).

Proximal Radius

Hyaline cartilage covers approximately 240 degress of the outside circumference of the radial head, allowing its articulation with the proximal ulna at the radial notch of the ulna. The anterolateral third of the circumference of the radial head is void of cartilage. This part lacks subchondral bone and thus is not as strong as the part that supports the articular cartilage. Therefore this part has been demonstrated to become most frequently fractured. The head and neck are not in line with the rest of the bone and form an angle of approximately 15°, with the shaft of the radius opposite the radial tuberosity (Evans, 1945). Swieszkowski et al (2001) found a mean angle for the inclination of the head relative to the neck of 9.50° and a mean angle for the inclination of the head relative to the neck 2.50° with the shaft and radial tuberosity at the forntal plane. Our measurements in 200 cadaver specimens revealed a mean angle for the neck relative to the shaft of 7.56° (SD=2.59) for the right side and 8.16° (SD=2.45) for the left side (n.s.) (Natsis et al, 2003, 2004b).

Proximal ulna

The trochlea notch forms an arc of about 190° In the lateral plane. The contour is not truly semicircular but rather ellipsoid. The opening of the trochlear notch is oriented approximately 30° posterior to the long axis of the bone (Moorey, 2000). Our measurements in revealed a similar angle of 28.97° (SD=2.76) for the right side and 29.33° (SD=2.68) for the left side (Natsis et al, 2003,2004). This matches the 30° of inferior angulation of the distal humerus, providing stability in full extension. In frontal plane, the shaft is kinked from about 1-6 degrees lateral to the articulation (Shiba et al 1988). Own measurements revealed a mean angle of 5.02° (SD=1.48) for the right side and 5.20° (SD=1.46) for the left side. (Natsis et al, 2003,2004b). This angle partly contributes to the formation of he carrying angle.

Carrying angle

The carrying angle is the angle formed by the long axes of the humerus and the ulna with the elbow fully extended. In the male, the mean carrying angle is 11-14°, and in the female, it is 13-16°. (Keats et al 1966). In our laboratory Paraskevas et al (2003) found similar values in 600 students: 10.97° ±4.27 in men and 15.07°±4.95 in women. They also found that the carrying angle changed with skeletal growth and maturity and that the angle is always greater in the dominant arm.

Joint capsule

The knowledge of articular capsule limits is useful for the prognosis and the treatment of fractures. The anterior capsule inserts proximally above the coronoid and radial fossae. Distally the capsule attaches to the medio-anterior margin of the coronoid as well as laterally to the anular ligament. Around the radius it includes the neck where it forms the anterior saccular recess (site of puncture). Posteriorly, the capsule attaches just above the olecranon fossa, distally along the supracondylar bony columns, and then down along the medial and lateral margins of the trochlea. The distal attachement runs along the medial and lateral articular margins of the sigmoid notch, and laterally, it occurs along the lateral aspect of the sigmoid notch and joins with the anular ligament. The anterior capsule is taut in extension but becomes relaxed in flexion with the greatest volume capacity occuring at about 80° of flexion. The normal capacity of the fully extended joint amounts to 25 - 30 ml.

Clinical hints

1. The critical role of the coronoid is emerging for development of elbow instability. When serial portions of the coronoid are removed, the elbow progressively becomes more instable. This is especially true if the radial head has been resected. In this instance, as little as 25% resection may cause an elbow subluxation at about 70° of flexion. Clinically one may observe a line from the tip of the olecranon parallel with the ulna shaft passing through the center of the trochlea. This allows the clinician to estimate the critical 50% coronoid loss. (Moorey, 2000).

2. According to Stokdijk et al (1999) loosening of elbow endoprostheses could be caused by not placing the prostheses in a biomechanically optimal way. They found that the position of the flexion/extension axis was 0.81 cm cranially and 1.86 cm ventrally of the lateral epicondyle and the average angle estimation with the frontal plane was 15.3°.

3. Linked prostheses, based on a hinge mechanism, confer great stability. Several degrees of freedom of movement have been introduced into the hinge mechanism with regard to valgus/varus and axial movements. Modern linked prostheses allow the ligaments to resist some of the stress upon joint movements.

4. Unlinked prostheses use designs approaching the normal anatomy and rely to a large degree on the collateral ligaments and other soft tissues for stability. Preservation of the collateral ligaments is therefore of great importance for the success of most types of unlinked elbow arthroplasty.

5. According to the diameter measurements of the radial head and neck and the inclination of the head relative to the neck (Beredjiklian et al 1999, Swieszkowski et al 2001, King et al 2001, and mentioned own rsults), it appears that future challenges may include the implantation of custom-manufactured prostheses for radial head because not only the individual differences but also the differences between the both sides have to be taken into consideration.

References

Beredjiklian PD, Nalbantoglu U, Potter HG, Hotchiss RN Prosthetic radial head componenets and proximal radial morphology: A Mismatch. J Shoulder Elbow Surg 8:471, 1999

Evans EM Rotational deformity in the treatment of fractures of both bones of the forearm. J Bone Joint Surg 27:373, 1945

Kapandji IA The Physiology of the Joints. Vol 1. Upper Limb, 2nd ed. Churchill Livingstone, 1982

Keats TE, Teeslink R, Diamond AE, Williams JH Normal axial relationships of the major joints. Radiology 87, 904, 1996

King G, Zarzour Z, Patterson S, Johnson J. An anthropometric study of the radial head. Implications in the design of a prosthesis. J Arthroplasty 16, 2001

Morrey BF. The elbow and its disorders. 3rd ed. London: Saunders, 2000

Natsis K, Anastasopoulos N, Sofidis G, Totlis T, Paraskevas G. Geometric anatomical parameters of the bones join the elbow joint. 59th Annual Orthopaedic Meeting, Athens, October 15-19, 2003

Natsis K, Totlis T, Koebke J. The frequency of the supracondylar process of humerus. Study on 750 human humerus. Proc 23th Ann Congr Orthop Associ Macedonia and Thrace, 15-18 April, Thessaloniki, 2004a

Natsis K, Anastasopoulos N, Uzel M, Karakas P, KoebkeJ. Geometric
    anatomical parameters of the elbow-New aspects. Proc !3th Balkan Sports
    Med Congr April 29-May 2, Drama Greece, 2004b
Paraskevas G, Papadopoulos A, Papaziogas B, Spanidou S, Argiriadou H, Gigis
    P. Study of the carrying angle of the human elbow joint in full extension:
    a morphometric analysis. Surg Radiol Anat, 2003.(under publication)
Shiba R, Siu D, Sorbie C. Geometric analysis of the elbow joint. J Orthop Res 7:
    897, 1988
Stokdijk M, Meskers CG, Veeger HE, de Boer YA, Rozing PM. Determination
    of the optimal elbow axis for evaluation of placement of prostheses. Clin
    Biomech 14: 177-84,1999
Swieszkowski W, Skalski K, Pomianowski S, Kedzior K. The anatomic features
    of the radial head and their implication for the prosthesis design. Clin
    Biomechanics 16: 880-887, 2001

8.2 Arthroskopische Diagnostik und stadiengerechte Therapie der posterolateralen Rotationsinstabilität des Ellbogens

Geyer M, Nadjar R, Stöhr H

Die posterolaterale Rotationsinstabilität des Ellenbogens, definiert als Rotations-Subluxation im humero-ulnaren Gelenk mit sekundärer Subluxation im humero-radialen Gelenk, ist eine bislang wenig bekannte Pathologie und stellt eine Sonderform des humero-radialen Impingements als mögliche intraartikuläre Ursache des lateralen Ellbogenschmerzes dar. Die Bandinstabilität ermöglicht unphysiologische Bewegungen im humero-ulnaren und humero-radialen Gelenkanteil des Ellbogens. Diese können zur Ausbildung von sekundären pathologischen Veränderungen der Plika, des Gelenkknorpels oder der Synovia im dorsoradialen Gelenkraum führen und funktionelle, schmerzhafte Weichteileinklemmungen hervorrufen. Die arthroskopische Therapie mit Synovialzottenresektion, Plicaresektion und ggf. Knorpelsanierung erzielt gute Ergebnisse. Rezidive nach arthroskopischer Therapie sind selten, jedoch auffällig häufig mit intraoperativ dokumentierter posterolateraler Laxität bzw. Instabilität verbunden [Geyer et al. 2001, Welte et al.]. Die posterolaterale Rotationsinstabilität des Ellenbogens wird hervorgerufen durch eine Insuffizienz des posterolateralen Bandapparates. Inbesondere ist das ulnare laterale Kollateralband (LUCL) als Teil des lateralen Ligament-Komplexes (LCL) betroffen (Abb.1). Die Bedeutung dieses Bandes in Hinblick auf die posterolaterale Rotationsinstabilität wurde von Morrey erstmals beschrieben und von verschiedenen Autoren in anatomischen und biomechanischen Unter-suchungen überprüft [Cohen et al., Morrey et al.] und die operative Stabilisierung propagiert [Nestor et al., O'Driscoll et al.].

An unserer Klinik wurden von 1994 –2003 wurden 213 Arthroskopien am Ellenbogen durchgeführt. 153-mal wurde ein humero-radiales Impingement, 93-mal eine posterolaterale Bandlaxität nachgewiesen. In 38 Fällen erfolgte primär oder sekundär die offene Bandstabilisierung, 18-mal in Form einer transossären Raffung des lateralen Kollateralbandes, 20-mal mit Sehnentransplantat. Unser diagnostisches und therapeutisches Regime ist wie folgt: Für die Entstehung der Instabilität werden verschiedene Ursachen verantwortlich gemacht. An erster Stelle sehen wir rezidivierende Mikrotraumata durch Überbelastung bei Arbeit und Sport sowie die angeborene Bandlaxität, selten akute Traumen. Typisch in der Anamnese ist der chronische Verlauf mit lateralem Ellbogenschmerz. Bei der klinischen Untersuchung findet sich der Hauptdruckschmerz über dem humero-radialen Gelenkspalt und dem Radiusköpfchen dorsolateral. In ausgeprägten Fällen kann ein positiver lateraler Pivot-Shift- Test ausgelöst werden. Bei der radiologischen Diagnostik mit Nativröntgen kann spontan, bzw. provoziert unter Valgusstress, eine Aufweitung des humeroradialen Gelenkspaltes imponieren. Mittels Kernspintomographie lassen sich selten direkt Bandläsionen, meist nur Begleitreaktionen der Instabilität darstellen. Diese sind Läsionen der Streckerinsertion, Knorpel-/Knochenödem, Kapselaufweitung dorsolateral mit Flüssigkeitsansammlung, Synovialzotten oder Briden. Die klinischen Befunde und bildgebende Verfahren lassen jedoch nur selten die sichere präoperative Diagnose einer posterolateralen Instabilität zu. Bei der Narkoseuntersuchung können zwar der Pivot-Test (Abb. 2) und Stressaufnahmen unter Bildwandler durchgeführt werden, der entscheidende Schritt zur Sicherung der Diagnose gelingt jedoch mit der Ellenbogen-arthroskopie. Hierbei werden die pathologischen Veränderungen im Gelenk unter Bewegungsprüfung verifiziert und arthroskopisch mit Resektion der einklemmenden Weichteile bzw. Knorpelsanierung therapiert. Ebenfalls unter Sicht erfolgt die Quantifizierung der funktionellen Bandinsuffizienz und daraus ableitend die Indikation zu der primär oder sekundär durchzuführenden offenen lateralen Bandraffung bzw. posterolateralem Bandersatz mit freiem Sehnen-transplantat und zusätzlicher Bandraffung.

Die Technik der Ellenbogenarthroskopie (Abb. 3) wurde bereits ausführlich beschrieben [Geyer et al., 2001], sie wird in Intubationsnarkose und in Seitenlage auf Vakuummatratze durchgeführt. Nach der Narkoseuntersuchung kann durch Rotations- und Streckbewegungen unter arthroskopischer Sicht das Einklemmen von Weichteilen nachvollzogen werden. Befundabhängig erfolgt die Synovialzotten- oder Plicaresektion, Knorpelglättung oder Herdanbohrung.

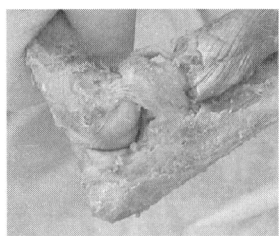 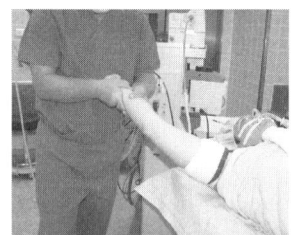 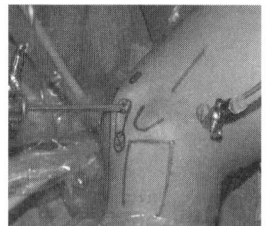

Abb. 1 :
LCL-Komplex.

Abb. 2:
Pivot-Test.

Abb. 3:
Arthroskopietechnik.

Zur Überprüfung der Bandstabilität wird versucht mit dem stumpfen 3 mm-Trokar zwischen Capitulum humeri und Radiusköpfchen, Trochlea humeri und Ulna bzw. Radiusköpfchen und Ulna einzugehen. Bei einem stabilen Gelenk kann dies nur mit Mühe erreicht werden. Unter Sicht wird hiermit die funktionelle Bandinsuffizienz von Lig. anulare, Lig. collaterale radiale und des Lig. collaterale laterale ulnare im Sinne der Rotationsstabilität quantifiziert (Abb. 4). Angelehnt an die Instabilitätseinteilung des Kniegelenkes verwenden wir hierfür die Graduierung 1+ bis 3+.

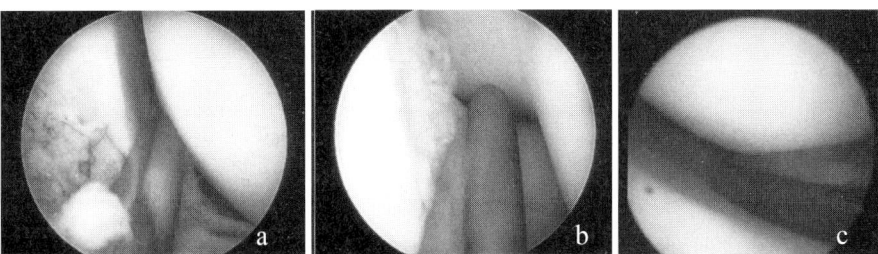

Abb. 4:
Arthroskopische Sicht:
a) radio-ulnar, b) humero-ulnar, c) humero-radial.

Als weiterer Hinweis der chronischen Instabilität werten wir den Aufbrauch der Plika humeroradialis und eine korrespondierende zirkuläre Chondromalazie des Radiusköpfchen (Abb 5).

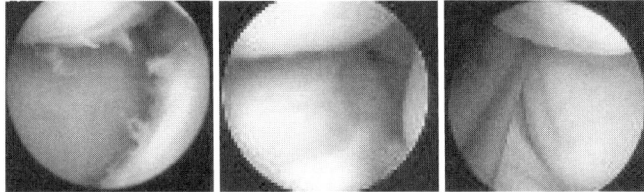

Abb. 5:
Aufbrauch der Plika humeroradialis und zirkuläre
Chondromalazie des Radiusköpfchens.

Therapeutisch ist bei Impingement mit geringer Instabilität (+ - ++) das alleinige arthroskopische Debridement ausreichend. Bei ausgeprägter Instabilität wird bereits primär im Anschluss an die Ellenbogenarthroskopie die Bandstabilisierung durchgeführt. In diesem Fall erfolgt der Eingriff in Seitenlage mit Lagerung des Armes auf einem Armtisch. Bei sekundär offener Bandstabilisierung erfolgt der Eingriff in Rückenlage mit Lagerung des Armes auf einem Armtisch. Bei lateral betonter Instabilität wird die Bandraffung mit transossärer Reinsertion des in toto abgelösten Strecker/LCL-Komplexes modifiziert nach Morrey durchgeführt (Abb.6). Bei ausgeprägter posterolateraler Instabilität mit Hauptbeteiligung des humero-ulnaren Gelenkes wird der Bandersatz mit Trizeps-Sehnentransplantat und der zusätzlichen, raffenden, transossären Reinsertion des LCL vorgenommen. Der humerale Bohrkanal wird erst nach Isometriemessung angelegt (Abb. 7). Die Transplantatfixation erfolgt entweder mit Fadenanker oder Biotenodeseschraube im Bohrkanal (Abb. 8).

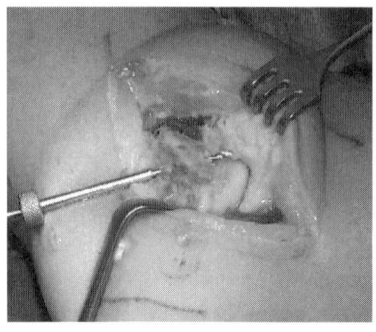 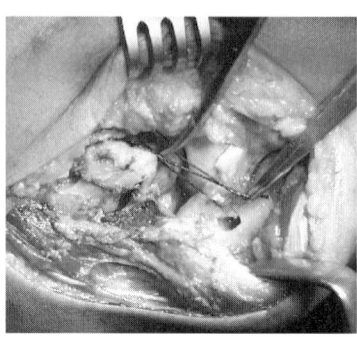

Abb. 6:
Bandraffung.

Abb. 7:
Isometrieprüfung.

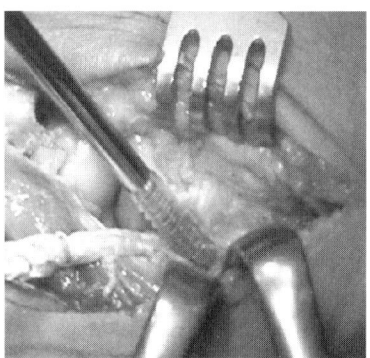

Abb. 8:
Transplantatfixation und Bio-
tenodese.

Postoperativ erfolgt zunächst die Ruhigstellung mittels Oberarm – Gipsschiene für 1 Woche in Neutralstellung und 80 Grad Beugung im Ellenbogen. Nach Abschwellung Anlegen einer bewegungslimitierenden Ellbogenorthese (0/20/80 Grad) für 4 Wochen. Physiotherapeutische Mobilisation aus der Orthese, Kontrolluntersuchungen nach 4, 12 und 52 Wochen.

Unsere Erfahrungen mit der Ellbogenarthroskopie bestätigen, dass die posterolaterale Rotationsinstabilität eine mögliche Ursache des humero-radialen Impingements und einer möglichen Therapieresistenz darstellt. Verbesserungswürdig ist die praeoperative Diagnostik der Instabilität. Die Indikationsstellung zur operativen Bandstabilisierung ist bisher nur sicher arthroskopisch zu stellen. Bei arthroskopischer Indikationsstellung und stadienorientierter Therapie ergeben sich verlässliche Ergebnisse der Bandraffung und Bandstabilisierung mit Trizepstransplantat. Die Erfahrungen der Transplantatfixation mit resorbierbaren Tenodeseschrauben sind sehr positiv. Weitere Studien werden erforderlich sein, um anhand größerer Fallzahlen und Langzeitergebnisse ein sicheres Vorgehen zu gewährleisten.

Literatur

Cohen M.S., Hastings H. (1997) Rotatory Instability of the Elbow. J Bone Joint Surg Vol. 79-A, No. 2

Geyer M., Stöhr H.(2001) Arthroskopische Abklärung und Therapie des humeroradialen Impingements, Arthroskopie 2001, 14, 171–176

Geyer M., Welte S., Nadjar R. Eine neue Fixationstechnik bei posterolateraler Rotationsinstabilität am Ellbogen Vortrag 10. Jahreskongreß der Deutschen Vereinigung für Schulter- und Ellenbogenchirurgie (DVSE), Heidelberg, 2003

Morrey B.F., An K.N. (1985) Functional Anatomy of the Ligaments of the Elbow. Clin. Orthop. No 201 Dez. 1985

Nestor B.J., O'Driscoll S.W., Morrey B.F. (1992) Ligamentous Reconstruction for Posterolateral Rotatory Instability of the Elbow. J Bone Joint Surg Vol. 74-A, No. 8

O'Driscoll S.W., Bell D.F., Morrey B.F. (1991) Posterolateral Instability of the Elbow. J Bone Joint Surg Vol. 73-A, No. 3

Welte S., Gunkel S., Stöhr H., Geyer M.: Die posterolaterale Rotations- instabilität als Ursache des humeroradialen Impingement am Ellbogen: Operative Therapie und Ergebnisse. Vortrag 9 Jahreskongreß der Deutschen Vereinigung für Schulter- und Ellenbogenchirurgie (DVSE), Neuss, 2002

8.3 Medial Collateral Reconstruction of the Elbow with Interference Fixation

Guanche CA

Ulnar Collateral Ligament (UCL) reconstruction is a demanding procedure and is often performed in highly competitive athletes. An interference fixation technique has been designed to minimize muscle dissection and risk of ulnar nerve injury while producing reliable anatomic bone tunnels. The clinical examination findings of an incompetent UCL include a positive milking sign and pain with active valgus loading as described by O'Driscoll.

The usual process for making the diagnosis includes a high degree of suspicion in a high-level throwing athlete. In the US, the most common patient population is a baseball player. In Europe, team handball has a high incidence of this problem, as do track and field athletes such as javelin throwers. Classically, the diagnosis is best made with an MRI that in many cases includes an arthrogram component.

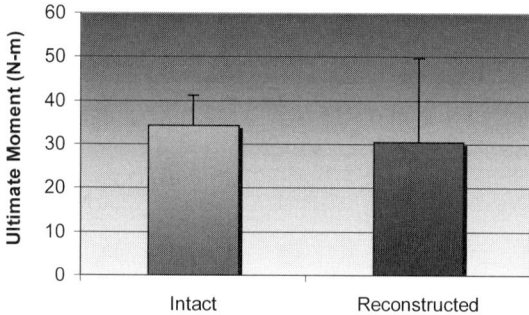

Ultimate Moment
Intact vs Reconstructed Matched Pairs

Fig. 1:
Ultimate moment of intact vs. reconstructed UCL.

The traditional surgical technique as described by Jobe has included a large surgical dissection including take-down of the flexor/pronator musculature for exposure of the ligament. In the more recent techniques, a split of the musculature has been shown to be safe and reproducible in terms of exposing the necessary ligamentous pathology. With the interference technique, graft placement, tensioning, and fixation are simpler and mimic well-known interference fixation such as that employed in ACL reconstructions. The mechanical evaluation of this technique has demonstrated failure strength comparable to the intact UCL and restoration of physiologic elbow kinematics over all flexion angles.

Abbreviated Surgical Technique

A muscle-splitting approach to the UCL is employed. Dissection is carried down to the muscle fascia while protecting all sensory branches of the medial antebrachial cutaneous nerve. A longitudinal incision in the common flexor mass is made in its posterior one third adjacent to the flexor carpi ulnaris. A longitudinal split is made in the ligament in its central most isometric portion. Valgus stress with the elbow at 30° flexion will reveal opening of the ulnohumeral articulation if the UCL is insufficient.

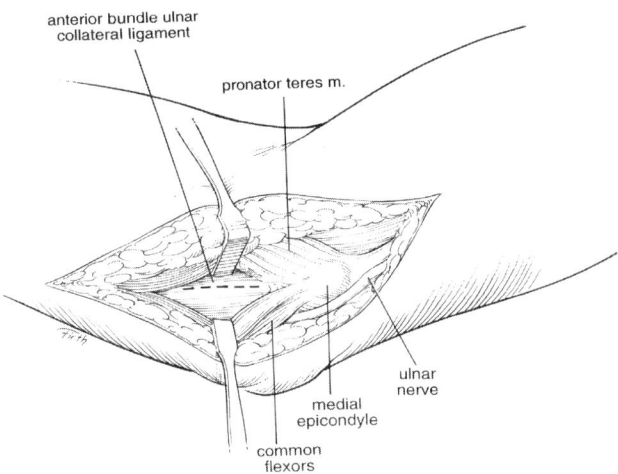

Fig. 2:
Surgical approach to the ulnar collateral ligament.

The graft choice is variable but the commonly employed tissues include the palmaris longus, a hamstring tendon and when available allograft tissue. Fixation is carried out with the use of BioTenodesis screws (Arthrex, Inc; Naples, Fl). The order of fixation is typically to prepare the ulnar tunnel first and carry out fixation at the sublime tubercle, followed by fixation on the medial humeral epicondyle.

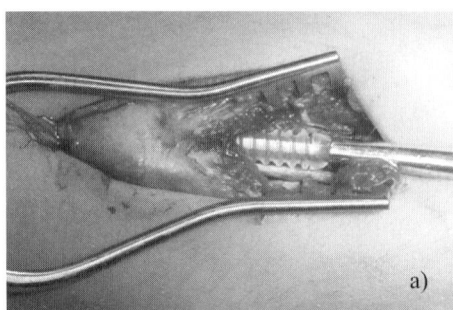 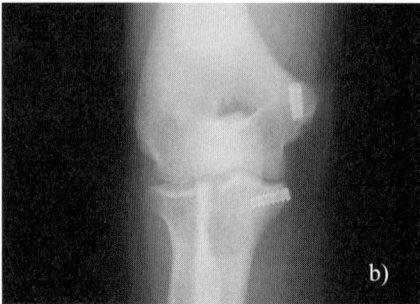

Fig. 3 a,b:
Graft fixation with BioTenodesis screw intraoperatively (a) and radiographically (b).

In a cadaveric study employing the described reconstruction technique, graft fixation strength was 95% that of control intact UCLs under valgus load. Ultimate moment for native ligaments (34.0 ± 19.2 Nm) was not significantly different than reconstructed ligaments (30.6 ± 6.9 Nm). Reconstruction of the UCL also restored valgus stability to within less than one degree of the intact elbow for all flexion angles. Comprehensive biomechanical data confirms that the bio-tenodesis fixation technique has failure strength comparable to the intact UCL and reliably restores physiologic elbow kinematics over all flexion angles that are critical to the throwing athlete who stresses the elbow over a large range of motion.

References

Ahmad C, Elattrache NS, Lee TQ. Biomechanical Evaluation of a New Elbow Ulnar Collateral Ligament Reconstruction Using Interference Screw Fixation. Study presented at the AAOS 2002 Annual Meeting in Dallas, TX.

Conway JE, Jobe FW, Glousman RE, Pink M. Medial instability of the elbow in throwing athletes: Treatment by repair or reconstruction of the ulnar collateral ligament. Journal of Bone and Joint Surgery, 1992; 74:67-83.

Thompson WH, Jobe FW, Yocum LA, Pink M. Ulnar collateral ligament reconstruction in athletes: Muscle splitting approach without transposition of the ulnar nerve. Journal of Shoulder and Elbow Surgery, 2001; 10:152-157.

8.4   Operative Treatment of Chronic Monteggia Lesion in Younger Children

Koslowsky TC, Mader K, Wulke AP, Gausepohl T, Pennig D

Introduction

Unreduced dislocation of the radial head for more than four weeks as described by Giovanni Monteggia in 1814 is considered to be a chronic Monteggia lesion. The missed dislocation of the radial head in children leads to significant impairment of elbow function, such as skeletal deformity, pain, instability and loss of motion of the elbow joint as well as subluxation of the distal radioulnar joint [Tawse].

The treatment of chronic radial head dislocation appears to be difficult since there is no reliable technique available to maintain reduction of the radial head. Treatment recommendations include a wait-and-see policy as well as various operative procedures [Hirayama et al., Tawse]. Some authors consider the ulnar malunion as the main cause of the persistent dislocation of the radial head and therefore recommend the correction of the ulnar malunion prior to reduction of the radial head. An osteotomy of the ulna with over-correction of the angular deformity of the ulna pointing to the interosseus membrane as a primary stabilizer of the radial head was described by Hirayama (1987), but high complication rates cases indicated that the treatment of choice is still a matter of debate [Exner, Roger et al.]. We present encouraging results of a two step procedure using external fixation in missed radial head dislocations in three children (Tab. 1, Fig. 1).

Methods and Results

At first step an external mini-fixator was placed at the ulna and a percutaneous osteotomy of the ulna was performed. With this technique correction of the axis of the ulna is possible by using a small double-joint external fixator. Then radial head reduction was performed in a closed fashion or via a limited open approach. At the time of injury the three children were between five to seven years of age and were operated one to seven months after initial trauma. Follow-up ranged between 26 to 30 months. All patients had excellent results according to Morrey (1993) with full range of movement, no pain and no limitations of daily activities. There were no complications and therefore this technique may be considered for children with missed chronic Monteggia lesions.

Discussion

An extensive operative approach commonly used for ulnar osteotomy, plate fixation and open radial head reduction is burdened by a high complication rate [Roger et al.]. This may partly be due to the difficulties in planning and performing a two step correction of the ulnar malunion since the degree and direction of the necessary correction is threedimensional and less predictable.

In our cases the use of a multidirectional external fixator helped to faciliate reduction. It allows to change the alignment of the ulna until the tendency of redislocation in the radiohumeral joint is eliminated during forearm rotation.

In these rather recent injuries without the added difficulty of longitudinal growth changes percutaneous osteotomy with external fixation to correct the malalignement of the ulna seems to be a helpful technique. Open reduction of the radial head is only required if closed reduction after ulnar osteotomy does not lead to radio-ulnar and humero-radial congruency and fibrotic scar tissue has to be removed from the proximal radio-ulnar joint.

Fig. 1:
X-rays of a patient with missed chronic Monteggia lesion:
a) X-ray at 6 months after trauma showing a Bado type-I dislocation of the radial head.
b and c): X-rays in lateral and ap projection after correction of the ulna with external fixation. Note that the radial head is in its correct position and callus formation after osteotomy is symmetric indicating a normal alignment of the ulna.
d and e) Radial head congruency at 14 months follow-up.

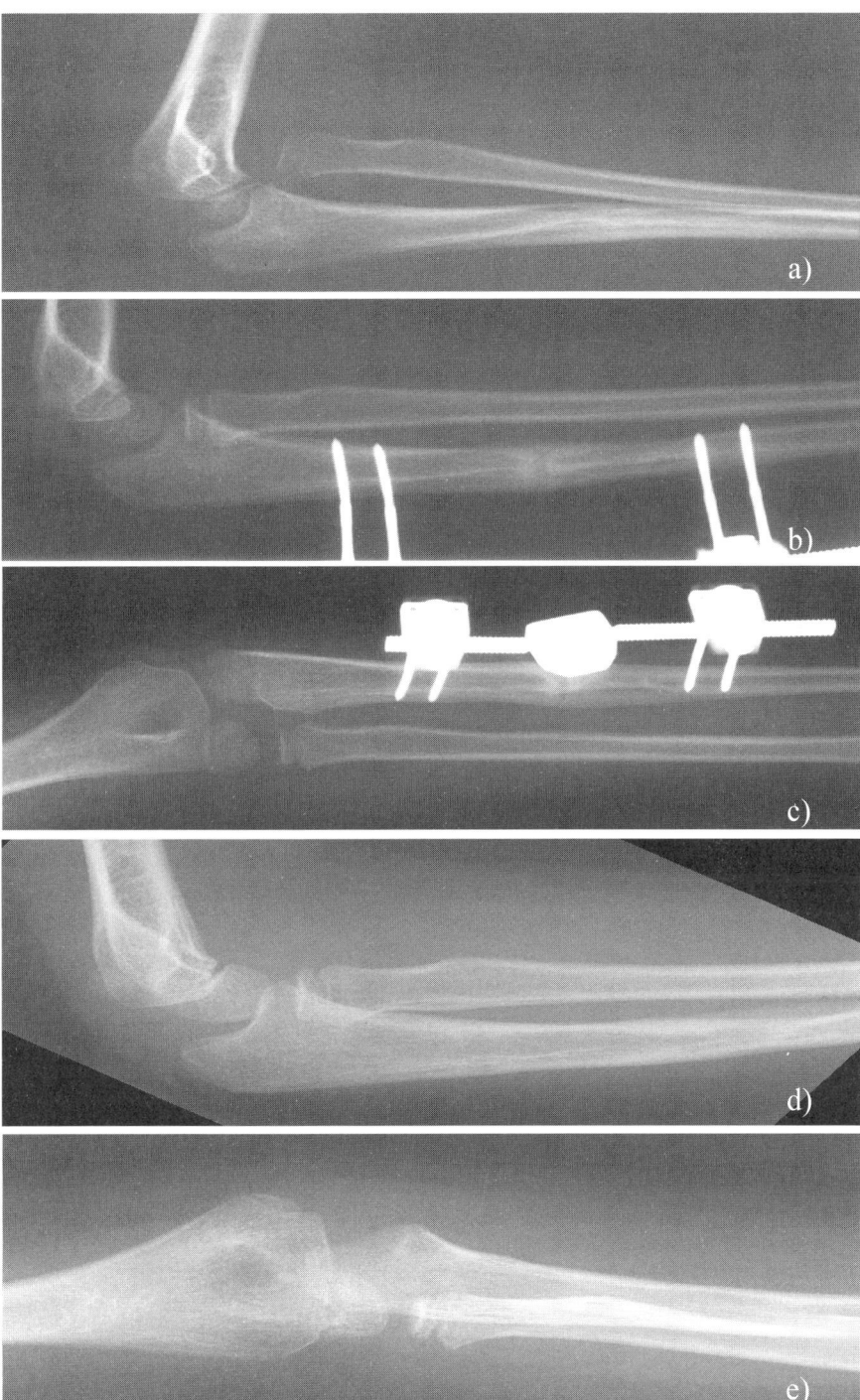

Tab. 1:
Treatment details in three patients with Chronic Monteggia Lesion.

	Z.J	M.S.	G.S.
Age	6	6	7
Sex	F	F	F
Intervall between trauma and treatment	1 Month	4 Months	7 Months
Bado Type	II	IV	I
Follow-up	26 months	30 months	26 months
Open reduction of the radial head	no	yes	yes
ROM (Flexion/ Extension)	20/0/140	10/0/140	20/0/130
ROM (Pro/Spination)	90/0/90	90/0/90	90/0/90
Morrey Score	100	100	100

References

Exner GU. Missed chronic anterior Monteggia lesions. Closed reduction by gradual lengthning and angulation of the ulna. J Bone Joint Surg (Br) 2001; 83-B (4): 547-550

Hirayama T, Takemitsu Y, Yagihara K, Mimita A. Operation for chronic dislocation of the radial head in children. Reduction by osteotomy of the ulna. J Bone Joint Surg (Br) 1987(4); 69-B:639-642

Morrey BF. The Elbow and its disorders. Second Edition. W.B. Saunders Company; 1993: 95-96

Roger WB, Walters PM, Hall JE. Chronic Monteggia lesion in children. Complications and results of reconstruction. J Bone Joint Surg 1995(9); 78-A: 1322-1329

Tawse BAJS. The treatment of malunited anterior Monteggia fractures in children: J Bone Joint Surg (Br) 965(4); 47-B:718-723

8.5   Arthroscopic assisted treatment of radial head fractures

Nijs S, Hierner R, Broos PLO

Introduction

Fractures of the radial head are among the most common elbow fractures in adults. They are caused by a fall on the outstretched hand with the arm slightly flexed and pronated. Traditionally, they are classified according to the Mason classification. Mason 0-fractures are those fractures where no fracture line can be visualised on conventional radiography, but where there is an anterior fat pad sign and a positive clinical investigation. Mason I-fractures are non-displaced fractures. Mason II-fractures are partial articular fractures involving at least one third of the articular surface with a displacement of > 2mm. Mason III-fractures are displaced complete articular fractures of the radial head. Mason IV-fractures are fracture-dislocations of the radial head. The treatment of fractures of the radial head can be based on this classification. Type 0- and type I-fractures should be treated with early mobilization. Type II-fractures should be treated by open reduction and internal fixation. Type III- and IV-fractures that can be reconstructed anatomically and should be treated with open reduction and internal fixation. Those fractures that cannot be reconstructed anatomically should be treated with resection of the head. In case of instability of the elbow joint (dislocation, medial collateral ligament rupture) or in case of an Essex-Lopristi lesion, the resected radial head should be replaced endoprosthetically.

Open approaches

Traditionally, open reduction and internal fixation is used for head-preserving treatment in case of displaced fractures. For the open reduction, a lateral or antero-lateral approach is used. This can however cause some lateral iatrogenic instability because of the damage to the annular, radial collateral and lateral ulnar collateral ligament. Furthermore, a postoperative irritation of the extensor insertions is often witnessed. The visualization of the articular surface of the radial head is suboptimal and the visualization of the capitellar surface, especially of the inferior aspect, is poor.

Arthroscopic approach

Theoretically, an arthroscopic approach through the direct lateral portal offers a better visualization of the articular surface, the radial head and of the capitellum.

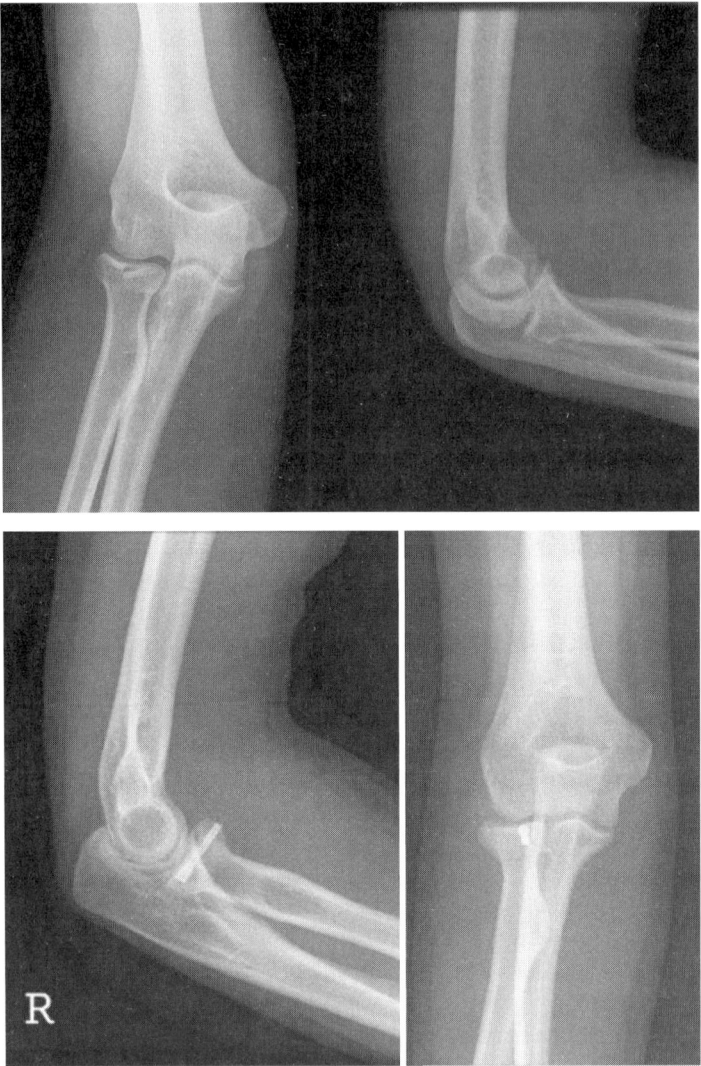

Fig. 1:
Type 2-fracture treated percutaneously under arthroscopic guidance.

It does not destabilize the elbow and results in less soft tissue irritation. Grossly displaced fractures and fracture dislocations are often associated with extensive capsular and ligamenteous disruption. These cases are not amendable for arthroscopy since too much fluid diffuses into the soft tissues and no adequate joint distension can be obtained. Most type II- and some type III-impression fractures are not grossly displaced. In these fractures, capsular damage is often limited and adequate joint distension easily is obtained.

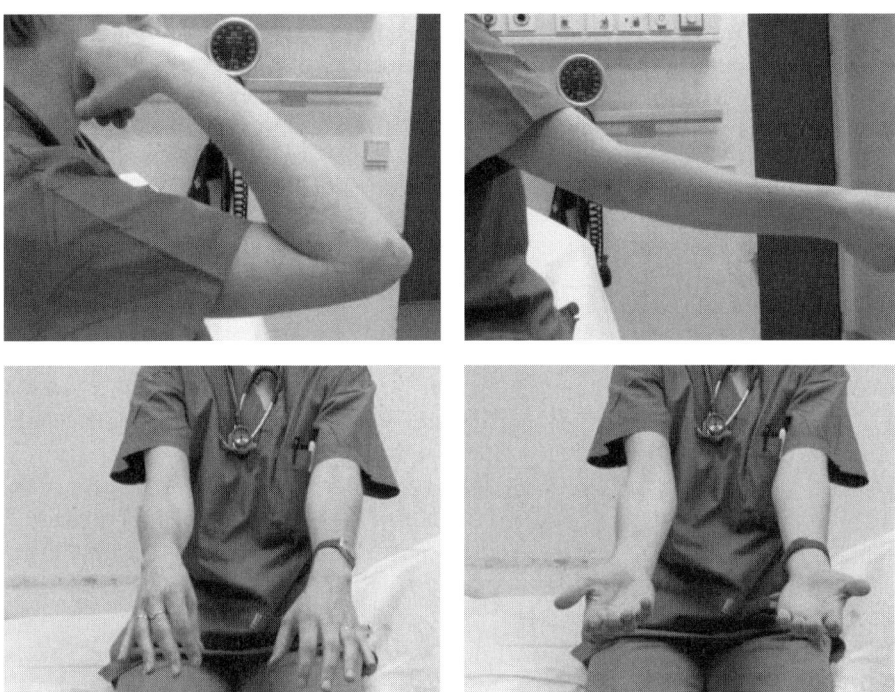

Fig. 2:
Functional outcome after type II-fracture (6 weeks).

We use a 2.4 mm 30°-arthroscope in the direct lateral position. A rongeur is positioned in the accessory lateral portal under fluoroscopic guidance. While rotating the forearm, the fracture is brought in reach of the rongeur. This rongeur is used to elevate the impressed fragment. We usually try to have a slight overcorrection of the impression. The rongeur is now exchanged for a probe which is positioned intra-articular. Now this probe is used to obtain a complete smooth surface. Articular damage to the capitellum is smoothened using a mini-shaver. Again, we switch to fluoroscopic guidance. The radial head is again pronated-supinated in such position that the fracture line is orthogonal to the accessory portal. A 1 mm K-wire is drilled orthogonal to the fracture line through the fragments. After fluoroscopic control, a cannulated headless bone screw is positioned over this K-wire to stabilize the reduction. In case of a multifragmentary impression fracture, the screw is not used to give some interfragmentary compression, but to block redisplacement.

Material and methods

Between May 2002 and November 2003 10 patients were eligible for arthroscopic assisted percutaneous treatment. 8 patients did sustain a type 2 fracture, 2 patients had a type 3 fracture. Inclusion criteria were type 2 and type 3 fractures in active patients without gross circumferential displacement. Some residual circumferential congruency had to be present. Patients having sustained a dislocation or with clinical signs of medial collateral band rupture were included since we believe that the capsular damage in such cases makes it impossible to obtain adequate joint distension.

Results

All procedures have been performed as outpatient procedures. In none of these patients, we had to alter the planned procedure. Postoperative pain was scored as very low (VAS 2-3 at day 5 postoperative). At 3 months after surgery, all fractures had healed both clinically and radiograpically. In one patient, one of two screws had to be removed early (after 6 weeks) because of protrusion of the head, irritating the annular ligament. The other screw could remain in place and the fracture healed without further compromise. At three months postoperative, all patients scored excellent at the HSS (hospital for special surgery) – elbow score.

Conclusion

Type-II and type-III impression fractures of the radial head without gross circumferential displacement are amendable for arthroscopic assisted percutaneous reduction and osteosynthesis. In this limited series, we obtained excellent results. Of course, the theoretical advantages of this procedure - less soft tissue irritation and iatrogenic destabilization - have to be proven in a larger (randomised) comparative series.

References

King GJW. Surgical exposure for open reduction and internal fixation or prosthetic replacement of the radial head. Techn Shoulder & Elbow surg 2002; 3(1): 39-47
Pellicci PM. Total elbow replacement. J Bone Joint Surg, 1980; 62A: 1252-1258
Ring D., Quintero J., Jupiter J. Open reduction and internal fixation of fractures of the radial head. J Bone Joint Surg, 2002; 84A (10):1811-15

8.6   Combined Treatment of Complex Intraaticular Elbow Fractures: Internal Fixation and Elbow Fixator

Mader K, Gausepohl T, Koslowsky TC and Pennig D

Introduction

Considering its design and function it can be easily understood that the elbow joint is predisposed to injury. The mechanism of injury may lead to simple dislocation of the humero-ulnar junction or to various perarticular fracture patterns. A combination of ligament disruption with dislocation of the joint partners and additional fracture elements display the most unstable injury pattern. Those fracture dislocations whether or not operatively treated by open reduction and internal fixation and ligament repair to provide sufficient stability, usually need an additional long term plaster cast. Prolonged immobilization after trauma may determinate the fate of the joint and lead to stiffness. Temporary rigid joint-bridging fixation is used to treat fracture dislocation of the elbow associated with severe soft tissue injury. A persisting stiffness may be avoided by controlled motion as early as possible. An external fixation device used in this challenging scenario in our opinion should provide stability and allow movement in the anatomical centre of rotation of the elbow and prevent redislocation. The combined use of minimal internal osteosynthesis and hinged external fixation to restore joint congruency and stability was evaluated in a prospective protocol.

Material and Methods

Between 1996 and 2000 twenty-four patients (average age of 45.7 years, range 25 to 97) were included in the study. All patients had sustained traumatic dislocations of previously normal elbows. In fourteen patients the injured arm affected the dominant limb. All patients suffered from closed fracture dislocations of the elbow with severe soft tissue injury in seven patients. The radial nerve was injured in three cases. There were twelve fractures of the radial head, seven olecranon fractures and eleven percondylar humeral fractures. Four patients suffered from a terrible triad of the elbow. All patients showed a tendency to redislocate after internal osteosynthesis. All patients returned for assessment and each completed a detailed questionnaire. Pain was rated according to severity and frequency of occurrence. Visual analogue scales were used to assess peak and general levels of elbow pain on an average day, night pain, the limits of function of the affected elbow with respect to daily living activities, hobbies or sports and satisfaction with the result. Elbow function was determined by the questionnaire developed at Mayo Clinic based on the ability to carry out 12 common tasks. Additional questions were included to determine the Mayo Elbow Performance Index for each patient.

The recorded physical findings at final follow-up (minimum 24 months, average 36 months) consisted of the range of elbow movement, the presence of tenderness during movement, medial, posterolateral or rotational instability, motor and sensory examination with determination of two-point discrimination, and grip strength using an electric goniometer (Software EVAL, Hand Evaluation System, version 2.2.3; Apple Inc.).

Operative protocol

All operations were carried out under general anesthesia without tourniquet. All patients were in supine position with the flexed elbow on a hand table and image intensification was used. Associated fractures were treated first with limited approach using minimally invasive osteosynthesis techniques, ligaments and the coronoid process were left alone to heal under guided movement of the fixator. The fixator application followed with identification of the center of rotation of the humero-ulnar joint and insertion of the humeral and ulnar pins.

Pronation and supination were free from day one. Flexion and extension were allowed in the early postoperative period according to the soft tissue situation assisted by physiotherapy. Indometacin 50 mg bid for 4 weeks were administered if there were no contraindications. X-rays were performed at 1, 7, 14 and 28 days postoperatively and before removal of the fixator using dental films between the skin and the fixator for unobstructed lateral view. Pin-site care was performed as usual using non-dying non-alcohol-containg solutions (Octenisept, Schülke und Mayder Gmbh, Norderstedt, Germany).

Results

None of the patients was lost to follow-up. Final follow- up was performed at a mean of 36 months after surgery (minimum 24 months). The external fixator was in place for a mean time of 5.9 weeks (5 to 6). All patients had gained a functional range of motion according to Morrey (average 120°, range 100 to 130°). All elbows were clinically stable at final follow-up. On examination, no patient had clinical evidence of varus, valgus or posterolateral instability. No patient had laxitiy of the medial side during stress testing. The mean Mayo

Performance Index was 95 points (range 85 to 100). Patient satisfaction was high with a mean of 9.3. The mean grip strength of the affected arm was 42.5 kg

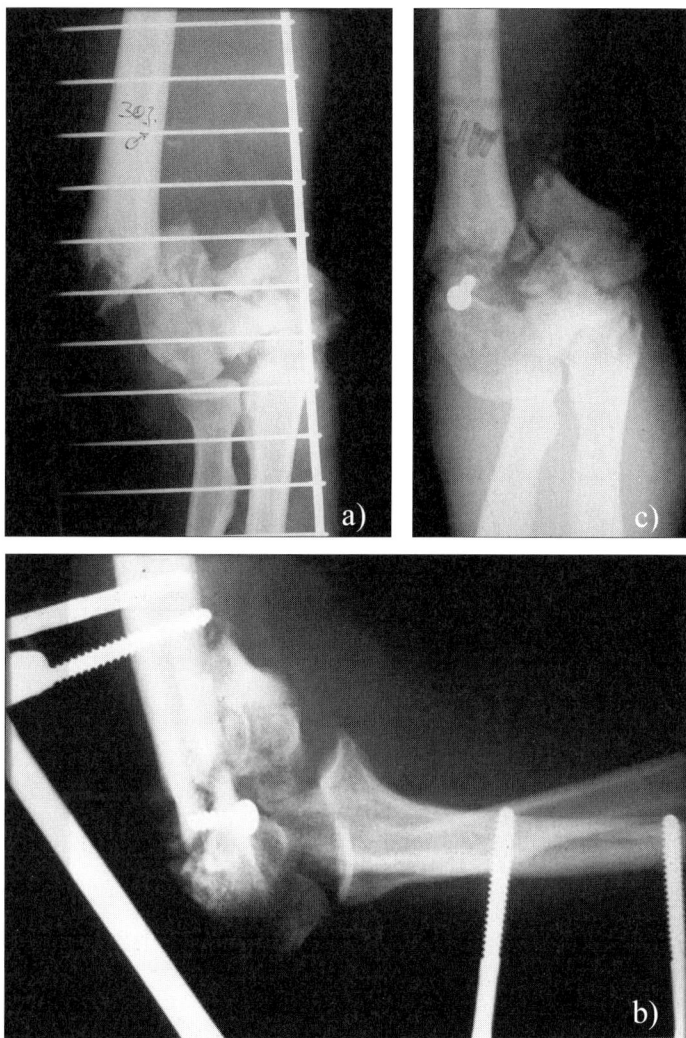

Fig. 1:
a) Trauma x-ray a.p. of the right elbow in a 30 year-old worker.
b and c) X-rays at referral (lateral and ap) 4 weeks after injury:
Attempted screw fixation and rigid humero-ulnar external fixator.

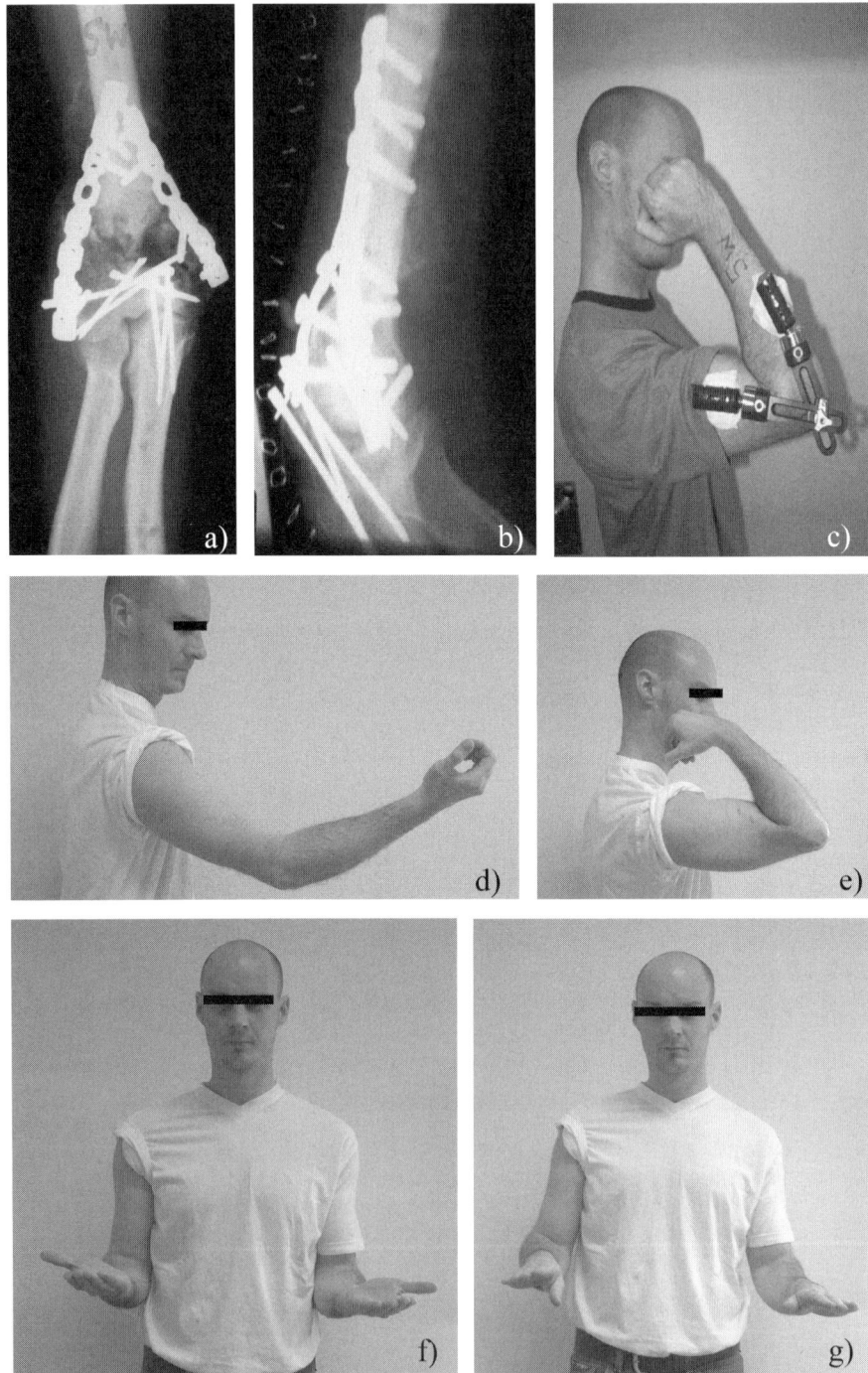

Fig. 2:
a and b) X-rays a.p. and lateral after internal fixation and mounting of the elbow fixator. The lateral film was taken using a dental film between the fixator and the elbow.
c) Clinical image five weeks after operation showing flexion of the right elbow.
d - g) Clinical function at final follow-up of 24 Mts.

at follow-up. This compared favourably with the 44.5 kg in the unaffected arm (p < 0.05). Radiological analysis revealed in all but one case a preserved joint space, and no osteophytes Ilahi stage 3 and 4. Two had mild humeroulnar degenerative changes at final follow-up, no patient had anterior or posterior soft-tissue calcification. No patient had severe pain requiring additional analgesia. No patient developed ulnar or radial nerve dysfunction with measurable motor and sensory deficit. There was no secondary dislocation after mounting of the fixator and there was no pin track infection and no case of postoperative instability.

Conclusion

Perarticular fractures such as distal humerus fractures with comminution and fracture dislocations of the elbow may lead to a loss of function if the elbow is left unstable after surgical treatment of the injury or after prolonged immobilisation resulting in stiffness. The reconstruction of the joint is protected by a hinged fixator reducing the strain on the implants. Thus early loosening or loss of reduction is avoided. The amount of hardware was reduced to minimum and fixator controlled physiotherapy is possible.

References

Bennett JB. Unstable bony triad of the elbow. J Shoulder Elbow Surg 1996;5:113

Broberg MA, Morrey BF. The results of treatment of fracture-dislocations of the elbow. Clin Orthop 1987;216:109-19

O´Driscoll SW, Bell DF, Morrey BF. Posterolateral rotatory instability of the Elbow. J Bone Joint Surg [Am] 1991;73-A:440-6

Gausepohl T, Koebke J, Pennig D, Hobrecker S, Mader K. The anatomical base of unilateral external fixation of the upper limb. Injury Suppl 2000;11:11-20

Pennig D, Gausepohl T, Mader K. Transarticular fixator with motion capacity in fracture dislocations of the elbow. Injury Suppl 2000;1: 35-44

8.7   Angle stable implants for distal radius fractures

Prokop A, Jubel A, Andermahr J, Isenberg J

Can distal radius fractures be held in place with palmar locking compression plates and heal completely without an additional bone transplant? From 01.03.2001 to 01.09.2002, 40 patients with distal radius fractures (CCF: 2x A2, 13x A3, 2x C1, 22x C2 und 1x C3 fractures) were treated with locking compression small fragment titanium plates. In 37 cases, the plates were inserted in a palmar direction without an additional corticocancellous bone graft. All patients received a follow-up check-up after an average of 12.1 months. On this occasion, the range of motion, grip strength and radiological result were measured and rated according to the Gartland and DASH-score.

All the fractures healed completely. In one case, a reosteosynthesis was carried out after the plate had bent because full load was placed on it prematurely. An average of 5.1 points was achieved in the Gartland and 12.6 points in DASH-score. An extremely good result was achieved in 19 cases, a good result in 15 cases and a satisfactory result in 6 cases.

At the follow-up examination, the average range of motion was 52°-0°-50° for stretching and bending in the wrist, 20°-0°-27° for radial and ulnar deviation and 82°-0°-78° for pronation and supination. On the radiographs, the average radiocarpal angle in the anteroposterior projection was 22° with a palmar tilt of an average of 5°.

Radius fractures with metaphyseal, one-sided comminuted zones can be treated with locking compression plates with good results using a palmar approach without a cancellous bone graft. Locked compression implants are, however, linked to high costs. Thus, the locking compression small fragment titanium plate (Synthes-Mathys©, Bochum, Germany) currently costs €66.50. The costs of the plates alone are about twice as high as those of non-locking compression plates. A combination hole in the LC plate allows a choice of using either locking compression screws that are fixed into the plate using a head thread or conventional small fragment screws. The locking compression screws are available in two different versions. The self-drilling and self-cutting screws (cost per screw: €32.00) can be drilled directly into the bone, whilst the self-cutting screws (cost per screw: €24.70) require pre-drilling. A normal small fragment screw, on the other hand, costs just €6.10. A complete instrument set with six self-drilling screws would thus cost €260.50 on the radius and €216.70 with self-cutting screws. Our experience has shown that it is sufficient only to use locking

Tab. 1:
Results of the follow-up checks.

name	m/f	age	side	CCF	angle stable screws	f-up [mo.]	Gart-land	Dash	plate position	Ext [°]	Flex [°]	Pro [°]	Sup [°]	rad l [°]	uln [°]	grip [%]
WM	f	72	r	23A2	3/6	19,3	14	35,00	palmar	42	35	85	75	10	32	60
JW	m	54	l	23A2	6/7	6,4	1	7,50	palmar	50	60	90	90	25	30	80
JH	f	65	l	23A3	3/6	11,9	2	2,50	palmar	75	58	90	90	22	27	95
ZE	m	32	r	23A3	3/7	9,6	5	2,50	palmar	70	60	90	90	25	30	90
HK	f	47	l	23A3	5/5	22,3	2	5,00	palmar	50	50	80	80	15	15	90
SJ	m	56	l	23A3	5/6	20,9	7	12,50	palmar	55	55	20	35	20	25	80
SI	f	60	r	23A3	6/6	13,9	13	37,50	palmar	30	45	90	75	15	25	65
WE	f	53	r	23A3	4/6	13,7	1	0,83	palmar	62	82	90	90	25	35	90
TW	m	46	l	23A3	4/8	10,8	9	16,66	palmar	40	30	60	60	10	15	65
FJ	m	36	r	23A3	5/6	10,4	0	0,16	palmar	40	65	90	90	25	45	90
WJ	m	17	r	23A3	4/5	9,9	2	13,33	palmar	45	50	90	90	32	35	95
KK	f	62	r	23A3	5/7	7,9	8	16,60	palmar	25	60	90	90	15	40	85
SR	f	61	r	23A3	3/8	7,7	4	13,33	palmar	55	60	90	90	25	42	75
HJ	m	55	l	23A3	3/6	6,9	2	2,50	palmar	60	60	85	85	25	25	90
SC	m	22	r	23A3	3/6	14,3	2	2,50	palmar	60	60	90	90	25	35	90
PM	f	56	r	23C1	3/6	8,6	17	25,83	palmar	12	15	90	75	12	30	60
DJ	m	30	l	23C1	3/7	6,4	8	15,83	palmar	45	45	70	70	15	15	70
ST	m	46	l	23C2	5/6	8,2	7	15,83	dorsal	55	40	85	75	10	15	80
OH	f	67	l	23C2	5/6	6,1	4	5,00	palmar	60	40	85	85	15	20	80
HJ	m	51	l	23C2	3/6	8,1	5	25,00	palmar	60	62	80	70	20	25	85
OU	m	37	l	23C2	3/6	11,6	2	7,50	palmar	75	65	90	90	25	30	90
KK	f	81	l	23C2	3/6	7,7	1	2,50	palmar	55	55	80	80	30	35	90
BP	m	63	r	23C2	3/7	13,9	2	10,83	palmar	55	55	85	90	25	25	85
AK	m	31	r	23C2	4/8	24,1	2	7,50	palmar	50	35	80	80	20	25	80
BK	m	52	r	23C2	5/6	16,1	4	16,60	palmar	45	45	85	85	20	20	80
AK	m	52	l	23C2	3/6	8,4	8	10,83	palmar	65	80	90	90	20	35	75
AU	f	42	r	23C2	5/6	24,0	5	15,83	dor+bone	70	50	85	30	22	40	80
SK	f	61	r	23C2	4/6	22,2	2	5,83	palmar	60	40	90	90	18	22	85
ZW	m	50	r	23C2	5/6	20,0	2	6,66	palmar	55	40	85	85	20	25	80
WU	m	60	r	23C2	7/7	19,7	1	0,83	palmar	60	50	85	85	25	20	85
GA	f	74	l	23C2	3/6	18,9	2	6,66	palmar	55	65	80	80	25	28	90
PT	m	29	l	23C2	4/6	16,9	8	15,83	palmar	60	60	60	50	12	25	80
RG	f	60	l	23C2	2/5	10,5	18	46,66	dor+bone	40	20	85	25	30	18	50
AK	m	45	l	23C2	2/6	6,5	7	12,50	palmar	55	50	85	85	20	25	80
FD	f	44	r	23C2	5/6	6,3	8	16,60	palmar	45	45	80	80	15	15	75
VS	f	45	r	23C2	3/6	6,3	2	7,50	palmar	65	45	85	90	20	25	90
NJ	f	34	r	23C2	3/6	6,1	2	6,66	palmar	55	65	90	90	25	28	90
SI	m	34	l	23C2	5/6	7,5	2	5,83	palmar	60	40	85	90	18	22	85
GK	f	52	r	23C2	6/8	7,0	5	10,00	palmar	45	45	75	80	15	20	75
BG	m	35	r	23C3	5/6	6,3	11	33,33	palmar	40	20	60	50	10	20	50
									mean	52,5	50,1	82,0	78,0	20,0	26,6	80,3
									SD	12,9	14,6	13,0	17,3	5,9	7,8	11,3

compression screws in the distal fragment. Normal small fragment screws can be used proximally. The costs of the instrument set can thus be reduced to €160.90. Implant removal is not routinely necessary with titanium implants. In one case we observed an iatrogenic false aneurysm after implant removal.

Locking compression implants provide advantages in the treatment of distal radius fractures with metaphyseal comminuted zones (A3 and C2 fractures). Palmar plate positioning protects the extensor tendons. In the case of mainly dorsal comminuted zones, the palmar aspect provides a good orientation for reduction. Through the angular stability of the distal screws, the result of reduction can be maintained until the fracture has healed. Additional bone grafts are not required in the case of a one-sided comminuted zone.

8.8 Kann man bei der Olekranonfraktur auf den Cerclage-Draht verzichten?

Heidemann J, Gausepohl T, Mader K, Pennig D

Methode

In den Jahren von 1997 bis 2000 wurden im St. Vinzenz Hospital Köln 17 Patienten mit Olecranonfraktur nach einem Sportunfall operativ versorgt und prospektiv nachuntersucht. Nach einem mittleren Follow-up von 58 Monaten konnten alle Patienten nachuntersucht werden.

Operationstechnik

Zunächst erfolgte die Zuordnung der Patienten anhand der Traumaröntgenbilder mit der modifizierten Klassifikation (nach Murrey) zu 3 Frakturtypen (Abb. 1). Die operative Versorgung erfolgte mit dem Fragment-Fixations-System (Orthofix®) Abb. 2), ggf. unter Zuhilfenahme supplementärer Osteosyntheseverfahren wie der üblichen Platten- und Schraubensysteme. Standardisiert liegen die Patienten auf dem Rücken, der betroffene Arm ist auf einem Armtisch ausgelagert. Operiert wird in Blutleere.

Frakturtyp I: Leicht speichenseitig geschwungener Längsschnitt über dem Olecranon. Darstellen der Fraktur, Reinigen des Frakturspaltes und sparsames Deperiostieren. Reposition mit einem Einzinker und Einbringen der FFS large Implantate mit Unterlegscheibe von dorso-proximal nach ventro-distal (Abb. 3). Bei älteren Patienten und Patienten mit schlechterer Knochenqualität sollte die Gegenkortikalis erreicht werden. Leistungssportler stellen aufgrund der notwendigen Frührehabilitation größere Anforderungen an die Sicherheit der Osteosynthese, so dass auch bei diesem jüngeren Klientel die Gegenkortikalis erreicht werden sollte.

Frakturtyp II: Nach Darstellen der Fraktur werden die Fragmente von distal nach proximal mit FFS-Implantaten, medium und small, reponiert und abschließend mit meist 3 large FFS (mit Unterlegscheiben) übungsstabil versorgt (Abb. 4).

Farkturtyp III: Auch hier Aufbauen des Olecranon von distal nach proximal. Stabilisieren mit large FFS und Unterlegscheiben von dorsal. Zum Neutralisieren der hohen Rückstellkräfte bei einer zentralen Luxation (Abb. 5) obligate additive Osteosynthese mit einer Platte.

Postoperative Behandlung

Belassen der präoperativ angelegen Oberarmgipsschiene für 6 Tage postoperativ. 1. Verbandswechsel am 2. postoperativen Tag mit Entfernen der Redondrainage. Ab dem 6. Tag beginnt die Physiotherapie und die Schiene wird abgelegt. Fädenentfernung nach 10-12 Tagen. Für 4 Wochen sollte bei den Typ II und III Frakturen ein Prophylaxe gegen heterotope Ossifikationen mit 2x50mg Indometacin unter Magenschutz erfolgen. Die volle Sportfähigkeit ist in ca. 6 Wochen erreicht. Die Metallentfernung erfolgt 3-6 Monate postoperativ über Stichinzisionen.

Ergebnisse:

Alle 17 Patienten wurden nachuntersucht. Neben der klinischen Untersuchung erfolgte die Zuordnung in eine Schmerzskala und eine Röntgenaufnahme des Ellenbogens in 2 Ebenen mit Seitenvergleich. Die Auswertung erfolgte nach dem Morrey-Score.

Bei einer mittleren Nachbeobachtungszeit von 58 Monaten erreichten alle Patienten 88 von 100 Punkten. Im Mittel erreichten die Patienten 94,6 Punkte. Die volle Sportfähigkeit war bei allen Patienten erreicht. Es konnte kein Verlust der Reposition oder eine Implantatlockerung gefunden werden, ebenso keine sichtbare posttraumatische Arthrose. Ein Patient mit einer Typ 3 Fraktur entwickelte ein postoperatives Hämatom, das sich jedoch durch eine leicht verlängerte Immobilisation und Kompressionsbehandlung ohne Intervention zurückbildete.

Diskussion

Neben der Arbeitgemeinschaft für Osteosynthese haben sich eine Reihe von Kollegen (Tab. 1) mit der Klassifizierung der Ellenhakenbrüche beschäftigt. Alle Klassifikationen orientieren sich im wesentlichen an der Versorgung mit der Zuggurtungsosteosynthese. Unsere Einteilung (Abb. 1) orientiert sich an der Versorgung mit dem Fragmentfixationssystem und entspricht einer modifizierten und vereinfachten Morrey-Klassifikation.

Tab. 1:
Klassifizierungen von
Ellenhakenbrüchen (Autoren).

1973	Colton
1976	Wadsworth
1978	Kiviluoto
1981	Horne/Tanzer
1987	Schatzker
1991	Morrey

Schlussfolgerung

Die Osteosynthese mit dem Fragment-Fixations-System erlaubt eine kleinere Schnittführung bei guter Kompression der Faktur, auch in komplexeren Fraktursituationen. Die Ergebnisse zeigen im Vergleich mit der Zuggurtung gleichgute und bessere Resultate gerade bei den komplexeren Frakturen. Gerade in der komplexeren Fraktursituation ist die nicht mehr erforderliche Cerclage-Bohrung durch die frakturierte Elle von großem Vorteil, ebenso wie die einfache Reposition und Retention der intermediären Fragmente mit den small- und medium- Implantaten.

Die FFS-Osteosynthese der Olecranonfraktur ist ein technisch einfaches Verfahren zur sicheren Versorgung auch komplizierter Frakturen mit reproduzierbar guten und sehr guten Ergebnissen.

Literatur

Gausepohl T, Moehring R, Pennig D, Koebke J. Fine thread versus coarse thread. A comparison of the maximum holding power. *Injury Suppl* 2001;32:1-7

King GJ, Lammens PN, Milne AD, Roth JH, Johnson JA. Plate fixation of comminuted olecranon fractures: an in vitro biomechanical study. J Shoulder Elbow Surg. 1996 Nov-Dec;5(6):437-41

Ring D, Jupiter JB, Sanders RW, Mast J, Simpson NS. Transolecranon fracture-dislocation of the elbow. J Orthop Trauma. 1997 Nov;11(8):545-50

Finsen V, Lingaas PS, Storro S. AO tension-band osteosynthesis of displaced olecranon fractures. Orthopedics. 2000 Oct;23(10):1069-72

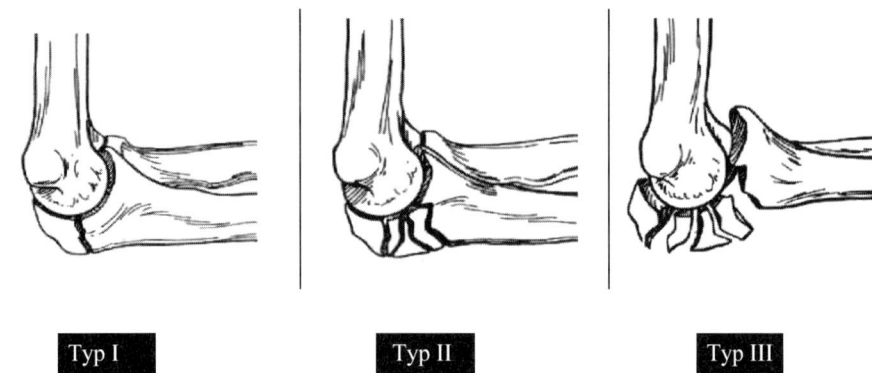

Abb. 1:
Klassifikation der Olecranonfrakturen.

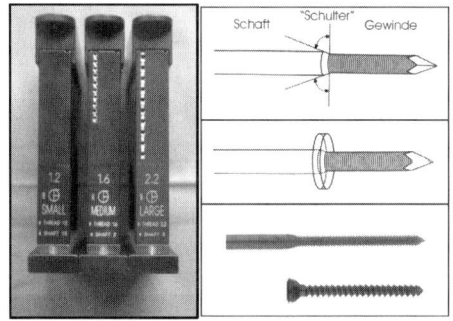

Abb. 2:
Fragment-Fixations-System.

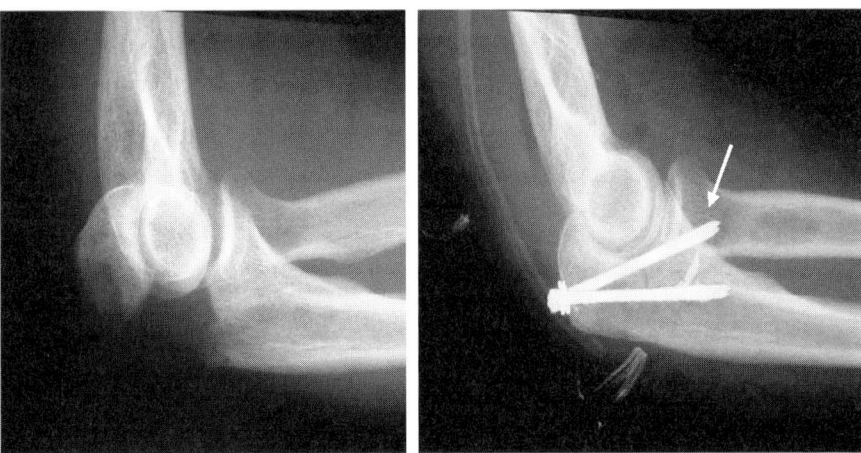

Abb. 3:
Versorgung einer Typ I Fraktur mit oder ohne Erreichen der Gegenkortikalis.

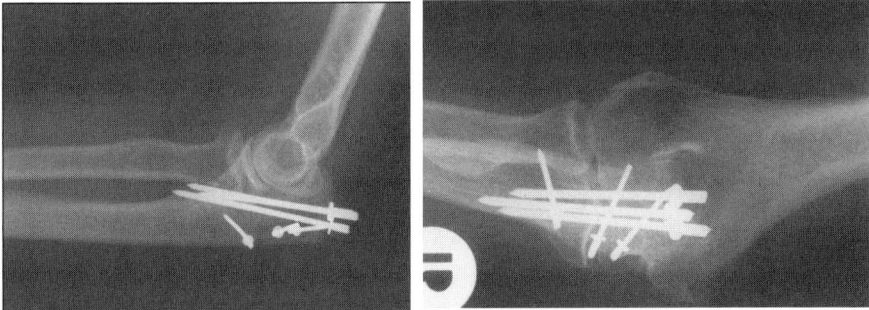

Abb. 4:
Versorgung einer Typ II Fraktur mit Osteosynthese der intermediären Fragmente.

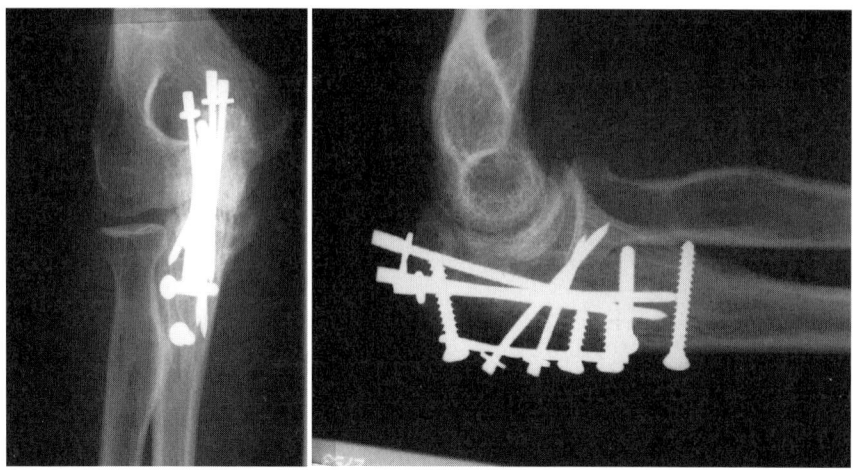

Abb. 5:
Versorgung einer Typ III Fraktur mit additiver Platten- und Schraubenosteosynthese.

8.9 Möglichkeiten und Ergebnisse der nervalen Wiederherstellung der Ellenbogenbeugung nach Läsionen des Plexus brachialis

Hierner R, Berger A

Einleitung

Die Wiederherstellung der aktiven Ellenbogenbeugung ist eines der Hauptrekonstruktionsziele bei der Therapie von Läsionen des Plexus brachialis. Die intraplexuelle „anatomische" Reinnervation stellt die Therapie der 1. Wahl dar. Für die extraplexuelle Neurotisation des N. musculocutaneous stehen mehrere Axonspender zur Verfügung: N. XI, N. phrenicus, N. ulnaris, Nn. intercostales, N. pectoralis lateralis und die kontralaterale C7-Wurzel (Tab. 1).

Tab. 1 :
Möglichkeiten der intra- und extraplexuellen Neurotisation.

NERV	ANZAHL MYELINISIERTER AXONE	SPENDER-DEFEKT	FUNKTIONELLES ERGEBNIS
INTRAPLEXUELLE NEUROTISATION			
C5	16400	---	+++
C6	27400	---	+++
EXTRAPLEXUELLE NEUROTISATION			
Plexus cervicalis	500	N. levator scapulae	0
1/ 2 N. XI	1700	gering	+
N. XII	5000	Sprachbeein-trächtigung	+ (Autonomisation)
N. phrenicus	2000	Vitalkapazität	+
Nn. intercostales	je 500	Vitalkapazität	0 (Autonomisation)
N. ulnaris (FCU-Ast)	1100	---	++
kontralateraler partieller C7	12000	Parästhesie DI - D III dorsal P3	++ (Autonomisation)

Material und Methode

Zwischen 1981 und 1999 haben wir 1700 Patienten mit einer Läsion des Plexus brachialis behandelt. Bei 100 Patienten mit einer Neurotisation des N. Musculocutaneus und einem Nachbehandlungszeitraum von mehr als 3 Jahren wurden aktive Ellenbogenbewegung (Neutral-0-Methode), die Kraft der Ellenbogenbeugung (MRC-Klassifikation) und die Geschwindigkeit der funktionellen Reinnervation gemessen. Bei 50 Patienten erfolgte eine intraplexuelle Neurotisation von den Wurzeln C5 und/oder C6, bei den restlichen 50 eine extraplexuelle Neurotisation von verschiedenen Axonspendern aus. Bei 12 Patienten erfolgte eine spino-humerale Neurotisation (1/2 N. XI + Nerventransplantat), bei 3 Patienten erfolgte eine direkte Neurotisation des anterolateralen anteils des Truncus superior mit den N. phrenicus, bei 10 Patienten erfolgte ein direkter Intercostalistransfer mit 3 Interkostalnerven, bei 20 Patienten ein Intercostalistransfer mit 3 Interkostalnerven + Nerventransplantat, bei 3 Patienten erfolgte eine direkte Neurotisation des motorischen Anteils des N. MC mithilfe eines Faszikels des N. ulnaris (Oberlin-Transfer) und bei 2 Patienten wurde ein kontralateraler C7-Transfer (kompletter dorsaler anteil + vask. N. ulnaris) durchgeführt.

Ergebnisse

Nach intraplexueller Neurotisation konnte eine funktionelle aktive Ellenbogenbeugung (> 90°, M3 +) bei 45 von 50 Patienten erreicht werden. Die Ergebnisse nach extraplexueller Neurotisation können wie folgt dargestellt werden: Spino-humerale Neurotisation 9/12, phrenico-humerale Neurotisation 2/3, direkter Interkostalistransfer 7/10, Interkostalistransfer + Nerventransplantat 14/20, Oberlin-Transfer 3/3, kontralateraler C7-Transfer 3/3. Die Reinnervation nach Oberlin-Transfer zeigte bereits nach 4 Monaten klinisch sichtbare Muskelkontraktionen.

Diskussion

Wenn immer möglich sollte sollte eine „anatomische" intraplexuelle Neurotisation durchgeführt werden. Für die extraplexuelle Neurotisation haben sich in letzer Zeit vor allem der N. ulnaris und der N. phrenicus bewährt. Wegen des geringen Spenderdefektes und der schnelleren Reinnervation sollte der „Oberlin-Transfer" - wenn möglich - bevorzugt eingesetzt werden.

Erst durch die aktive Ellenbogenbeugung sind bimanuelle Tätigkeiten möglich. Im Rahmen der Versorgung von Plexus brachialis-Läsionen mit einen „integrativen Therapie-Konzept" sollte die Wiederherstelung der aktiven

Ellenbogenbeugung auch bei kompletten Läsionen möglich sein. Eine ausreichende Anzahl von Axonen, sowie eine gute Muskelfunktion vorausgesetzt, kann mit einer nervalen Wiederherstellung der aktiven Ellenbogenbeugung in 60 - 90% der Fälle gerechnet werden.

Literatur

Allieu Y., Triki F., de Godebout J. (1987): Les paralysies totales du plexus brachial. Valeur de la conservation du membre et de la restauration de la flexion du coude. Rev. Chir. Orthop. 73, 665 - 673

Alnot J.-Y., A. Narakas: Les paralysies du plexus brachial, 2nd. ed. Masson, Paris 1995

Berger A., E. Schaller, P. Mailänder (1991): Brachial plexus injuries: An integrated treatment concept. Ann. Plast. Surg. 26, 70 - 76

Boome R.: The brachial plexus Churchill Livingstone, Edinburgh 1999

Hierner R., A. Berger, L. Kleinschmidt: Kapitel 8.2: Läsionen des Plexus brachialis, pp. 8.8 – 8.47 In: Orthopädie und orthopädische Chirurgie Band V: Ellenbogen und Hand Martini A.K. (Hrsg) Thieme-Verlag, Stuttgart 2003

Kline D.G., A.R. Hudson: Nerve injuries - Operative results for major nerve injuries, entrapments, and tumors. Saunders, Philadelphia 1995

Millesi H.: Chirurgie der peripheren Nerven. Urban & Schwarzenberg, München 1992

Narakas A. (1987): Läsionen des Plexus cervicobrachialis, pp. 161 – 210 In: Mummenthaler M., H. Schliack (eds.) Läsionen peripherer Nerven, 5. Aufl. Thieme, Stuttgart

8.10 Klassifikation, Möglichkeiten und Ergebnisse der Defektdeckung im Ellenbogenbereich

Hierner R, Nijs S, Van de Kerkhove E

Einleitung

Für die Behandlung von ausgedehnten Weichteildefekten im Ellenbogenbereich verwenden wir ein standardisiertes diagnostisches und therapeutisches Vorgehen. Im Ellenbogenbereich unterscheiden wir 4 Regionen; anteriore Ellenbogenregion (Fossa cubitalis), laterale Ellenbogenregion, dorsale Ellenbogenregion (Regio olecrani), mediale Ellenbogenregion (Abb.1).

Material und Methoden

Im Zeitraum von 1981 - 2003 wurden 151 Ellenbogendefekte (92 Maänner, 59 Frauen) mit Lappenplastiken behandelt. Das Patientenalter lag zwischen 7 und 82 (Durchschnitt 39,4) Jahre. In 46 Fällen lag ein Defekt im bereich der Fossa cubitalis, in 15 Fällen im Bereich des Epicondylus medialis, in 29 Fällen im Bereich des epicondylus lateralis und in den restlichen 61 Fällen ein dorsaler bzw. polregionaler Defekt vor. Ursache für die Defekte waren Trauma (n = 95), Wundheilungsstörungen und Infektion (n = 27), Defekte nacch Paravasaten (n = 12), instabile Narben nach mehrfachen Voroperationen (n = 8) und Rezidivoperationen an großen Stammnerven (n = 9). Für die Defektdeckung wurden lokale defektangrenzende (n = 71) und nicht-defektangrenzende Lappenplastiken (n = 41) und freie mikrochirurgische Lappenplastiken (n = 39 eingesetzt. Als Untersuchungskriterien wurden festgesetzt 1) Defektdeckung, 2) aktive und passive Gelenkbeweglichkeit prä- und post operationem.

Ergebnisse

In 142 Fällen (93,6%) war eine komplikationslose Defektdeckung möglich. In 2 Fall trat eine komplette in 4 weiteren Fällen eine partielle Lappennekrose nach lokaler Lappenplastik auf, die eine erneute Operation erforderlich machte. Bei 3 Patienten trat ein kompletter Lappenverlust nach freier mikrochirurgischem Gewebetransfer auf. Aufgrund der Wiederherstellung des Weichteilmantels trat keine wesentliche Veränderung der aktiven- und passiven Gelenkbeweglichkeit auf.

Diskussion

Für die Behandlung von ausgedehnten Weichteilgewebedefekten im Ellenbogenbereich hat sich in unseren Händen ein standardisiertes Vorgehen bewährt
(Tab.1).

Defekte im Bereich der Fossa cubitalis sind meist bedingt durch
Narbenkontrakturen nach Verbrennungen, Gewebeverlust nach Paravasat oder
posttraumatisch Trauma. Kleine bis mittelgroße Defekte können mit Hilfe
lokaler Lappen gedeckt werden. Bei einem Gewebeüberschuß im Bereich des
medialen Oberarms hat sich der Limberg-Lappen sehr bewährt (Abb. 1).

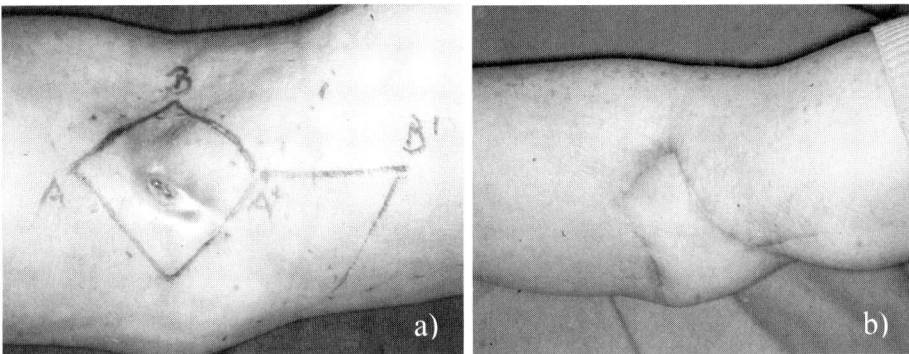

Abb. 1:
Deckung eines chronischen Defektes nach Chemotherapie-Paravasat im Bereich der
Fossa cubitalis
a) präoperativer Aspekt und Lappenplanung
b) postoperatives Ergebnis (komplette Ellenbogenstreckung).

Für tiefe schmale Defekte mit Exposition von Knochen und eröffnetem Gelenk
hat sich der M. brachioradialis Lappen sehr bewährt. Der Rotationsbogen erlaubt
eine Defektdeckung von der Lateralseite des Gelenkes bis zum Olecranon.
Wegen des großen Spenderdefektes sollte dieser Lappen nur bei reichlich laxer
Haut mit einer kleinen Hautinsel (myokutane Variante) gehoben werden. Um
eine Opferung der A. radialis zu vermeiden sollte der Lappen an seimen
proximalen Stiel gehoben und gedreht werden. Für große Defekte stellt der
distal gestielte laterale Oberarm Insellappen die Therapie der Wahl dar. Defekte,
welche die Grenze der funktionellen vorderen Ellenbogeneinheit überschreiten,
werden vorzugsweise mit einem proximal gestielten A. radialis-Lappen gedeckt.
Alternativ sind freie mikrochirurgische Lappenplastiken indiziert.

Tab. 1:
Differentialtherapie bei Defekten im Ellenbogenbereich.

Ventrale Ellenbogenfläche
  Kleine bis mittlegroße Defekte
    Limberg-Lappenplastik
    M. brachioradialis-Lappenplastik
  Große Defekte
    Distal gestielte laterale Oberarm-Lappenplastik
  Über die Fossa cubitalis hinausgehende Defekte
    Proximal gestielte A. radialis Lappenplastik
    Freie mikrovaskuläre Lappenplastiken

Laterale Ellenbogenfläche
  Kleine Defekte
    A. cubitalis-Lappenplastik
  Große Defekte
    Laterale Oberarm-Lappenplastik
  Über die laterale Ellenbogenfläche hinausgehende Defekte
    Proximal gestielte A. radialis-Lappenplastik
    Frie mikrovaskuläre Lappenplastiken

Mediale Ellenbogenfläche
  Kleine Defekte
    Mediale Epicondylektomie + Ventralverlagerung N. ulnaris
    M. flexor carpi ulnaris-Lappenplastik (gelähmter Muskel)
    A. cubitalis Lappenplastik
  Große Defekte
    Proximal gestielte A. radialis Lappenplastik
    Freie mikrovaskuläre Lappenplastiken

Dorsale Ellenbogenfläche
    Proximal gestielte A. radialis-Lappenplastik
    Distal gestielte laterale Oberarm-Lappenplastik
    Freie mikrochirurgische Lappenplastiken

Im Bereich der radialen Ellenbogenfläche sind nur selten Lappenplastiken zur Defektdeckung notwendig, da die hier ansetzenden und enspringenden Muskeln eine ausreichende Abpolsterung bzw. ein „ersatzstarkes" Lager für eine Hauttransplantation (Vollhaut besser als Spalthaut) liefern. Kleine laterale Defekte können oft mit dem A. cubitalis-Lappen ausreichend gedeckt werden. Für größere Defekte hat sich der laterale Oberarmlappen als Vorschub-oder Dehnungslappen oder Insellappen bewährt. Defekte, welche die Grenze der funktionellen lateralen Ellenbogeneinheit überschreiten, werden am besten mit dem proximal gestielten A. radialis-Lappen gedeckt. Alternativ sind freie mikrochirurgische Lappenplastiken indiziert.

Gewebedefekte im Bereich des Olecranon sind meist bedingt durch chronische Druckgeschwüre oder instabile Narben (z.b. nach geradem operativem dorsalem Zugang). Vor allem bei chronischen Wunden muss die Bursa olecrani komplett entfernt werden, da versprengtes Restgewebe oft die Ursache für eine persistierende Sekretion darstellt. Um ein ausgezeichnetes funktionelles und ästhetisches Ergebnis erzielen zu können, ist es notwendig die gesamte funktionelle Einheit zu ersetzen. Die Defektdeckung muss in kompletter Ellenbogenbeugung erfolgen. Der proximal gestielte A. radialis-Lappen stellt die Therapie der 1. Wahl dar (Abb. 2). Als Therapie der 2. Wahl (aufwendige Präparation, oft ungenügende Lappenbreite) kann der distal gestielte laterale Oberamlappen eingebracht werden.

Die mediale Ellenbogengelenkfläche ist für die Defektdeckung die schwierigste Region. Es sollte nicht vergessen werden, dass in einigen Fällen die Resektion des Epicondylus medialis mit gefäßgestielter Ventralverlagerung des N. ulnaris ausreicht um den Defekt zuverlässig verschließen zu können. Vor allem bei querschnittsgelähmten Patienten besteht oft im Bereich des Epicondylus medialis ein Druckulcus. Bei gelähmtem M. flexor carpi ulnaris kann dieser Muskel an seinem proximalen Gefäßstiel mobilisiert und für die Defektdeckung verwendet werden. Die Opferung eines noch innervierten Muskels ist als zu großer Spenderdefekt abzulehnen. Kleine Defekte im Bereich des Epicondylus medialis können oft mit dem A. cubitalis-Lappen ausreichend gedeckt werden. Größere Defekte werden wiederum mit dem proximal gestielten A. radialis-Lappen gedeckt. Alternativ sind freie mikrochirurgische Lappenplastiken indiziert.

Schlussfolgerung

Die Beachtung der Grenzen der funktionellen Einheiten- und Subeinheiten führt zu einer deutlichen Ergebnisverbesserung. Durch die Kombination der heute verfügbaren Techniken können große Ellenbogendefekte oft erfolgreich rekonstruiert und die früher häufigen Amputationen vermieden werden.

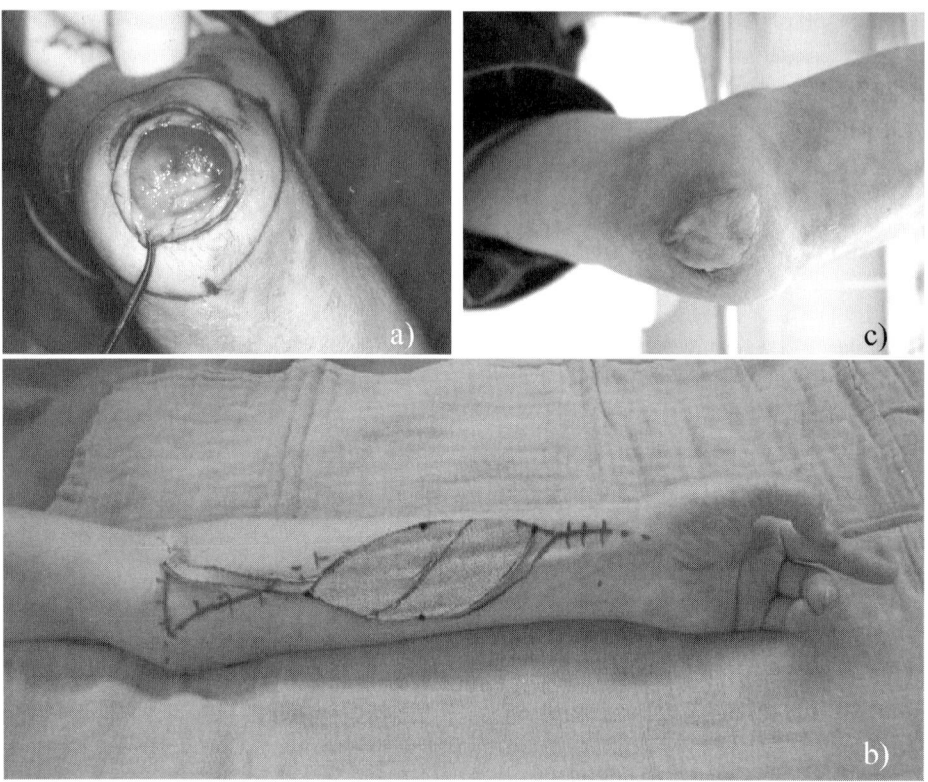

Abb. 2:
Deckung eines posttraumatischen Defektes im Bereich des Olecranons mit Hilfe
eines proximal gestielten A. radialis-Lappens:
a) klinischer Aspekt intraoperativ nach Debridement
b) klinischer Aspekt intraoperativ: Lappenplanung (Merke: Es muß ein ausreichend
großer Lappen geplant werden um die gesammte dorsale funktionelle Ellenbogen-
Einheit zu bedecken. Noch bestehende Haut im Empfängergebiet wird nicht entfernt,
sondern deepithelialisiert und mit dem Lappen bedeckt)
c) klinischer Aspekt postoperativ

Literatur

Calderon W., N. Chang, S.J. Mathes: Comparison of the effect of bacterial inoculation in musculocutaneous and fasciocutaneous flaps. Plast. Reconstr. Surg. 77 (1986) 785 - 792

Culbertson J.H., K. Mutimer: The reverse lateral upper arm flap for elbow coverage. Ann. Plast Surg. 18 (1987), 62

Godina M., J. Bajec, A. Baraga: Early microsurgical reconstruction of complex trauma of the extremities. Plast. Reconstr. Surg 78 (1986) 285 - 292

Lister G.D., L. Scheker: Emergency free flaps to the upper extremity. J. Hand Surg. 13A (1988) 22 - 28

Masquelet A.C., Gilbert A.: An Atlas of flaps in limb reconstruction Dunitz, London 1995

Mathes S.J;, Nahai F.: Clinical applications for muscle and musculocutaneous flaps, The C.V. Mosby Company St. Louis, 1982

Wilhelm K., R. Putz, R. Hierner, R. Giunta: Lappenplastiken in der Handchirurgie – angewandte Anatomie, Operationstechniken, Differentialtherapie Urban & Schwarzenberg, München 1997

Zoltan J.: Atlas der Hautersatzverfahren Karger, Basel 1984

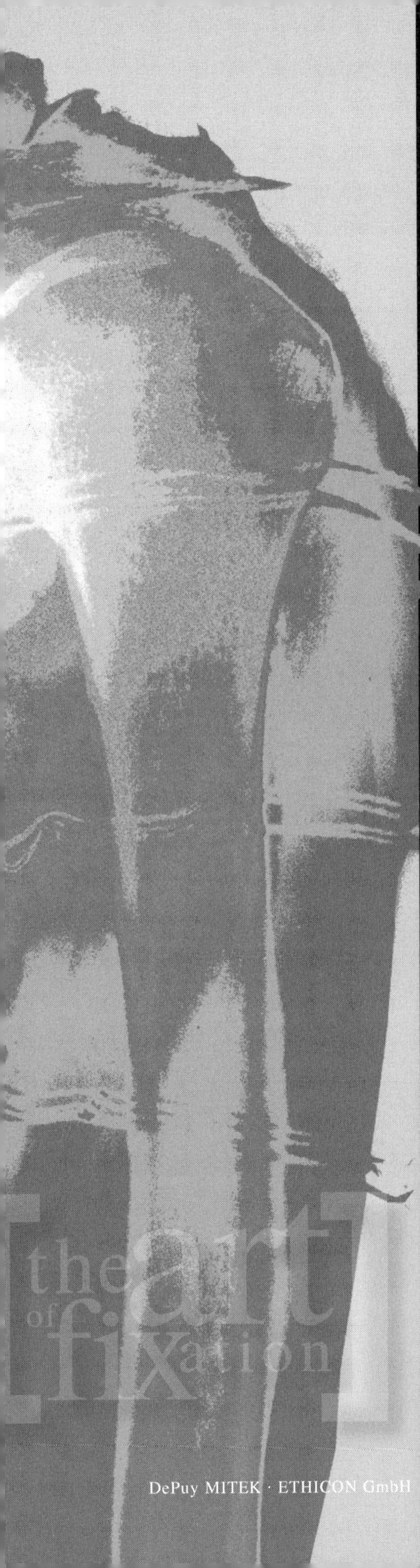

MITEK FLEXIBLE SUTURE PASSER – die Nahtzange
für einfaches und zuverlässiges Fadenmanagement.
SPIRALOK® – der resorbierbare Schraubenanker
für weiche Knochenstrukturen.
BIOKNOTLESS® – der Fadenanker für die
knotenlose Labrumfixation.

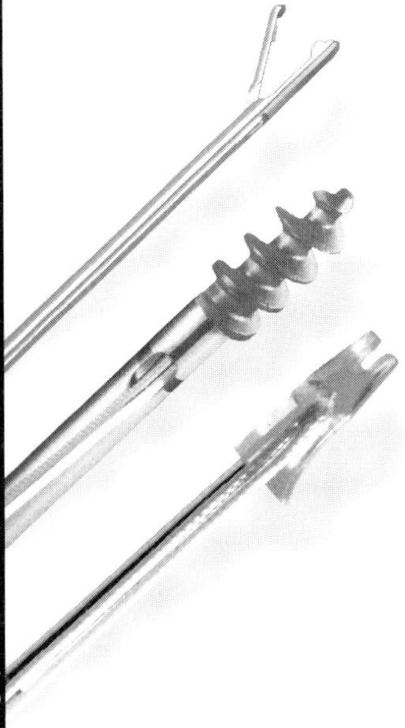

mitek · advanced shoulder technology

High Innovation Area:
Schulterchirurgie

Seit über 10 Jahren ist Mitek einer
der führenden Anbieter von umfas-
senden Systemen zur Versorgung von
Schulterpathologien. Die Summe unserer Erfahrungen eröffnet immer wieder
neue Möglichkeiten zur Realisation
wegweisender Produktinnovationen für
die Schulterchirurgie.

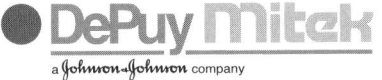

● DePuy **mitek**
a *Johnson-Johnson* company

DePuy MITEK · ETHICON GmbH   Oststraße 1 · D-22844 Norderstedt · http://www.mitek.biz

Arthrex

eröffnet neue

Dimensionen in

der Schulter–

und Ellbogen

Chirurgie

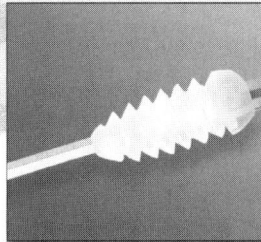

Bio-
Tenodesis Screw
*Proximale & distale
Bizepssehnen Tenodese*

*Rekonstruktion des
Ligamentum Collaterale
Ulnare*

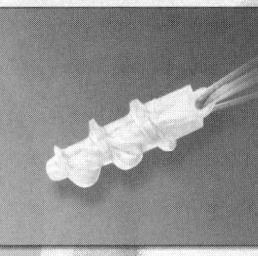

Bio-
Corkscrew™
*Rotatoren-
manschettennaht*

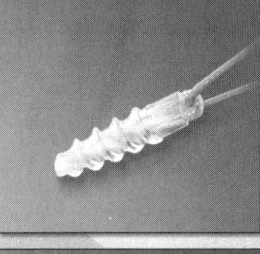

Bio-
FASTak® Suture
Anchor
*Refixation von Bankart
und SLAP-Läsionen*

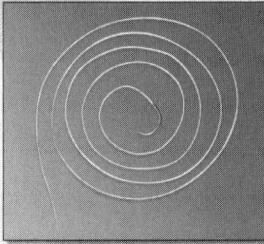

FiberWire
*Abrasionsresistenter,
reißfester Faden für die
offene Schulterchirurgie*

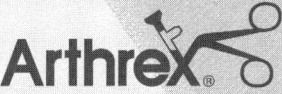

Arthrex®

**Innovative Solutions in
Minimally Invasive Orthopaedics**

Liebigstraße 13, 85757 Karlsfeld/München,
Tel: 08131/5957-0 • Fax: 08131/5957-565
Website: www.arthrex.de

© Copyright Arthrex Inc., 2002. All rights reserved.

Schultergelenkprothese
AEQUALIS-REVERSED

Entdecken Sie die Möglichkeiten

Highlights

Humeral:

- 6 verschiedene Einstellmöglichkeiten der Lateralisationshöhe → Optimale Deltaspannung
- 15 Schaftgrössen → Für Revisionen geeignet (Längen von 100 mm bis 210 mm)
- Antirotationszapfen → Sichere Montage der Humeruskomponenten
- Sowohl zementiert als auch zementfrei erhältich

Glenoidal:

- inf. – sup. Schrauben: winkelstabil
- Konische Verblockung der Glenosphere auf Glenoidbasis → Sichere Montage

u.v.m.

TORNIER ℗

RNIER GmbH • Industriestraße 48 • 51399 Burscheid • Tel: (0 21 74) 78 88-0 • Fax: (0 21 74) 78 88-88
info@tornier.de • www.tornier.de

Printing: Strauss GmbH, Mörlenbach
Binding: Schäffer, Grünstadt